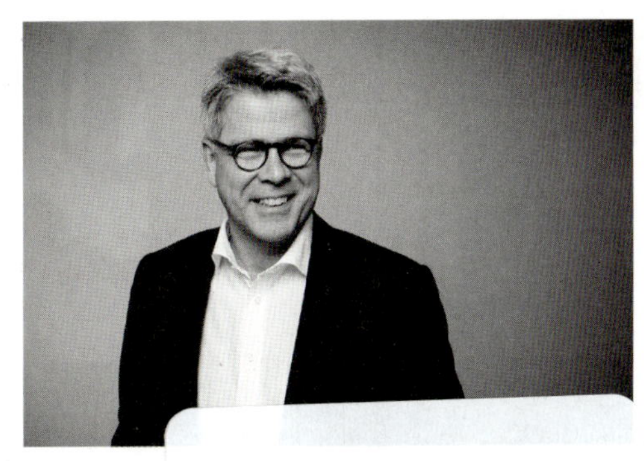

Liebe Leserin, lieber Leser

N

Nie ging es den Menschen in Europa so gut, nie verdienten sie so viel Geld, nie verfügten sie über mehr Freizeit, nie hatten sie mehr Möglichkeiten, sich selbst zu verwirklichen, nie waren die körperlichen Belastungen im Job so gering. Allem Anschein nach sollten wir also überaus zufrieden, entspannt und gesund sein.

Doch repräsentativen Umfragen zufolge sind immer mehr Menschen gestresst von ständiger Hektik. Vor allem den Anforderungen der modernen Arbeitswelt meinen viele nicht mehr gewachsen zu sein: dem Leistungsdruck, der Konkurrenz, dem Tempo. Sie leiden zunehmend an übermäßiger Erschöpfung, entwickeln krankhafte Ängste, fallen in Depression. Das Gefühl des Ausgebranntseins, ein „Burnout", erfasst mehr und mehr Beschäftigte, vom Manager bis zum Schichtarbeiter.

Aber was genau hat sich in den letzten Jahrzehnten eigentlich verändert? Woran liegt es, dass die moderne Gesellschaft so viele Menschen überfordert? In diesem Heft geben wir Antworten auf ebendiese Fragen, erklären, weshalb Burnout ein ernst zu nehmendes Phänomen ist, warum permanenter psychischer Druck die Gesundheit gefährdet – und wann sich bei Menschen eine krankhafte Schwermut entwickelt, eine Depression.

Einige Erkenntnisse lassen sich schnell auf den Punkt bringen: So haben die Globalisierung, die Liberalisierung der Märkte sowie die Digitalisierung zu einem extrem erhöhten Konkurrenzdruck weltweit geführt, zu einer unüberschaubaren Fülle an Wahlmöglichkeiten und zu einer zunehmend hohen Erwartung, die wir an uns selbst und unser Leben richten. Und damit zu einem gesellschaftlichen Druck, dem inzwischen in Deutschland praktisch jeder ausgesetzt ist.

Klar ist, dass man diese Entwicklungen nicht wird umkehren können – daher geben wir in einem ausführlichen Dossier (ab Seite 142) auch Tipps, wie man in der Hightech-Welt von heute seine geistige und körperliche Gesundheit erhält. Denn darin sind sich alle Experten einig: Trotz der zunehmenden Beschleunigung und Verdichtung unseres Alltags gibt es Möglichkeiten, sich dem Druck zu entziehen und achtsam mit seinen Kräften umzugehen. Man muss es natürlich auch wollen.

Herzlich Ihr

Michael Schaper

GEO WISSEN erscheint von dieser Ausgabe an viermal im Jahr; damit reagieren wir auf die zunehmende Fülle der Erkenntnisse im Wissensbereich und können Ihnen als Lesern eine noch größere Themenvielfalt bieten.

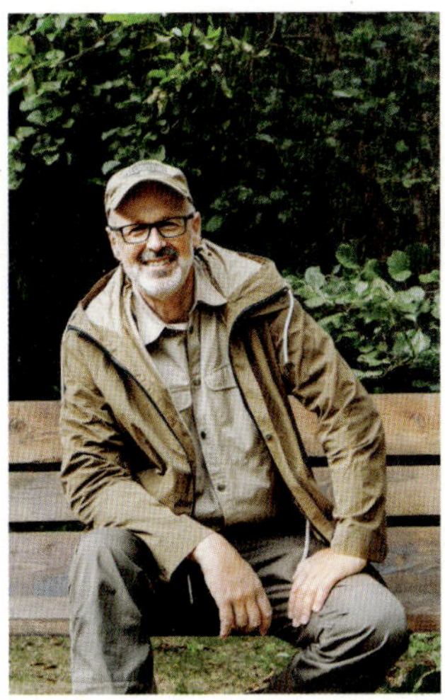

Wir haben diese Ausgabe um acht Seiten erweitert; so können wir das Interview mit dem **Förster** und **Bestseller-Autor Peter Wohlleben** aus dem letzten Heft noch einmal veröffentlichen: Denn es zeigt exemplarisch, wie sich eine seelische Krise überwinden lässt. Im April startet Peter Wohlleben eine neue, eigene Heftreihe zum Thema »Natur erleben und verstehen«

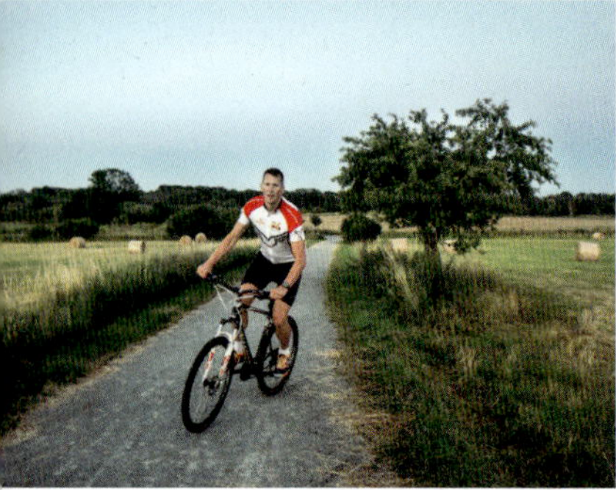

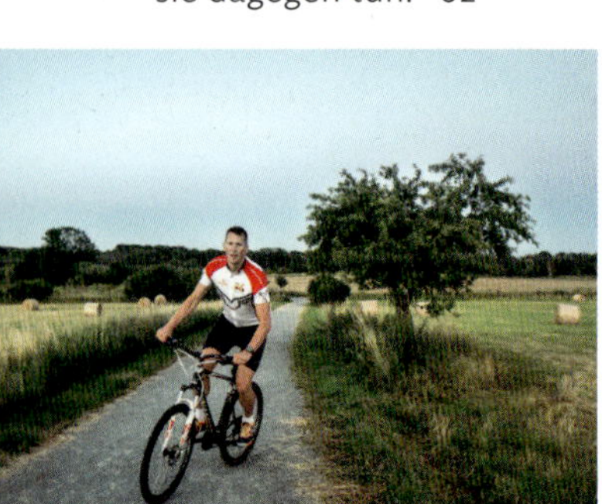

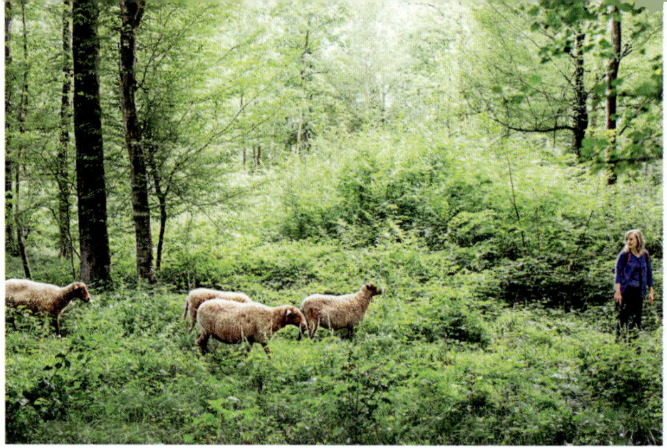

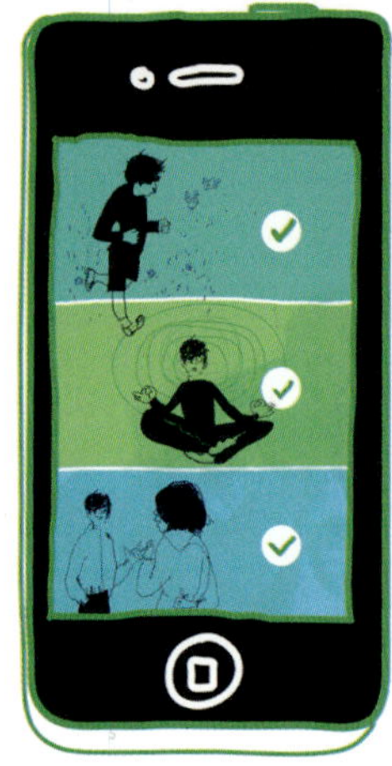

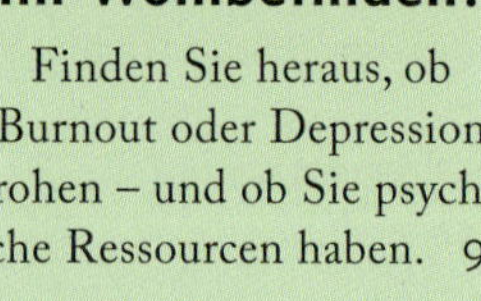

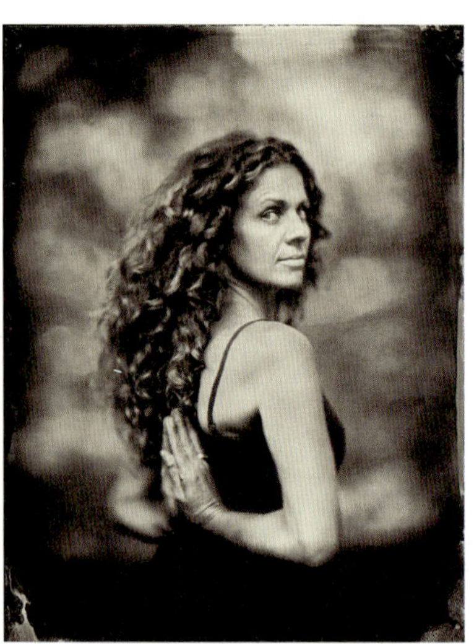

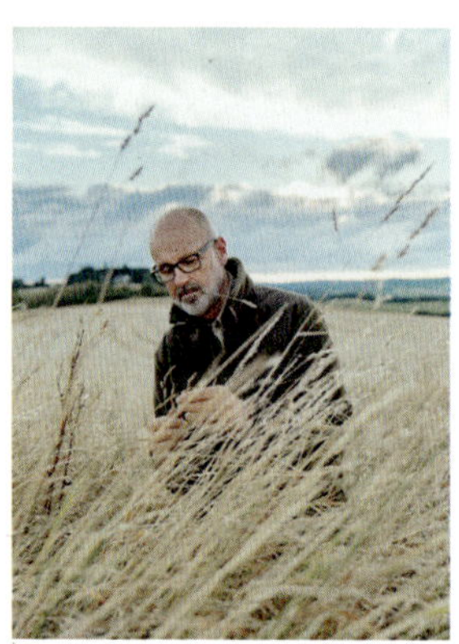

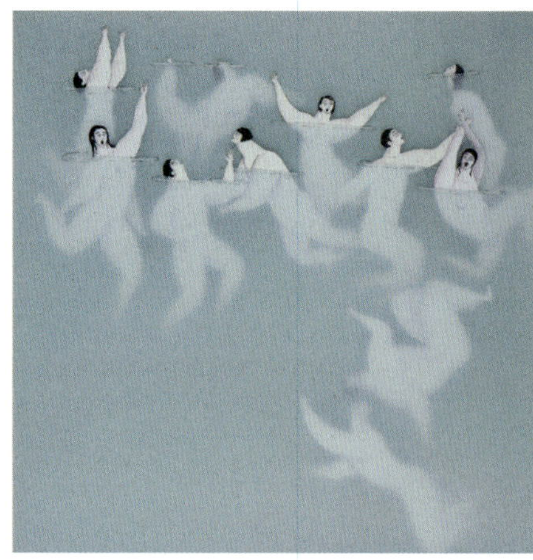

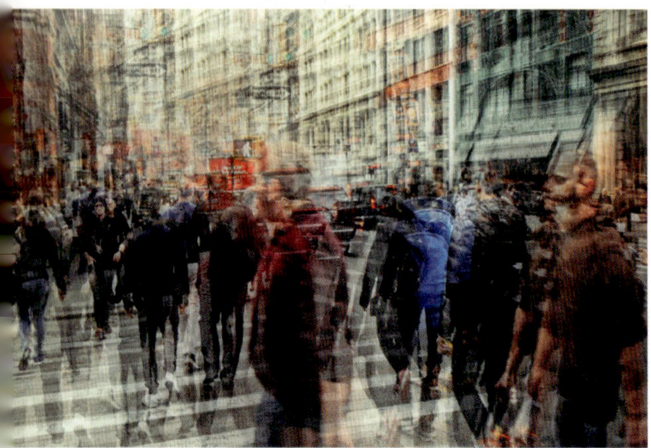

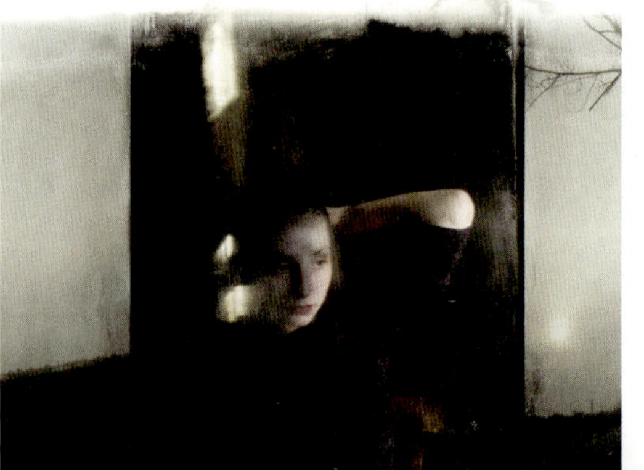

inhalt

Strategien gegen Burnout

GEO ***WISSEN***

No. 63

Die Psyche und ihre Leiden

Wege aus dem Stress

Impressum, Bildnachweis 85; Die Welt von GEO 98, 123; Titelbild: Elektrons 08/plainpicture. Alle Fakten und Daten sind vom GEO WISSEN-Verifikationsteam auf ihre Präzision, Relevanz und Richtigkeit überprüft worden. Kürzungen in Zitaten werden nicht kenntlich gemacht. Redaktionsschluss: 18. Januar 2019. Themen früherer Hefte und Kontakt zur Redaktion unter **www.geo-wissen.de**

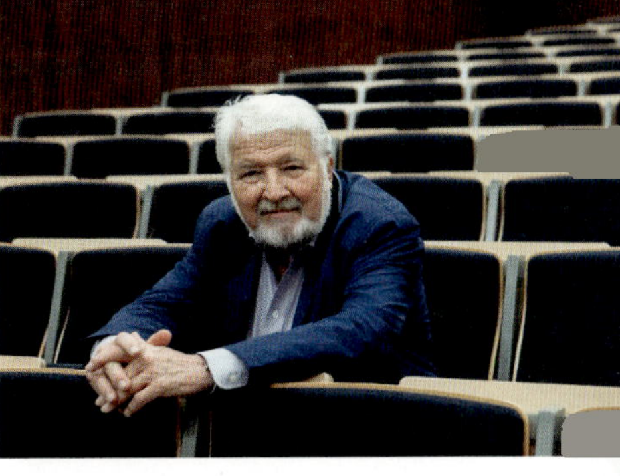

Vergangenheit Der Psychologe Rainer Richter erklärt, wie das Wissen um die eigene Biografie Leid lindern kann. 80

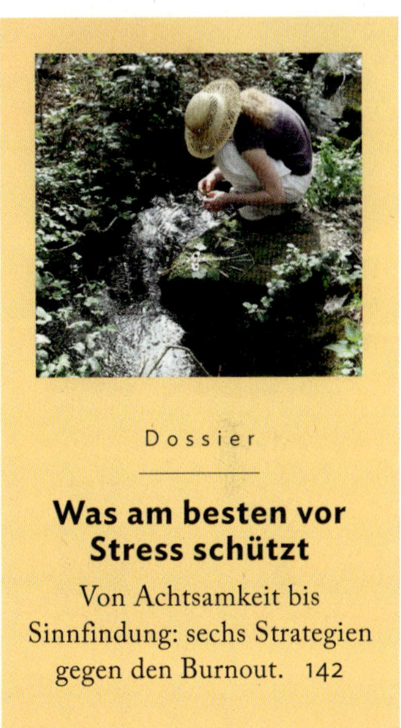

Dossier

Was am besten vor Stress schützt

Von Achtsamkeit bis Sinnfindung: sechs Strategien gegen den Burnout. 142

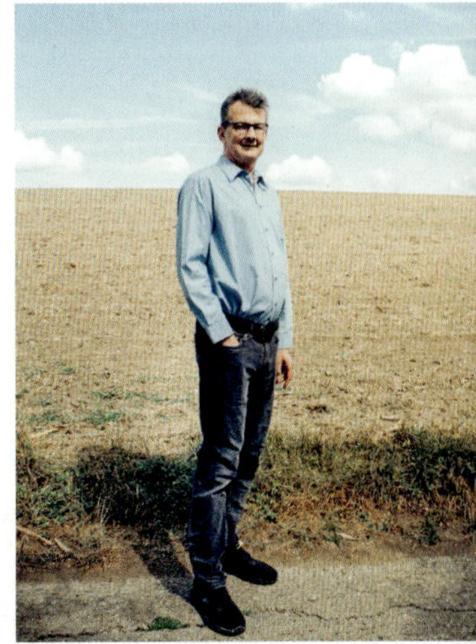

Suizidversuch Uwe Hauck wollte sein Leben beenden. Wie konnte es so weit kommen? 86

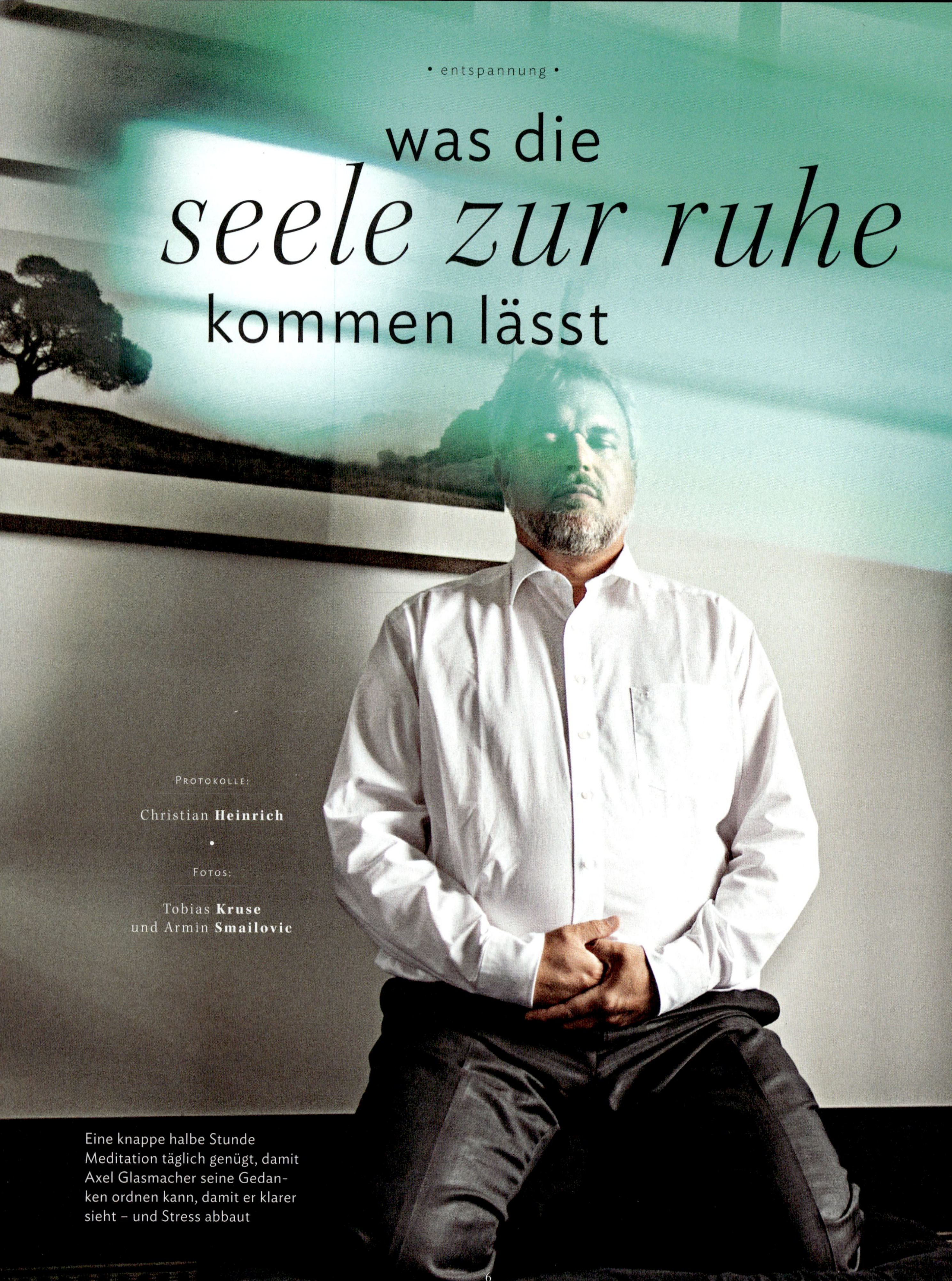

• entspannung •

was die *seele zur ruhe* kommen lässt

PROTOKOLLE:

Christian **Heinrich**

•

FOTOS:

Tobias **Kruse**
und Armin **Smailovic**

Eine knappe halbe Stunde Meditation täglich genügt, damit Axel Glasmacher seine Gedanken ordnen kann, damit er klarer sieht – und Stress abbaut

Viele Menschen leiden heutzutage an übermäßiger Erschöpfung; manche entwickeln krankhafte Ängste, fallen gar in Depression. Doch es gibt Auswege aus der permanenten Überforderung. Wer den Stress vermindern will, muss sein Leben nicht zwangsläufig von Grund auf ändern: Oft helfen bereits kleine Fluchten im Alltag – ein ausgefallenes Hobby, ehrenamtliches Engagement, regelmäßiges Entspannungstraining –, um ein Gegengewicht zu den Belastungen der Arbeitswelt zu schaffen. Und so die Seele langfristig zu stärken

DIE KRAFT DER MEDITATION

Den Fokus wiederfinden

Meditationsübungen wirken nachweislich gegen Stress und fördern die Aktivität in bestimmten Bereichen der Großhirnrinde. Neueste Studien haben zudem ergeben: Manche Formen der Meditation senken den Blutdruck und mindern das Risiko, einen Schlaganfall oder Herzinfarkt zu erleiden.

Axel Glasmacher, 58, ist als selbständiger Berater großer Pharmakonzerne tätig und schöpft regelmäßig Kraft aus der ostasiatischen Zen-Technik.

Wie viel Stress vertragen Sie?
Eigentlich eine ganze Menge. Ich arbeite für weltweit agierendene Konzerne, bin ständig unterwegs, muss oft viele Dinge gleichzeitig koordinieren. In diesem Aktivitätsdickicht fällt es mir manchmal schwer, mich zu fokussieren. Zu erkennen, was wirklich wichtig ist.

Wie entspannen Sie sich am besten?
Indem ich mir fast jeden Morgen 25 Minuten Zeit nehme zu meditieren. Zunächst konzentriere ich mich auf mein Atmen, meine schwirrenden Gedanken vom Vortag kommen zur Ruhe, am Ende bin ich im Idealfall wieder ganz auf die Gegenwart fokussiert. Der Zen-Meister, der mich betreut, hat einen schönen Vergleich gefunden: Es ist, als wenn man Erde in einem Glas Wasser aufrührt, bis eine trübe Flüssigkeit entsteht. Erst wenn man sie ruhen lässt – wie die eigenen Gedanken –, setzt sich die Erde auf dem Boden ab, und das Wasser wird wieder klar.

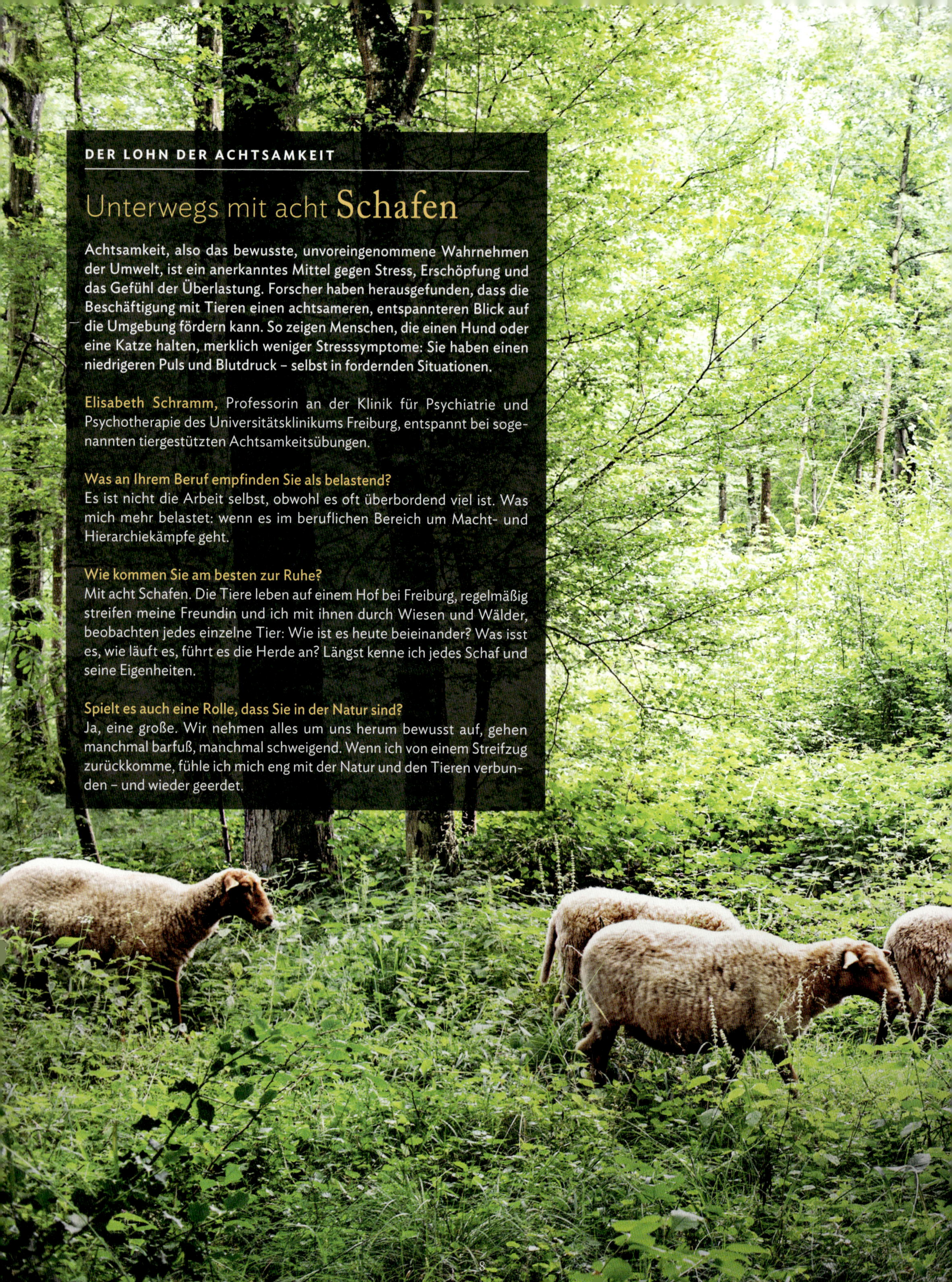

DER LOHN DER ACHTSAMKEIT

Unterwegs mit acht Schafen

Achtsamkeit, also das bewusste, unvoreingenommene Wahrnehmen der Umwelt, ist ein anerkanntes Mittel gegen Stress, Erschöpfung und das Gefühl der Überlastung. Forscher haben herausgefunden, dass die Beschäftigung mit Tieren einen achtsameren, entspannteren Blick auf die Umgebung fördern kann. So zeigen Menschen, die einen Hund oder eine Katze halten, merklich weniger Stresssymptome: Sie haben einen niedrigeren Puls und Blutdruck – selbst in fordernden Situationen.

Elisabeth Schramm, Professorin an der Klinik für Psychiatrie und Psychotherapie des Universitätsklinikums Freiburg, entspannt bei sogenannten tiergestützten Achtsamkeitsübungen.

Was an Ihrem Beruf empfinden Sie als belastend?
Es ist nicht die Arbeit selbst, obwohl es oft überbordend viel ist. Was mich mehr belastet: wenn es im beruflichen Bereich um Macht- und Hierarchiekämpfe geht.

Wie kommen Sie am besten zur Ruhe?
Mit acht Schafen. Die Tiere leben auf einem Hof bei Freiburg, regelmäßig streifen meine Freundin und ich mit ihnen durch Wiesen und Wälder, beobachten jedes einzelne Tier: Wie ist es heute beieinander? Was isst es, wie läuft es, führt es die Herde an? Längst kenne ich jedes Schaf und seine Eigenheiten.

Spielt es auch eine Rolle, dass Sie in der Natur sind?
Ja, eine große. Wir nehmen alles um uns herum bewusst auf, gehen manchmal barfuß, manchmal schweigend. Wenn ich von einem Streifzug zurückkomme, fühle ich mich eng mit der Natur und den Tieren verbunden – und wieder geerdet.

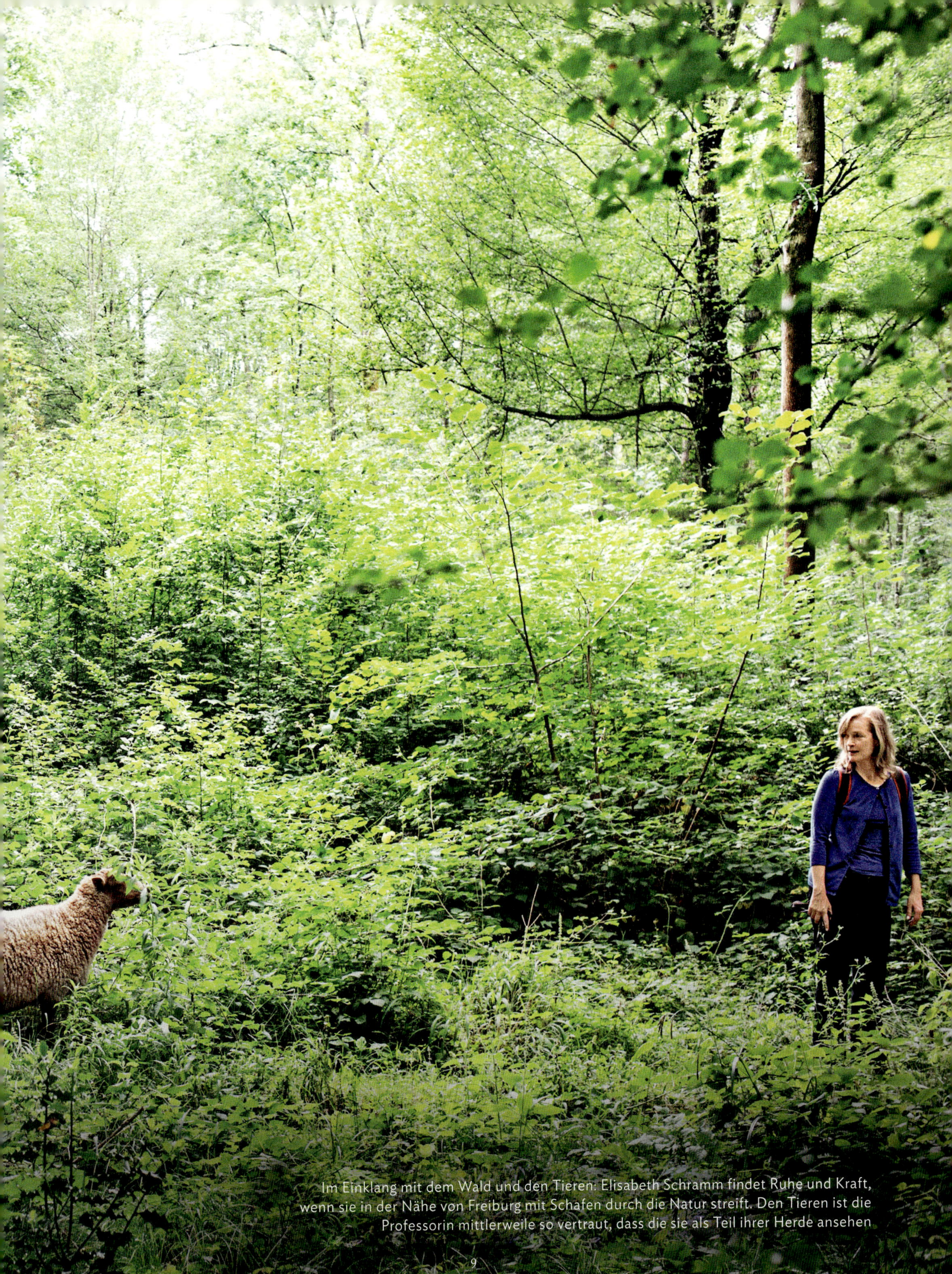

Im Einklang mit dem Wald und den Tieren: Elisabeth Schramm findet Ruhe und Kraft, wenn sie in der Nähe von Freiburg mit Schafen durch die Natur streift. Den Tieren ist die Professorin mittlerweile so vertraut, dass die sie als Teil ihrer Herde ansehen

DER KICK DER BEWEGUNG

Eine Spannung, die entspannt

Sport tut uns in weitaus größerem Maße gut als noch bis vor wenigen Jahren angenommen. So stärkt körperliche Ertüchtigung das Selbstwertgefühl, verbessert die Hormonbalance, mindert Ängste, wirkt antidepressiv und erhöht die Stressresistenz. Manche Menschen verbinden Sport zudem mit Nervenkitzel – und finden darin die optimale Ablenkung von der Belastung im Berufsleben.

Fred Kuhlmann, 47, ist bereits 420-mal mit dem Fallschirm von Bergen, Brücken oder hohen Gebäuden gesprungen, um den Druck als Firmenleiter entweichen zu lassen.

Wie schwer wiegt für Sie Verantwortung?
Kurzfristig nicht sehr schwer: Ich leite ein Unternehmen, dem es zum Glück wirtschaftlich recht gut geht. Das Wissen, dass meine 75 Mitarbeiter jeden Monat ihr Gehalt bekommen möchten und dass ihre Familien davon abhängig sind, sorgt allerdings für eine latente Dauerunruhe. Ich trage Tag und Nacht eine Beißleiste aus Hartkunststoff – ohne sie würde ich mit den Zähnen knirschen.

Wie entspannen Sie sich am besten?
Indem ich so intensive Erlebnisse suche, dass in meinem Hirn kein Platz mehr für Sorgen ist. Diese Momente finde ich beim Basejumping. Bei jedem Sprung bin ich nur sehr kurz in der Luft, habe oft zum Landen nur wenig Platz. Ich brauche maximale Konzentration.

Warum bauen Sie ausgerechnet dadurch Stress ab?
Diese enorme Intensität wirkt schon kurz vor dem Sprung wie eine Art Radiergummi, der alle negativen Gedanken verschwinden lässt. Nach der Landung habe ich den nötigen Abstand zu allem gewonnen. Und fühle mich psychisch erholt, voller Energie und ausgeglichen.

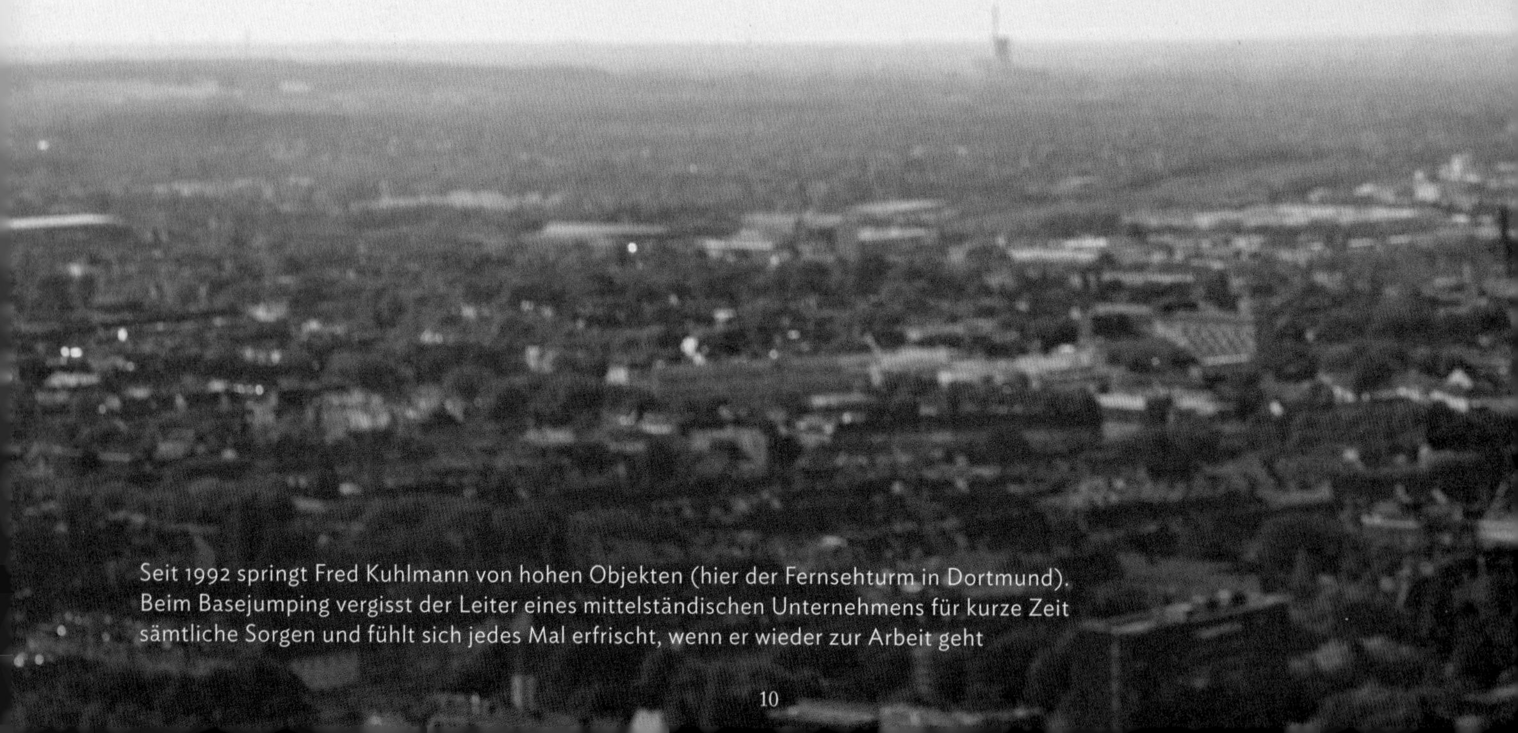

Seit 1992 springt Fred Kuhlmann von hohen Objekten (hier der Fernsehturm in Dortmund). Beim Basejumping vergisst der Leiter eines mittelständischen Unternehmens für kurze Zeit sämtliche Sorgen und fühlt sich jedes Mal erfrischt, wenn er wieder zur Arbeit geht

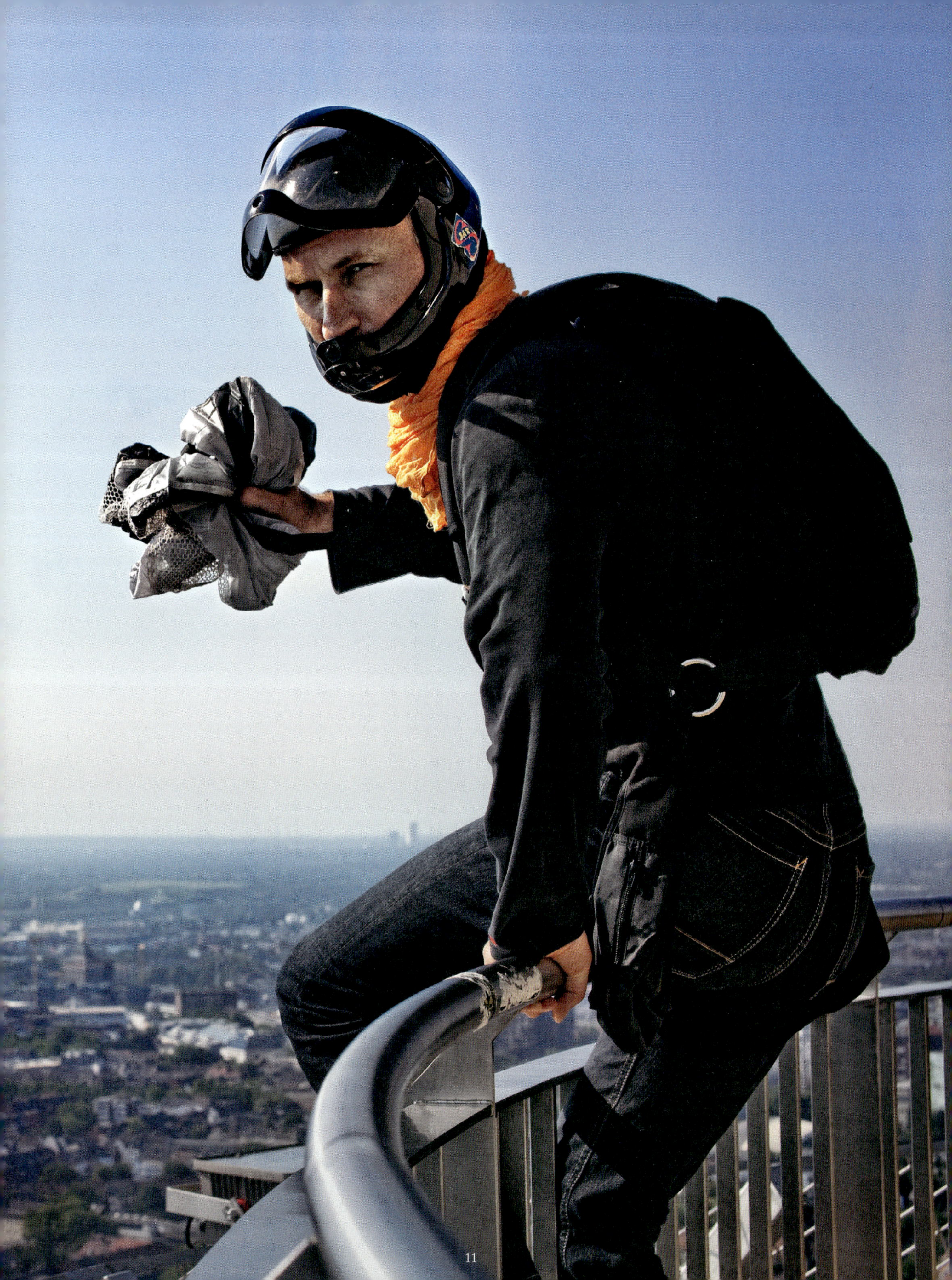

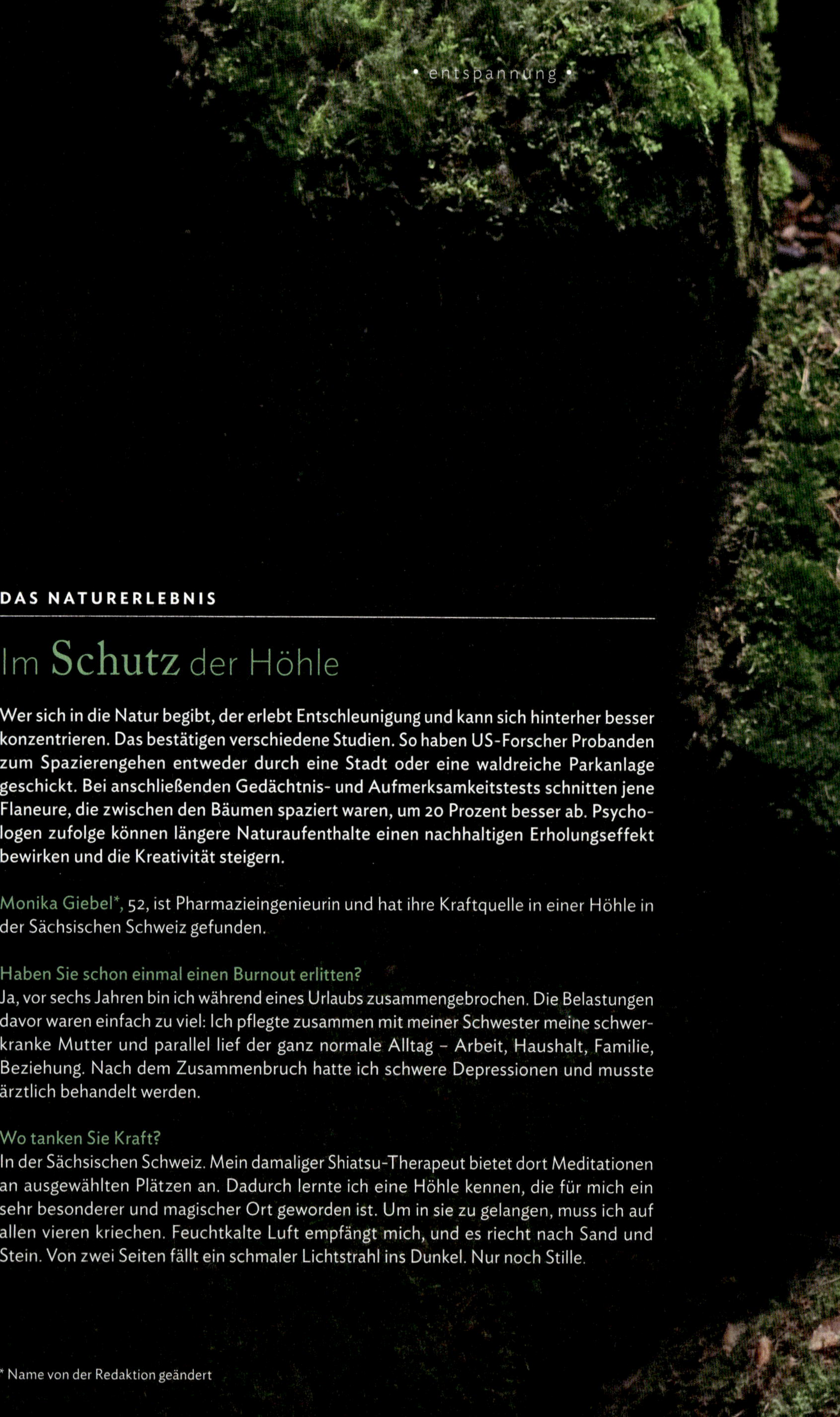

DAS NATURERLEBNIS

Im **Schutz** der Höhle

Wer sich in die Natur begibt, der erlebt Entschleunigung und kann sich hinterher besser konzentrieren. Das bestätigen verschiedene Studien. So haben US-Forscher Probanden zum Spazierengehen entweder durch eine Stadt oder eine waldreiche Parkanlage geschickt. Bei anschließenden Gedächtnis- und Aufmerksamkeitstests schnitten jene Flaneure, die zwischen den Bäumen spaziert waren, um 20 Prozent besser ab. Psychologen zufolge können längere Naturaufenthalte einen nachhaltigen Erholungseffekt bewirken und die Kreativität steigern.

Monika Giebel*, 52, ist Pharmazieingenieurin und hat ihre Kraftquelle in einer Höhle in der Sächsischen Schweiz gefunden.

Haben Sie schon einmal einen Burnout erlitten?
Ja, vor sechs Jahren bin ich während eines Urlaubs zusammengebrochen. Die Belastungen davor waren einfach zu viel: Ich pflegte zusammen mit meiner Schwester meine schwerkranke Mutter und parallel lief der ganz normale Alltag – Arbeit, Haushalt, Familie, Beziehung. Nach dem Zusammenbruch hatte ich schwere Depressionen und musste ärztlich behandelt werden.

Wo tanken Sie Kraft?
In der Sächsischen Schweiz. Mein damaliger Shiatsu-Therapeut bietet dort Meditationen an ausgewählten Plätzen an. Dadurch lernte ich eine Höhle kennen, die für mich ein sehr besonderer und magischer Ort geworden ist. Um in sie zu gelangen, muss ich auf allen vieren kriechen. Feuchtkalte Luft empfängt mich, und es riecht nach Sand und Stein. Von zwei Seiten fällt ein schmaler Lichtstrahl ins Dunkel. Nur noch Stille.

* Name von der Redaktion geändert

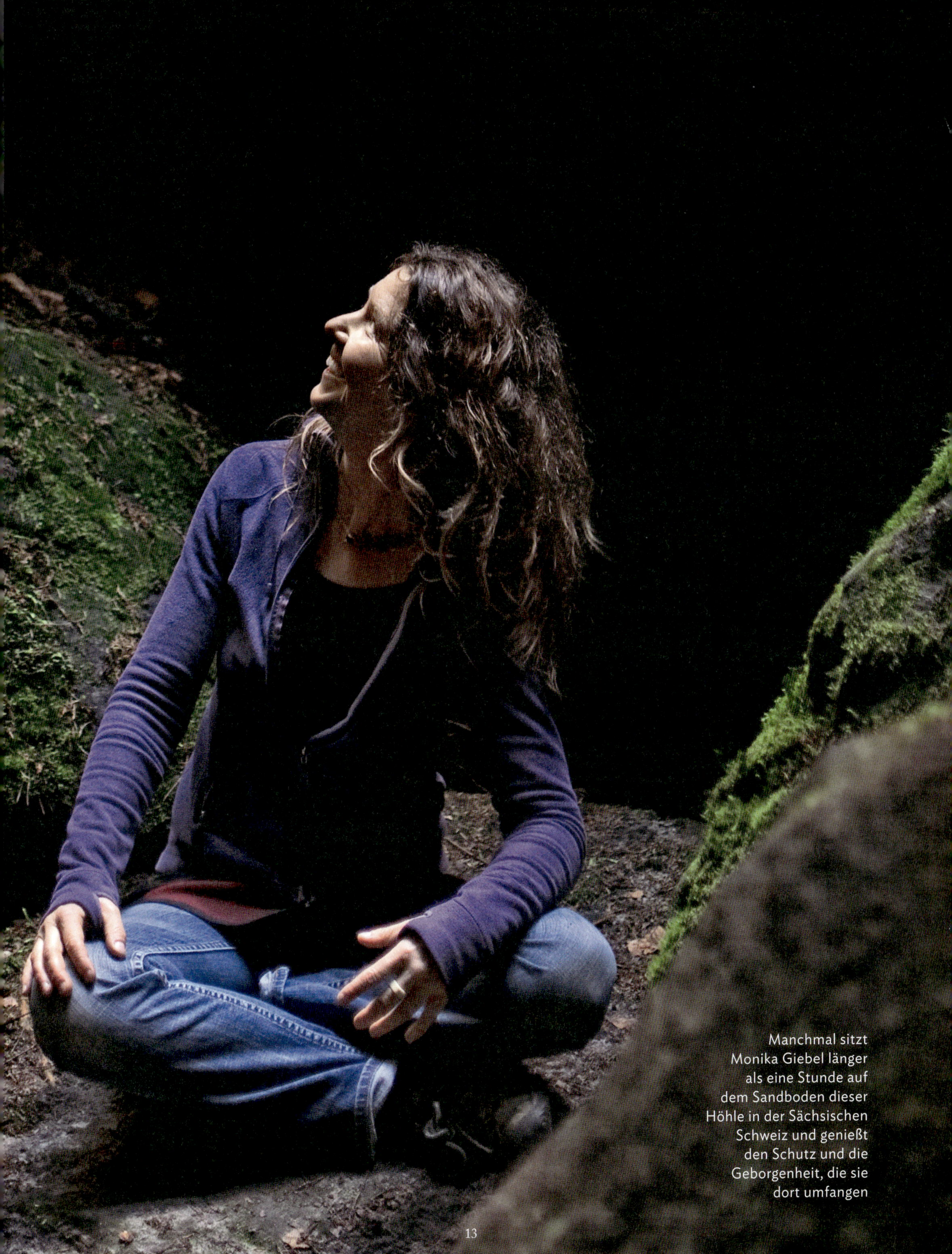

Manchmal sitzt Monika Giebel länger als eine Stunde auf dem Sandboden dieser Höhle in der Sächsischen Schweiz und genießt den Schutz und die Geborgenheit, die sie dort umfangen

DAS GENUSSTRAINING

Kochen gegen Burnout

Stressgeplagte Menschen neigen dazu, den Blick für jene Dinge zu verlieren, die ihnen Freude bereiten. Genusstraining bietet eine Möglichkeit, seelische Beschwerden zu lindern, und wird auch in der psychotherapeutischen Praxis angewendet. Wer imstande ist zu genießen, kann meist Freizeit und Beruf gedanklich besser voneinander trennen und ist resistenter gegenüber Belastungssituationen.

Matthias Kröger*, 53, ist Polizist und empfiehlt die Stimulation der Sinne beim Kochen, um zu entspannen.

Sie haben einen Burnout erlitten. Wie kam es dazu?
Ich bin erkrankt, nachdem ich 33 Jahre im Schichtdienst gearbeitet hatte. Wir mussten immer mehr Aufgaben mit weniger Personal bewältigen. Es fing mit ständigen Kopfschmerzen an, Tabletten halfen nicht. Die Beschwerden waren stressbedingt, ich wurde auf unbestimmte Zeit krankgeschrieben.

Wie haben Sie sich erholt?
Ich habe Entspannungsübungen und autogenes Training erlernt. Und ich habe das Kochen entdeckt. Einige Monate nach meinem Burnout haben meine Frau und ich einen Kochkurs gemacht, mehrere Abende lang fanden sich zwölf Leute in einer Lehrküche zusammen. Seitdem koche ich regelmäßig.

Auf welche Weise hilft Ihnen das Kochen?
Die anregenden Gerüche der Gewürze, dieser kreative Prozess, aus mehreren Zutaten etwas ganz Neues zu schaffen – all das lässt den Stress von der Arbeit fast wie von selbst verblassen. Und dann ist da auch die Vorfreude: Bald werde ich etwas essen, was ich selbst zubereitet habe.

* Name von der Redaktion geändert

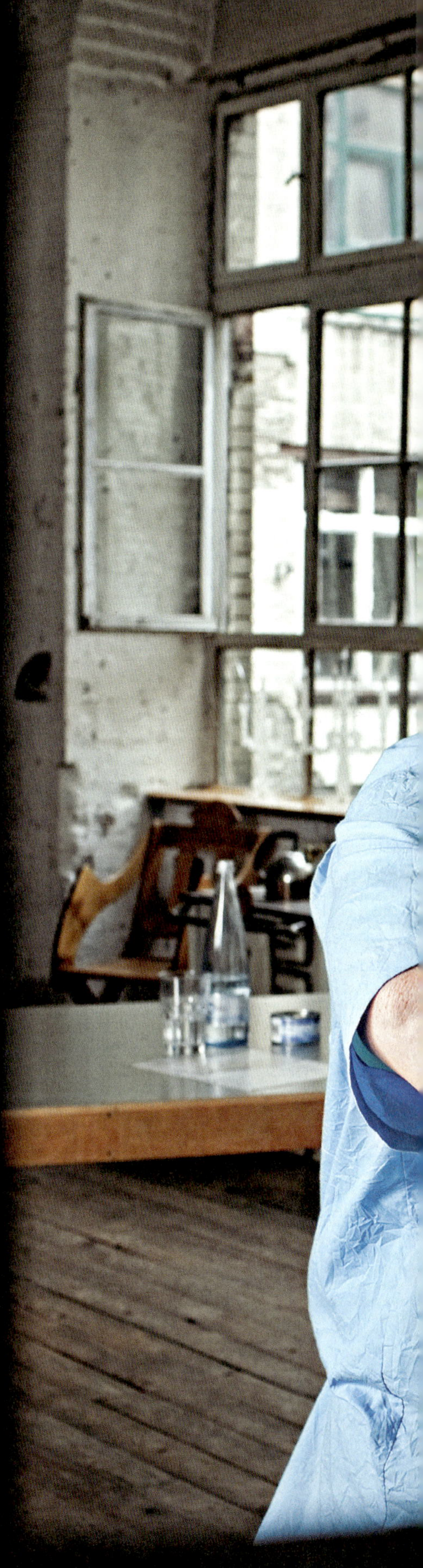

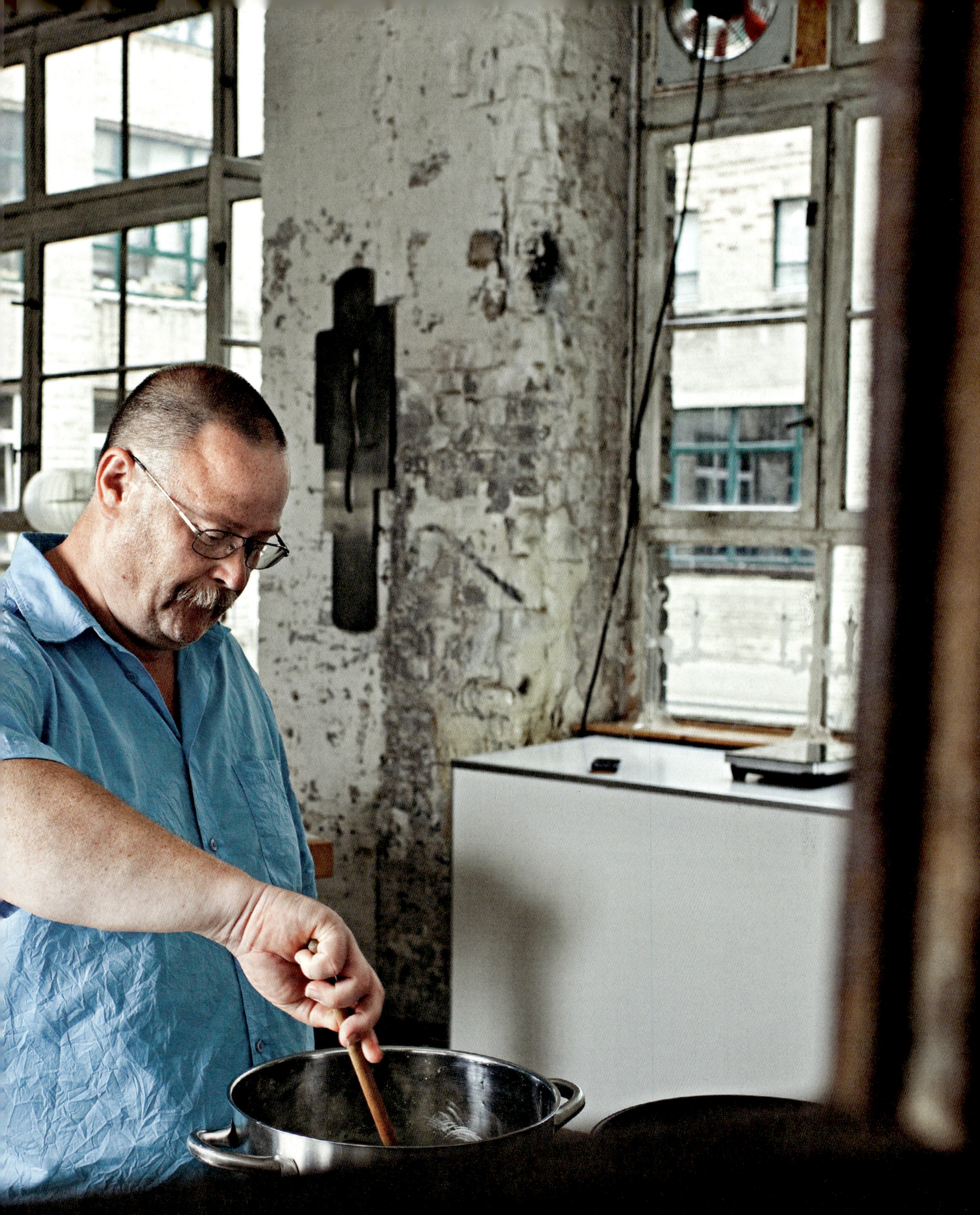

Nachdem Matthias Kröger einen Burnout erlitten hatte, entdeckte er die heilende Wirkung des Kochens. Dabei verblasst der Stress wie von selbst, sagt der Polizist. Ist die duftende Mahlzeit schließlich servierfertig, liegen die Probleme des Arbeitstages weit hinter ihm

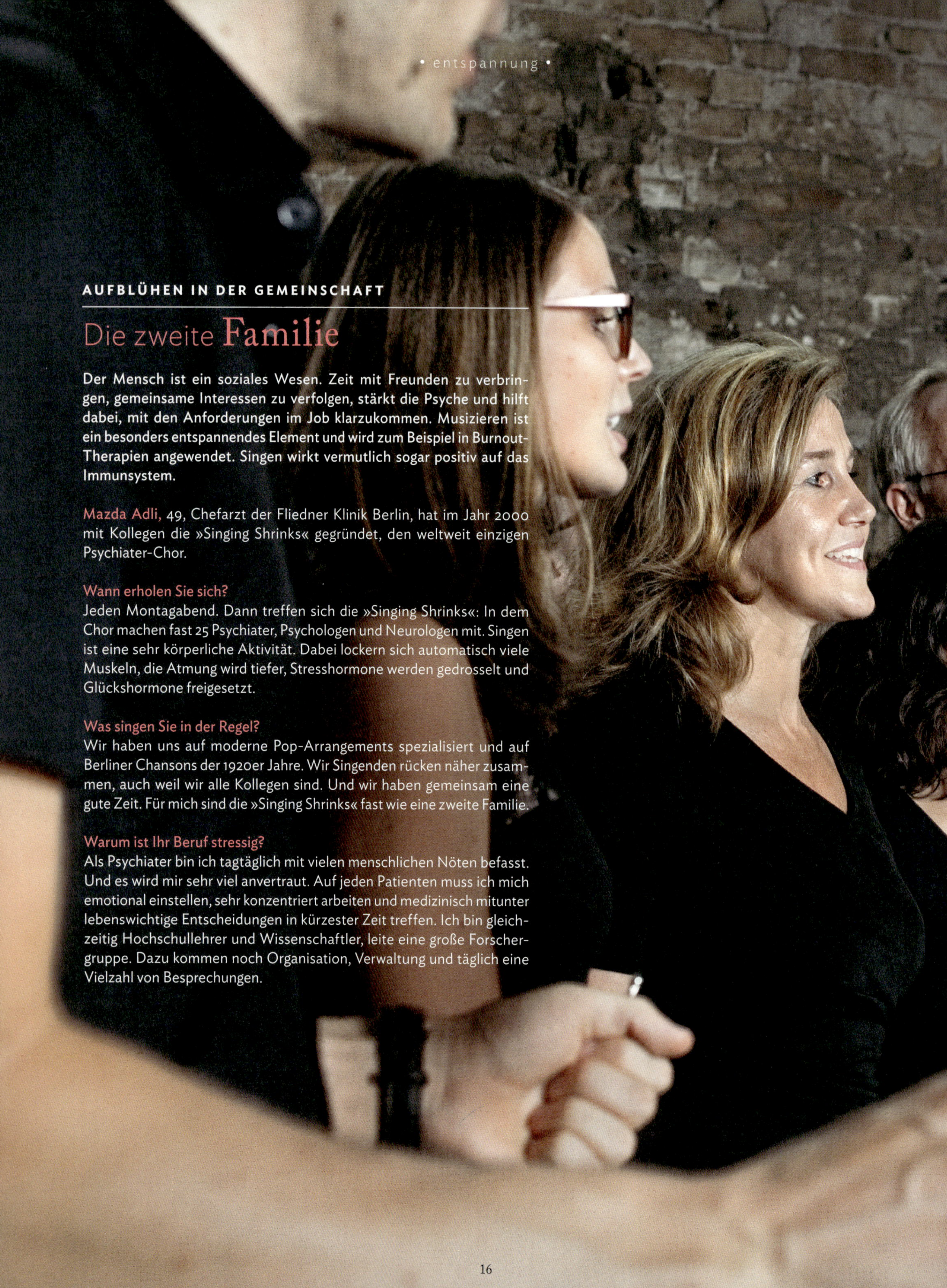

AUFBLÜHEN IN DER GEMEINSCHAFT

Die zweite Familie

Der Mensch ist ein soziales Wesen. Zeit mit Freunden zu verbringen, gemeinsame Interessen zu verfolgen, stärkt die Psyche und hilft dabei, mit den Anforderungen im Job klarzukommen. Musizieren ist ein besonders entspannendes Element und wird zum Beispiel in Burnout-Therapien angewendet. Singen wirkt vermutlich sogar positiv auf das Immunsystem.

Mazda Adli, 49, Chefarzt der Fliedner Klinik Berlin, hat im Jahr 2000 mit Kollegen die »Singing Shrinks« gegründet, den weltweit einzigen Psychiater-Chor.

Wann erholen Sie sich?
Jeden Montagabend. Dann treffen sich die »Singing Shrinks«: In dem Chor machen fast 25 Psychiater, Psychologen und Neurologen mit. Singen ist eine sehr körperliche Aktivität. Dabei lockern sich automatisch viele Muskeln, die Atmung wird tiefer, Stresshormone werden gedrosselt und Glückshormone freigesetzt.

Was singen Sie in der Regel?
Wir haben uns auf moderne Pop-Arrangements spezialisiert und auf Berliner Chansons der 1920er Jahre. Wir Singenden rücken näher zusammen, auch weil wir alle Kollegen sind. Und wir haben gemeinsam eine gute Zeit. Für mich sind die »Singing Shrinks« fast wie eine zweite Familie.

Warum ist Ihr Beruf stressig?
Als Psychiater bin ich tagtäglich mit vielen menschlichen Nöten befasst. Und es wird mir sehr viel anvertraut. Auf jeden Patienten muss ich mich emotional einstellen, sehr konzentriert arbeiten und medizinisch mitunter lebenswichtige Entscheidungen in kürzester Zeit treffen. Ich bin gleichzeitig Hochschullehrer und Wissenschaftler, leite eine große Forschergruppe. Dazu kommen noch Organisation, Verwaltung und täglich eine Vielzahl von Besprechungen.

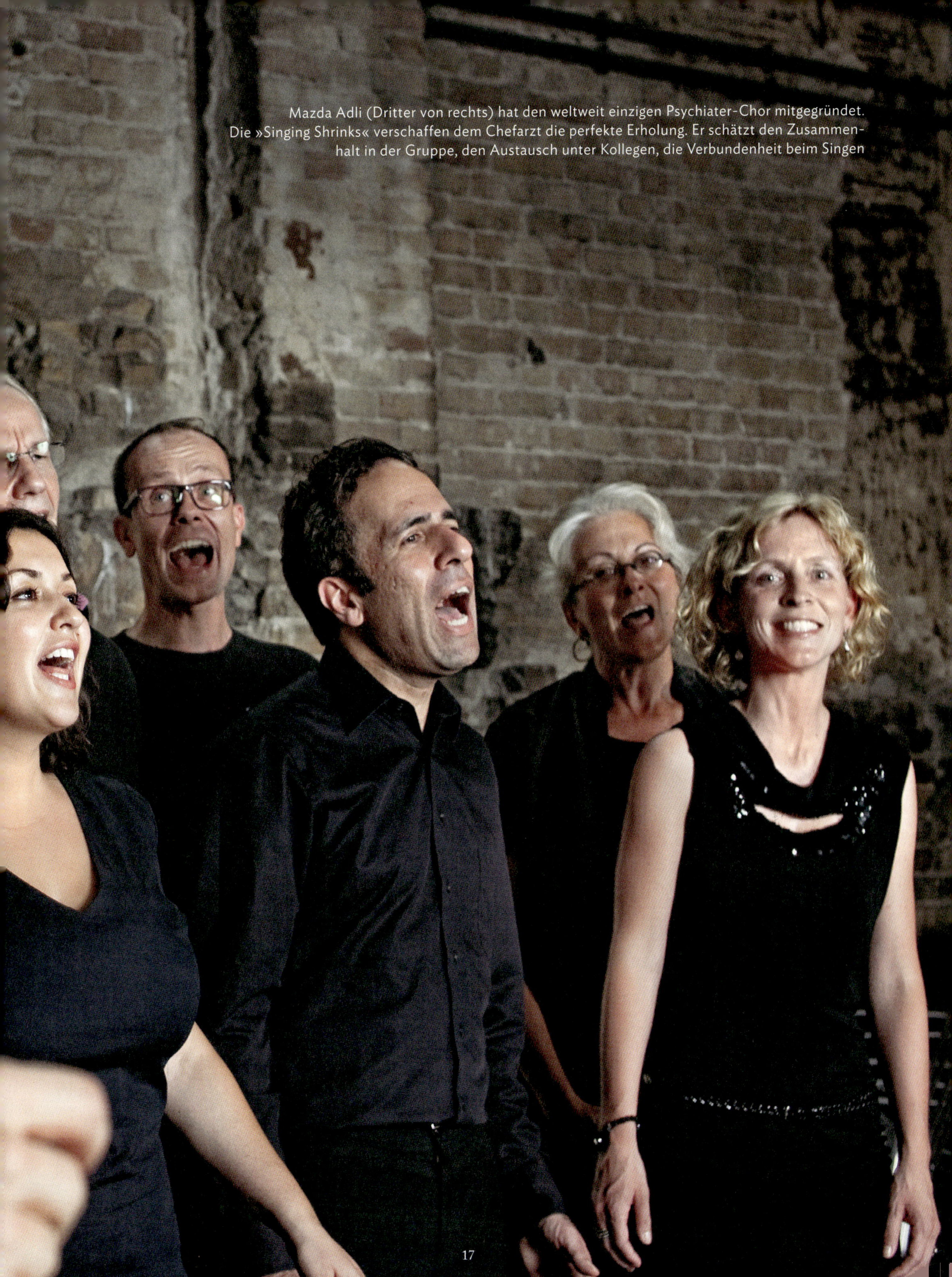

Mazda Adli (Dritter von rechts) hat den weltweit einzigen Psychiater-Chor mitgegründet. Die »Singing Shrinks« verschaffen dem Chefarzt die perfekte Erholung. Er schätzt den Zusammenhalt in der Gruppe, den Austausch unter Kollegen, die Verbundenheit beim Singen

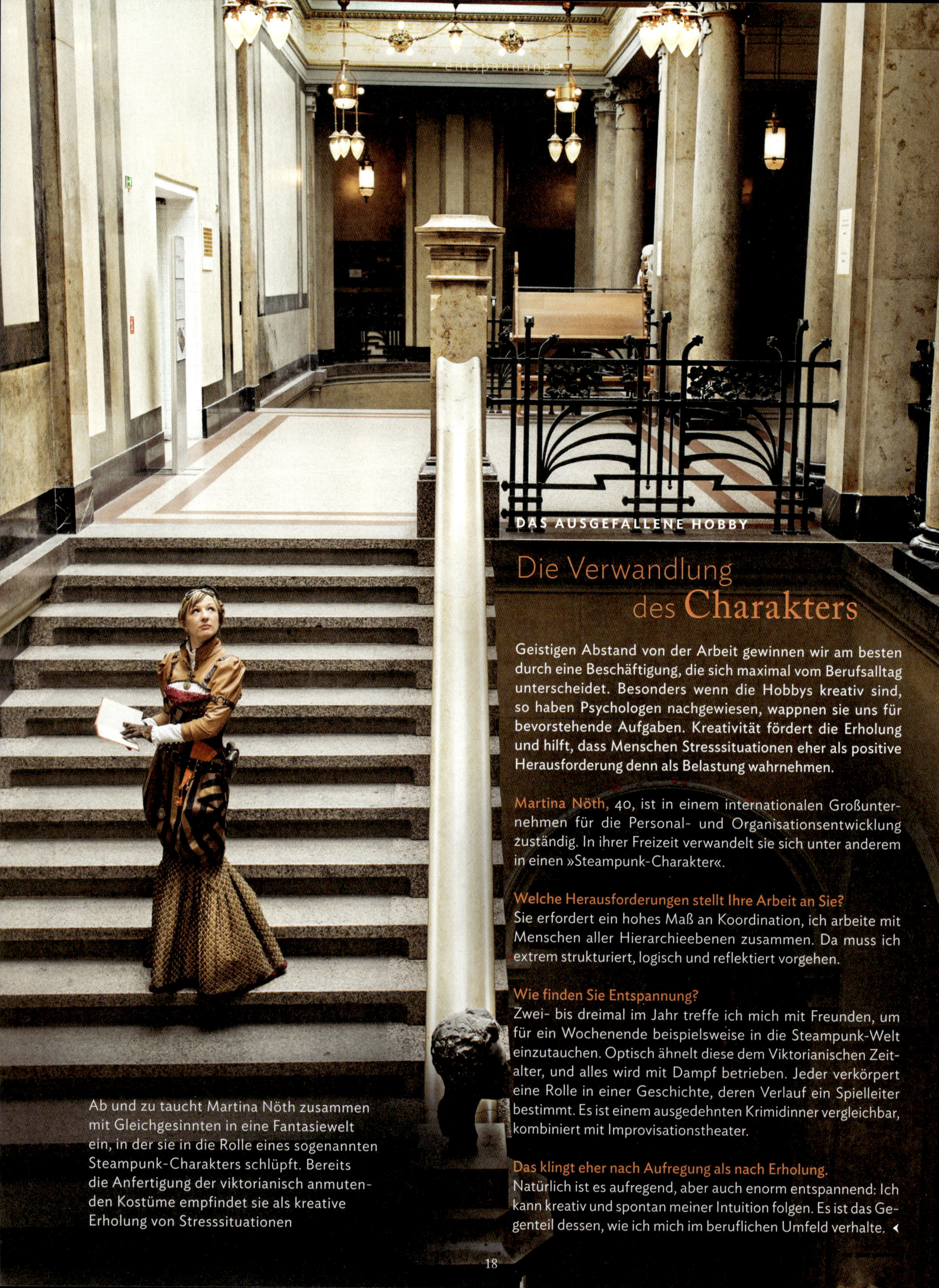

DAS AUSGEFALLENE HOBBY

Die Verwandlung des Charakters

Geistigen Abstand von der Arbeit gewinnen wir am besten durch eine Beschäftigung, die sich maximal vom Berufsalltag unterscheidet. Besonders wenn die Hobbys kreativ sind, so haben Psychologen nachgewiesen, wappnen sie uns für bevorstehende Aufgaben. Kreativität fördert die Erholung und hilft, dass Menschen Stresssituationen eher als positive Herausforderung denn als Belastung wahrnehmen.

Martina Nöth, 40, ist in einem internationalen Großunternehmen für die Personal- und Organisationsentwicklung zuständig. In ihrer Freizeit verwandelt sie sich unter anderem in einen »Steampunk-Charakter«.

Welche Herausforderungen stellt Ihre Arbeit an Sie?
Sie erfordert ein hohes Maß an Koordination, ich arbeite mit Menschen aller Hierarchieebenen zusammen. Da muss ich extrem strukturiert, logisch und reflektiert vorgehen.

Wie finden Sie Entspannung?
Zwei- bis dreimal im Jahr treffe ich mich mit Freunden, um für ein Wochenende beispielsweise in die Steampunk-Welt einzutauchen. Optisch ähnelt diese dem Viktorianischen Zeitalter, und alles wird mit Dampf betrieben. Jeder verkörpert eine Rolle in einer Geschichte, deren Verlauf ein Spielleiter bestimmt. Es ist einem ausgedehnten Krimidinner vergleichbar, kombiniert mit Improvisationstheater.

Das klingt eher nach Aufregung als nach Erholung.
Natürlich ist es aufregend, aber auch enorm entspannend: Ich kann kreativ und spontan meiner Intuition folgen. Es ist das Gegenteil dessen, wie ich mich im beruflichen Umfeld verhalte.

Ab und zu taucht Martina Nöth zusammen mit Gleichgesinnten in eine Fantasiewelt ein, in der sie in die Rolle eines sogenannten Steampunk-Charakters schlüpft. Bereits die Anfertigung der viktorianisch anmutenden Kostüme empfindet sie als kreative Erholung von Stresssituationen

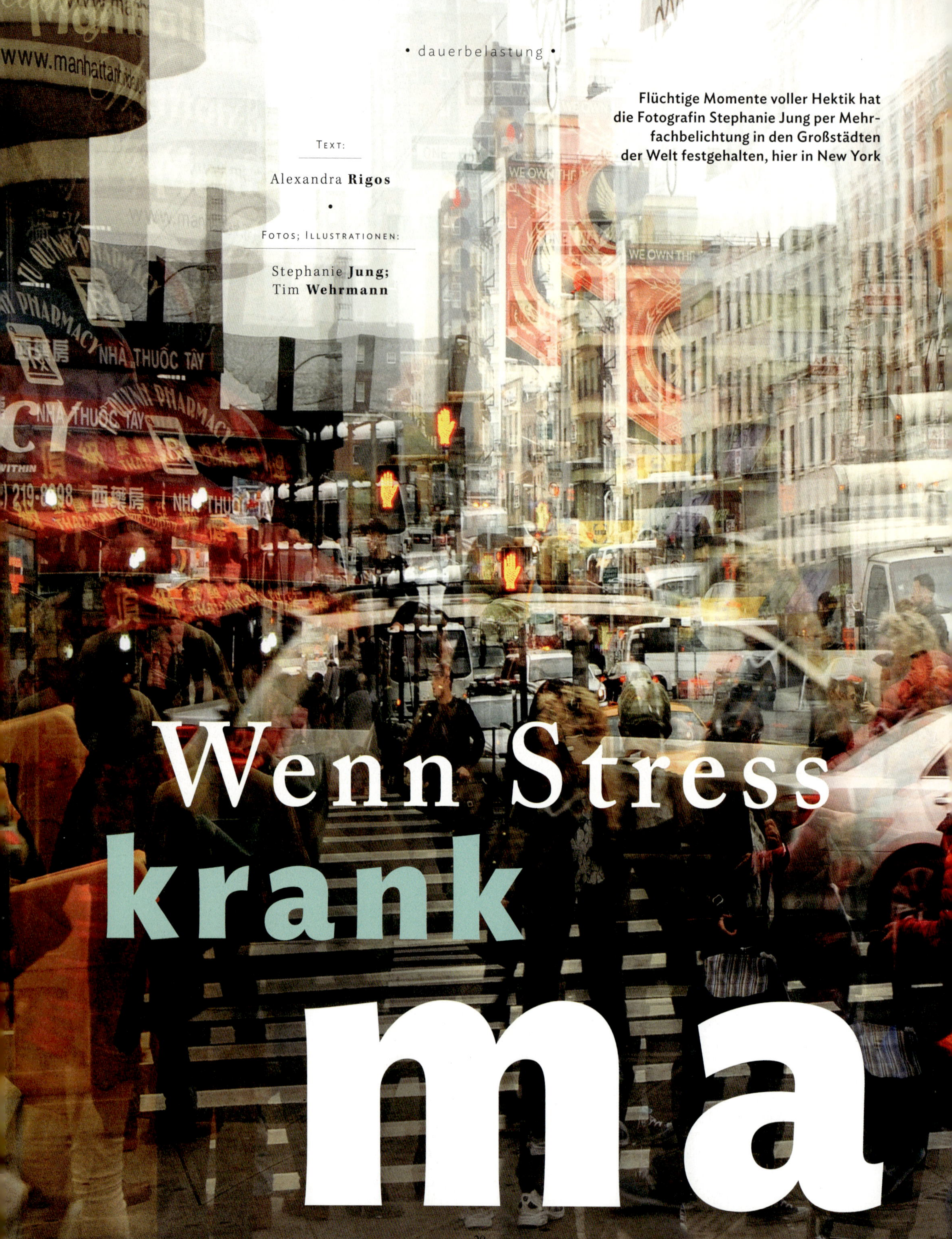

Flüchtige Momente voller Hektik hat die Fotografin Stephanie Jung per Mehrfachbelichtung in den Großstädten der Welt festgehalten, hier in New York

TEXT:

Alexandra **Rigos**

•

FOTOS; ILLUSTRATIONEN:

Stephanie **Jung**;
Tim **Wehrmann**

Wenn Stress **krank** ma

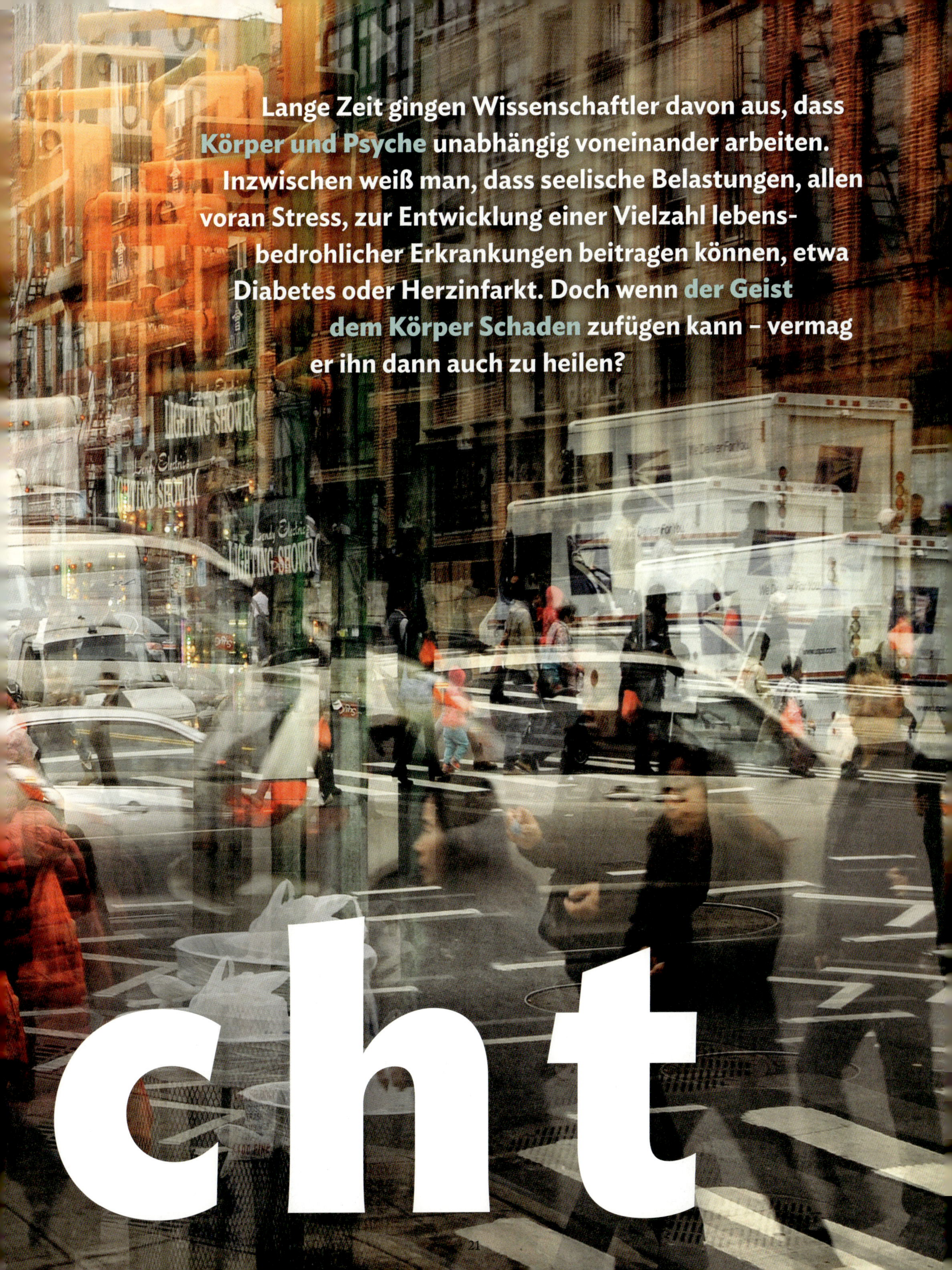

Lange Zeit gingen Wissenschaftler davon aus, dass Körper und Psyche unabhängig voneinander arbeiten. Inzwischen weiß man, dass seelische Belastungen, allen voran Stress, zur Entwicklung einer Vielzahl lebensbedrohlicher Erkrankungen beitragen können, etwa Diabetes oder Herzinfarkt. Doch wenn der Geist dem Körper Schaden zufügen kann – vermag er ihn dann auch zu heilen?

cht

S

Seine Chance, geheilt zu werden, stünde bei 1:500, teilte der Arzt Norman Cousins mit. Der Mediziner hatte bei dem Amerikaner eine chronische Entzündung an der Wirbelsäule festgestellt, die zu starken Schmerzen und Bewegungsstörungen führt. Doch Cousins war kein Mensch, der sich leicht entmutigen lässt. Neben seiner Arbeit als politischer Redakteur hatte er sich in der Friedensbewegung engagiert und kämpfte gegen Atomwaffen. Er wollte es mit seiner Krankheit aufnehmen, wenngleich auf ungewöhnliche Weise.

Und dazu setzte er weder auf Medikamente noch auf chirurgische Eingriffe: Seine Waffe war das Lachen.

Denn Cousins glaubte fest daran, dass sich die Stimmung eines Menschen auf seinen Gesundheitszustand auswirkt, dass es einen tiefen Zusammenhang gibt zwischen seelischem und körperlichem Wohlbefinden.

Daher stellte er sich eine Art persönliche Glückstherapie zusammen, um die Selbstheilungskräfte seines Körpers anzuregen. Unter anderem las er humorvolle Bücher und sah regelmäßig Filme der Marx Brothers.

Und tatsächlich: Cousins wurde entgegen der ärztlichen Prognose wieder gesund, innerhalb von zehn Monaten hatte er keine Schmerzen mehr. Über seine Heilung schrieb er später das Buch „Der Arzt in uns selbst". Auch von einem Herzinfarkt Jahre später erholte er sich; wieder sah er vor allem in positiven Emotionen die Quelle seiner Heilung.

Skeptiker freilich wiesen die Theorien des Amerikaners als esoterisch zurück. Manche Experten wandten ein, sein Arzt habe vermutlich eine falsche Diagnose gestellt; der Patient habe in Wahrheit nur an einer bestimmten Art Rheuma gelitten, die mitunter von selbst verschwindet.

Die Kritik war wenig verwunderlich, denn lange Zeit glaubten Forscher, dass das Gehirn (jenes Nervengeflecht, das all unsere Empfindungen und Gedanken hervorruft) und das Immunsystem (die Organe, Zellen und Moleküle der körpereigenen Abwehr) unabhängig voneinander arbeiteten. Dass die Psyche den Körper krank oder gar einen kranken Körper gesund machen könne, hielt man für Aberglauben.

Norman Cousins hingegen war von seiner These derart überzeugt, dass er sich der Medizin zuwandte und Ende der 1970er Jahre ein Forschungszentrum gründete: das Cousins Center for Psychoneuroimmunology an der Universität von Kalifornien in Los Angeles. Heute ist dieses Zentrum eines der weltweit führenden Institutionen, die den Zusammenhang von seelischem Wohlbefinden und Abwehrkräften untersuchen. Unter der Bezeichnung „Psychoneuroimmunologie" (kurz: PNI) gilt Cousins' einst belächelter Forschungsansatz mittlerweile als anerkannte Disziplin.

In den letzten Jahrzehnten hat die Anzahl der wissenschaftlichen Veröffentlichungen auf diesem Gebiet sprunghaft zugenommen. Immer mehr Forscher – Neurologen, Psychiater,

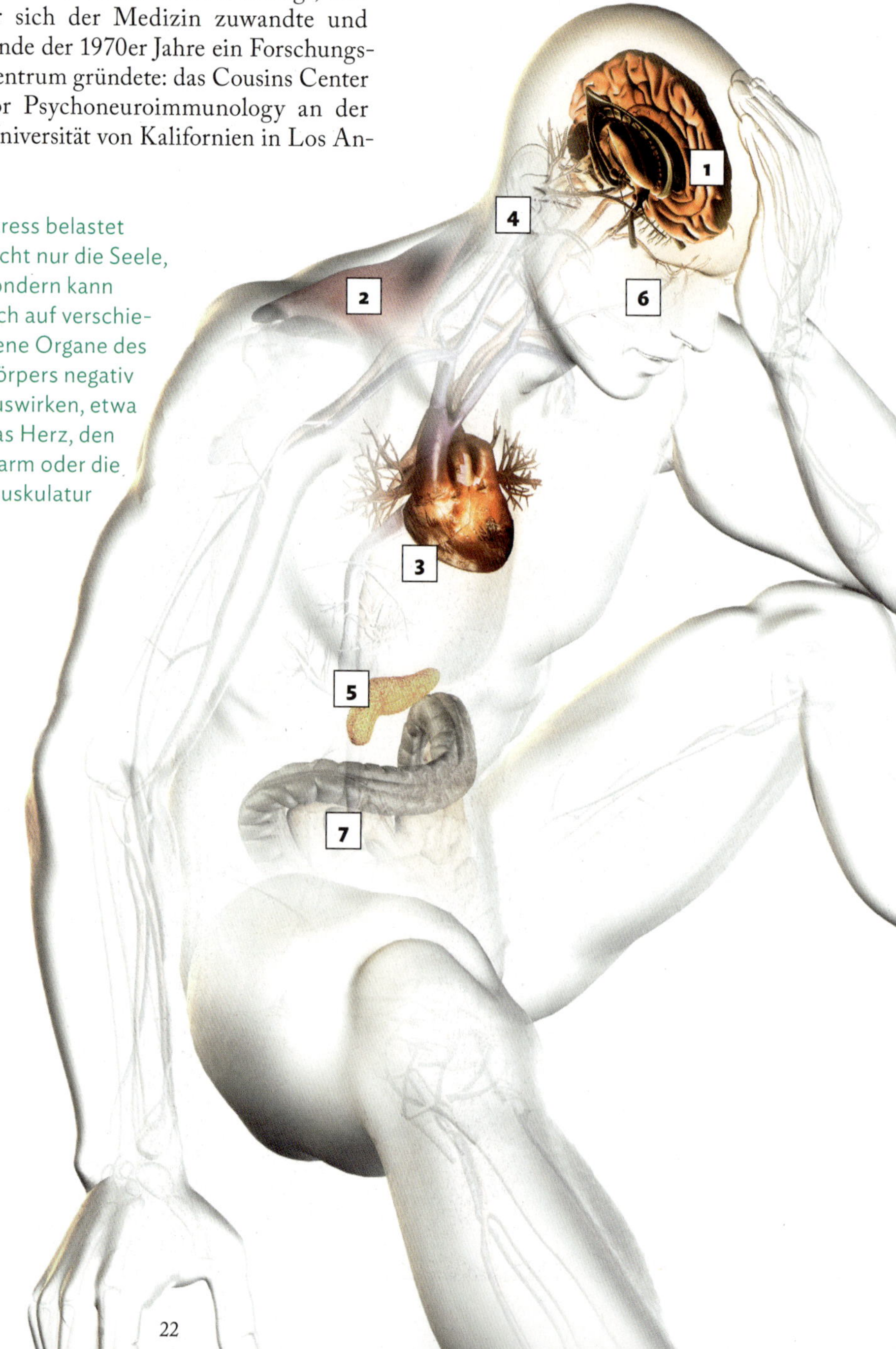

Stress belastet nicht nur die Seele, sondern kann sich auf verschiedene Organe des Körpers negativ auswirken, etwa das Herz, den Darm oder die Muskulatur

Die Folgen *permanenter Anspannung*

Dauerstress hinterlässt Spuren im gesamten Körper. Selbst hoher Augeninnendruck kann dadurch ausgelöst werden – oder auch peinigende Ohrgeräusche wie beim Tinnitus

Gehirn

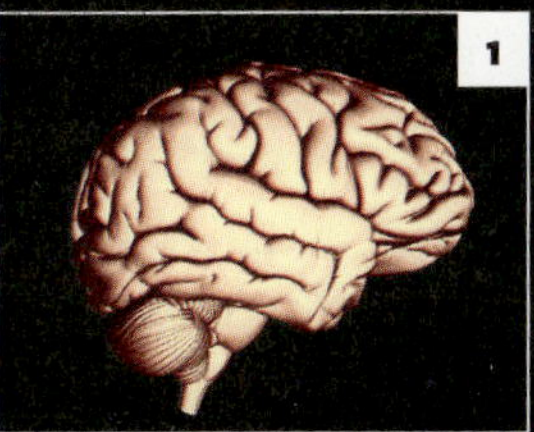

Das empfindliche System von Botenstoffen im Hirn kann durch anhaltende Belastung aus dem Gleichgewicht gebracht werden. Dadurch verändert sich die Aktivität des Denkorgans, negative Denkweisen nehmen zu (siehe Seite 24).

Muskulatur

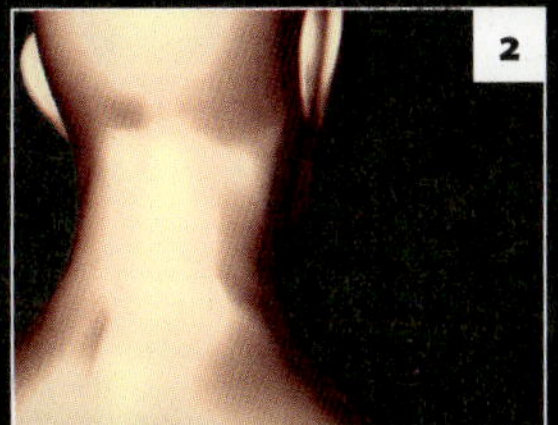

Bei Angst und Stress spannen sich die Muskeln an. Auf Dauer können sie verkrampfen, was erhebliche Schmerzen – etwa im Nacken und Rücken – auslöst. Mitunter äußern sich die Verspannungen auch als Kopfschmerz.

Herz

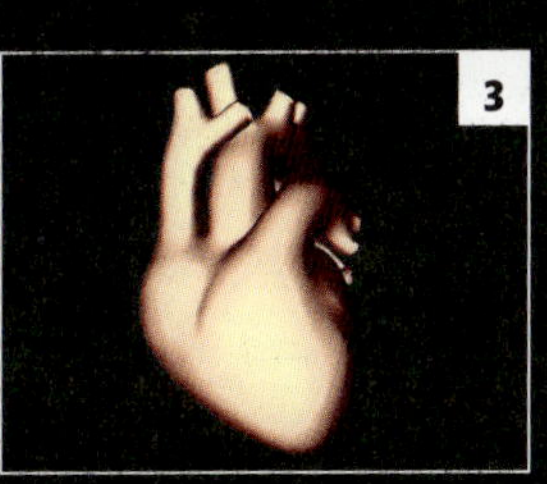

Stress erhöht das Risiko gefährlicher Ablagerungen in den Wänden der Blutgefäße. Im schlimmsten Fall können diese »Plaques« zu einem Herzinfarkt führen (siehe Seite 28).

Ohr

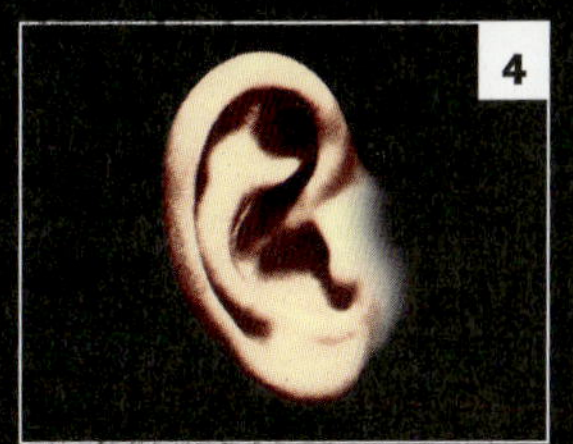

Weil unter ständiger Belastung Teile des Immunsystems gedämpft werden, können Erreger leichter ins Mittelohr eindringen. Taubheit kann die Folge sein, die das Gehirn mit dem typischen Pfeifen des Tinnitus kompensiert.

Blutzucker

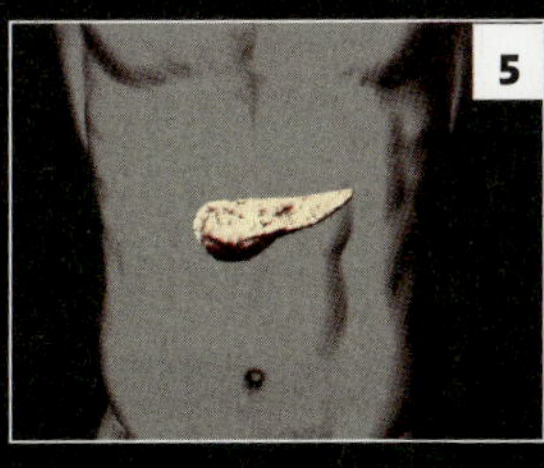

Das Stresshormon Kortisol verringert die Wirkung von Insulin, das den Blutzuckerspiegel reguliert. Die Bauchspeicheldrüse (Bild) gleicht diesen Effekt durch erhöhte Insulinfreisetzung aus – bis sie erschöpft ist. Dadurch steigt das Diabetes-Risiko.

Auge

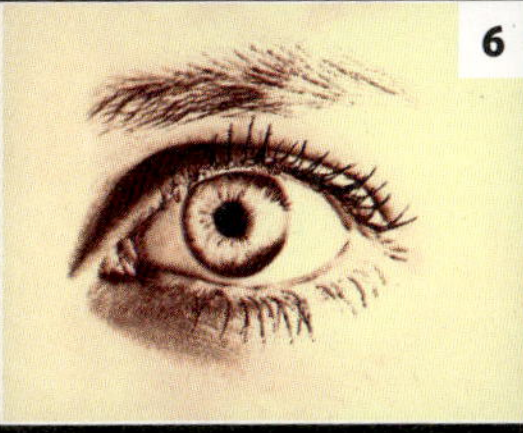

Permanente Anspannung kann den Augeninnendruck erhöhen. Dadurch wird der Sehnerv weniger durchblutet und geschädigt. Bei dieser Erkrankung (Grüner Star) schrumpft allmählich das Blickfeld – bis zur völligen Erblindung.

Darm

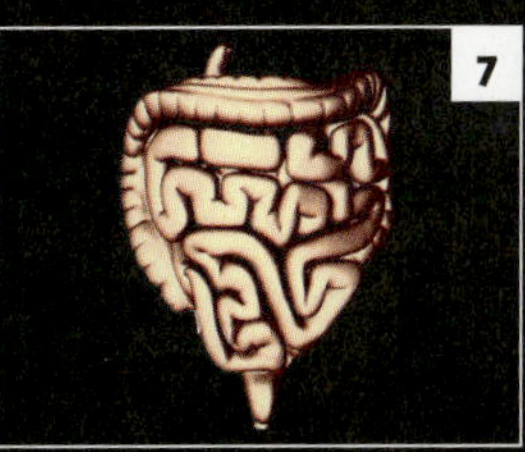

Bei akutem Stress krampft sich der Magen zusammen. Hält der Stress über längere Zeit an, wird die Darmschleimhaut durchlässiger. Krankheitserreger können leichter eindringen und Entzündungen verursachen.

Gehirn

Die *Auswirkungen* auf das Denkorgan

Unser Hirn reagiert sensibel auf belastende Situationen: Bei permanenter Anspannung können einige der Bereiche für rationales Denken schrumpfen. Regionen, die negative Gefühle hervorrufen, werden überaktiv. Ängste und Selbstzweifel werden mitunter zunehmend zum Lebensinhalt

Ständige Belastung kann dramatische Auswirkungen auf die Funktionsweise des Gehirns haben. Unter anhaltendem Druck wird der Körper mit Stresshormonen geflutet, die das Denkorgan direkt beeinflussen. Forscher vermuten, dass diese Botenstoffe dafür sorgen, dass Zellen verkümmern: zum einen im Hippocampus (1), einer Region, die Erinnerungen vom Kurzzeit- ins Langzeitgedächtnis überführt, zum anderen in Bereichen des Frontallappens (2), der für die rationale Bewertung von Situationen zuständig ist. Womöglich deshalb fällt es Betroffenen immer schwerer, Situationen vernünftig einzuschätzen und Positives in Erinnerung zu behalten. Stattdessen übernimmt das Angstzentrum, die Amygdala (3), zunehmend die Kontrolle über das Fühlen und Denken. So setzen sich mitunter vor allem negative Bewertungen im Bewusstsein fest, was den Stress noch verstärkt. Zusätzlich ist das Gehirn immer weniger in der Lage, den Spiegel an Stresshormonen zu regulieren, sodass immer mehr davon ins Blut gelangen. Eine unheilvolle Spirale kommt in Gang, die schwere Depressionen zur Folge haben kann.

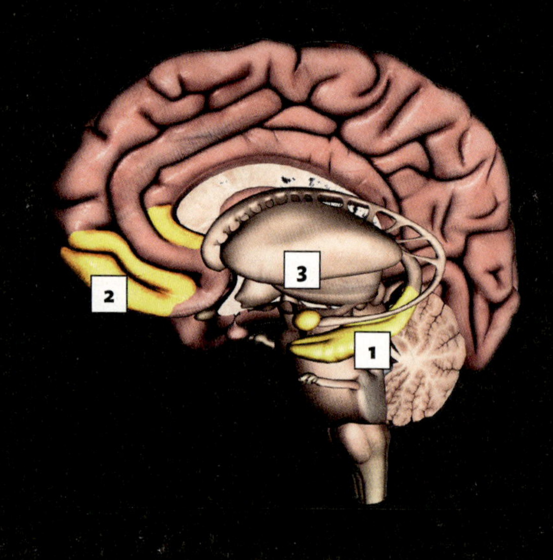

Immunologen – untersuchen, wie eng verflochten Psyche und Immunsystem sind, über welche molekularen Mechanismen Körper und Geist aufeinander einwirken.

Mittlerweile ist es zu einem regelrechten Paradigmenwechsel gekommen: Jeder seriöse Mediziner geht heute davon aus, dass die psychische Verfassung durchaus Auswirkung auf den Körper hat, dass sich Zuversicht einerseits, Stress und anhaltende Niedergeschlagenheit andererseits sehr wohl auf die physische Gesundheit auswirken.

Zwar legt schon der alte Spruch „mens sana in corpore sano“ nahe, dass geistiges Wohlbefinden auch auf physischer Gesundheit beruht – wer dauernd Schmerzen leidet, hat es schwer, fröhlich und ausgeglichen zu sein. Doch geht der neue Forschungsansatz viel weiter: Umgekehrt hängt auch die Gesundheit des Körpers vom psychischen Zustand ab.

Vor allem ein zentrales Phänomen der modernen Leistungsgesellschaft, so zeigen zahlreiche Studien eindeutig, macht dem Organismus zusehends zu schaffen: Stress.

Ob ständiger Termindruck, steigendes Arbeitspensum, permanente Informationsflut oder wachsende Konkurrenz: Wer dauerhaft unter Druck steht, ist nicht nur in Gefahr, an Burnout, Ängsten oder Depressionen zu erkranken – die Signalkaskaden des Stresses können langfristig auch zu schweren körperlichen Leiden führen.

Wunden heilen bei Stress weitaus langsamer

Der entscheidende Grund: Das Immunsystem dauerhaft gestresster Menschen ist gestört, gerät gleichsam aus dem Takt, mit der Folge, dass Betroffene generell anfälliger für Krankheiten sind.

So heilen Wunden bei Studenten im Prüfungsstress im Durchschnitt um drei Tage langsamer als während der Semesterferien. Grippeimpfungen schlagen bei Menschen, die seit Jahren einen dementen Angehörigen pflegen und dadurch hoher psychischer Belastung ausgesetzt sind, deutlich schlechter an. Und manche Patienten mit

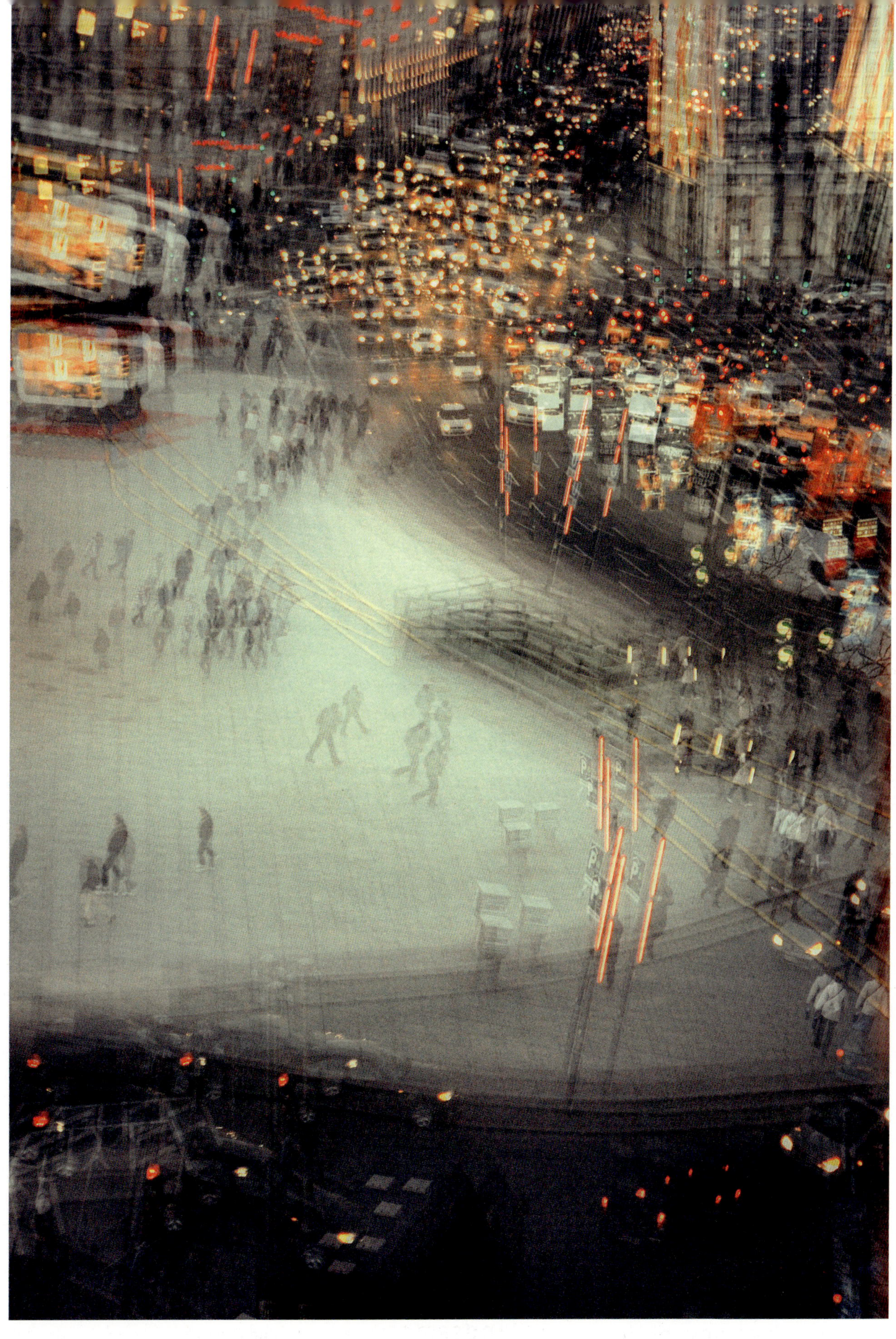

Die Menschen sind nicht gemacht für die Welt, die sie geschaffen haben. Auf die tagtäglichen Herausforderungen reagieren daher viele mit innerer Unruhe oder Bluthochdruck (Berlin)

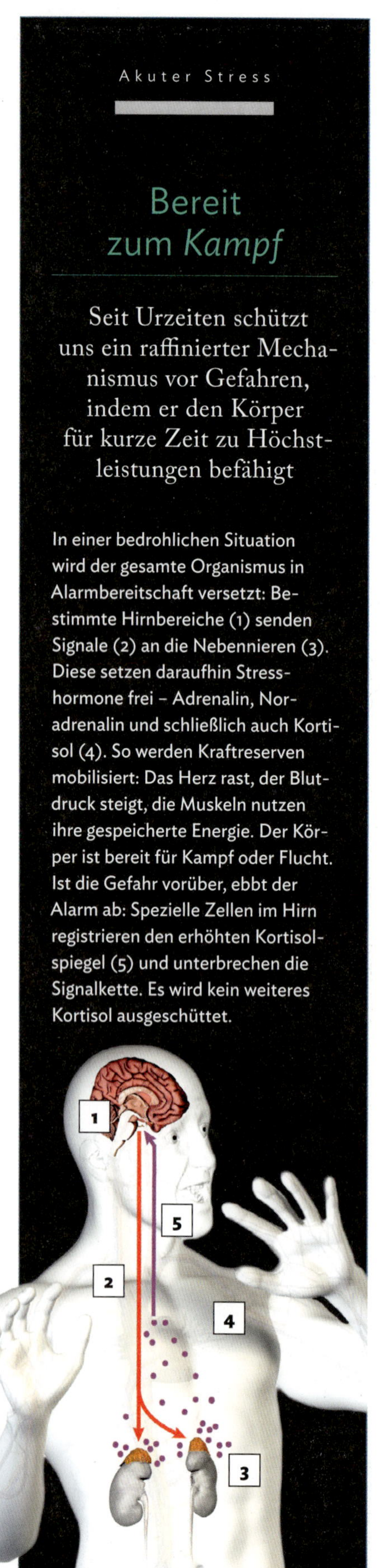

Akuter Stress

Bereit zum *Kampf*

Seit Urzeiten schützt uns ein raffinierter Mechanismus vor Gefahren, indem er den Körper für kurze Zeit zu Höchstleistungen befähigt

In einer bedrohlichen Situation wird der gesamte Organismus in Alarmbereitschaft versetzt: Bestimmte Hirnbereiche (1) senden Signale (2) an die Nebennieren (3). Diese setzen daraufhin Stresshormone frei – Adrenalin, Noradrenalin und schließlich auch Kortisol (4). So werden Kraftreserven mobilisiert: Das Herz rast, der Blutdruck steigt, die Muskeln nutzen ihre gespeicherte Energie. Der Körper ist bereit für Kampf oder Flucht. Ist die Gefahr vorüber, ebbt der Alarm ab: Spezielle Zellen im Hirn registrieren den erhöhten Kortisolspiegel (5) und unterbrechen die Signalkette. Es wird kein weiteres Kortisol ausgeschüttet.

Schuppenflechte erleben während Phasen innerer Anspannung einen Krankheitsschub – eine Rede vor Publikum kann da bereits ausreichen.

Inzwischen gibt es sogar Hinweise, dass chronischer Stress das Voranschreiten von Aids beschleunigt oder den Krankheitsverlauf bei Krebs negativ beeinflussen könnte.

Umgekehrt deutet vieles darauf hin, dass positive psychische Einflussfaktoren tatsächlich helfen, Krankheiten zu kurieren oder gleich zu verhindern.

Etliche Langzeituntersuchungen legen beispielsweise nahe, dass Menschen, die eher optimistisch eingestellt sind, über eine effektivere Körperabwehr verfügen. Auch scheinen sie sich von chirurgischen Eingriffen wie einer Bypass-Operation besser zu erholen.

Solche Ergebnisse lassen erahnen, welches therapeutische Potenzial die Psychoneuroimmunologie hat. Von diesem Forschungszweig erhoffen sich Wissenschaftler und Mediziner große Chancen für die Behandlung von Krankheiten.

Zwar sind viele Mechanismen bislang noch unverstanden, doch insbesondere zur Frage, wie Stress das Immunsystem aus der Balance bringen und schwächen kann, tragen Wissenschaftler nach und nach viele Einzelbefunde zusammen, die sich wie Mosaiksteinchen allmählich zu einem Bild des Wechselspiels von Psyche und Körperabwehr fügen.

Am Anfang der PNI-Forschung stand die Vermutung, dass Nerven- und Immunsystem wohl doch nicht – wie lange Zeit gedacht – weitgehend unabhängig voneinander funktionieren. Und tatsächlich: Inzwischen konnten Psychoneuroimmunologen in Experimenten und Laboruntersuchungen zeigen, dass beide in engem Austausch stehen.

So besitzen die Nervenzellen (Neurone) beispielsweise Rezeptoren für bestimmte Botenstoffe des Immunsystems; umgekehrt können Abwehrzellen chemische Signale der Neurone empfangen.

Mehr noch: Die Immunzellen sind sogar fähig, selber bestimmte Hormone des Nervensystems zu bilden. Immer deutlicher offenbaren diese Erkenntnisse, dass unser Gehirn und unsere Körperabwehr tatsächlich biochemisch miteinander kommunizieren.

Darüber hinaus sind Nervenfasern direkt mit wichtigen Organen des Immunsystems verdrahtet, etwa dem Knochenmark und der Thymusdrüse; beide tragen entscheidend zur Aufrüstung des Körpers mit Abwehrzellen bei.

Neben der Entdeckung der Schnittstellen zwischen Immun- und Nervensystem trugen große epidemiologische Studien entscheidend zum Durchbruch der Psychoneuroimmunologie bei. Zu den bekanntesten zählen die Whitehall-Studien. Seit 1967 verfolgen Wissenschaftler das Leben von Zehntausenden britischen Beamten, deren Gesundheitszustand, psychische Verfassung, Alkohol- und Tabakkonsum, Freizeitverhalten sowie ihre Ernährungsgewohnheiten.

Ein zentrales Ergebnis der Untersuchungen: Menschen, die in der Bürohierarchie weiter unten stehen, leiden häufiger an Herz-Kreislauf-Erkrankungen, Rückenschmerzen und anderen Gesundheitsproblemen und sterben früher als ihre Vorgesetzten.

Das schlechtere Befinden der Niedriggestellten lässt sich nicht allein durch eine ungesündere Lebensweise erklären. Selbst wenn man Faktoren wie Rauchen, einseitige Ernährung und Bewegungsmangel berücksichtigt, bleibt ein signifikanter Unterschied bestehen. Für diese Differenz fanden die Forscher nur eine Erklärung: erhöhter Stress.

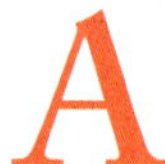

Ausschlaggebend für die Gesundheit, so fanden sie heraus, ist die Kontrolle über das eigene Tun, das Gefühl der Selbstbestimmtheit und Entscheidungsfreiheit. Je mehr der Einzelne der Willkür anderer ausgeliefert ist, je eher er unter dem Eindruck der Fremdbestimmung leidet, desto höher etwa ist sein Herzinfarktrisiko – das gilt für Männer jeden Alters, für Frauen erst nach der Menopause.

So unangenehm uns Stress erscheint: Eigentlich ist die Regung eine wichtige, evolutionär sehr alte Reaktion, die Mensch und Tier in die Lage

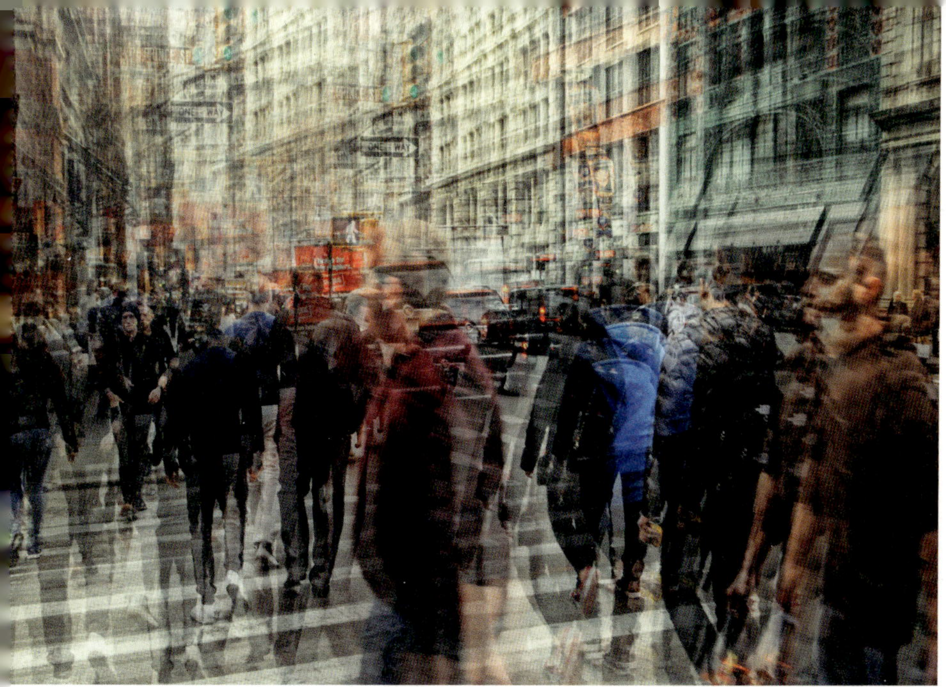

Soziale Bindungen waren für unsere Vorfahren lebensnotwendig. Auch uns treibt der Wunsch nach Anerkennung durch andere. Fühlen wir uns missachtet, erhöht das die innere Last – wir erleben Stress (New York)

versetzt, bei Gefahr alle Reserven zu mobilisieren. Dazu dienen gleich zwei Signalketten in unserem Organismus:

• Die erste springt an, sobald das Gehirn eine Bedrohung erkennt. Dann sendet es über verschiedene Strukturen Nervensignale an die Nebennieren, woraufhin das Mark im Inneren dieser Organe die Hormone Adrenalin und Noradrenalin ausschüttet (siehe Kasten rechts). Die Folgen kennt jeder: Das Herz klopft, der Blutdruck steigt. Die Muskeln setzen gespeicherten Traubenzucker um, damit der Körper gut mit Energie versorgt ist und bereit zu Kampf oder Flucht. Um Kräfte zu sparen, werden Funktionen, auf die es jetzt nicht ankommt, heruntergeregelt – zum Beispiel die Verdauung.

Steter Stress kann sogar das Erbgut verändern

• Neben dieser blitzschnellen Reaktion läuft zeitverzögert eine zweite, langsamere Signalkaskade an: Der Hypothalamus, eine Struktur im Zwischenhirn, schüttet einen Botenstoff aus, der über die Hirnanhangsdrüse (auch Hypophyse genannt) die Rinde der Nebennieren veranlasst, ein überaus wichtiges Stresshormon zu produzieren – Kortisol. Dieser Stoff spielt eine zentrale Rolle bei der Stressregulation: Einerseits verstetigt er die Sofortreaktion des Körpers und sorgt dafür, dass weiterhin genug Energie zur Verfügung steht. Zum anderen leitet er erste Schritte ein, den Körper wieder in seinen Normalzustand zu versetzen, damit die Erregung nicht überhand nimmt.

Auf diese Weise reguliert das Stresshormon gewissermaßen seine eigene Konzentration im Körper: Zellen im Hypothalamus und der Hirnanhangsdrüse registrieren, wenn die Kortisolkonzentration im Blut ein bestimmtes Level erreicht hat, und unterbinden dann die weitere Kortisolproduktion in den Nebennierenrinden. Wie PNI-Forscher nachweisen konnten, erreichen beide Signalketten, die ihren Ursprung im Gehirn haben, auch das Immunsystem, also jene hochkomplexe Körperabwehr, die mithilfe unterschiedlicher Waffen – darunter Killerzellen und Antikörper – Eindringlinge attackiert.

Vereinfacht betrachtet, versetzt die Stressreaktion zunächst kurzfristig

Dauerstress

Ansturm *negativer* Signale

Wenn psychischer Druck über lange Zeit anhält, geraten Botenstoffe aus der Balance: Die Stressreaktion verselbstständigt sich

Die Rückkopplung, die den Körper nach einer akuten Stress-Situation wieder beruhigt, ist bei Dauerbelastung gestört: Das Gehirn (1) sendet nun fortlaufend Signale (2) an die Nebennieren (3), die das Stresshormon Kortisol (4) ausschütten. Im Laufe der Zeit reagieren jene Zellen im Gehirn, die normalerweise die Stressreaktion dämpfen, nicht mehr auf die Kortisolmoleküle. Mit schwerwiegenden Folgen: Ständig kursieren hohe Kortisolmengen im Blutkreislauf und verändern die Zusammensetzung des Immunsystems. So können sich nicht nur Erreger leichter ausbreiten, sondern auch spezielle Immunzellen den eigenen Körper attackieren und chronische Entzündungen auslösen.

bestimmte Komponenten der Abwehr in erhöhte Alarmbereitschaft.

Das Immunsystem wird also über den normalen Aktivitätszustand hinaus angekurbelt. Das ist aus evolutionärer Perspektive extrem sinnvoll: Muss ein Geschöpf sich wehren oder davonlaufen, wird es mit einiger Wahrscheinlichkeit Wunden davontragen, in die Krankheitserreger eindringen könnten. Die aktivierten Immunzellen sind in der Lage, solche Keime schnell zu vernichten.

Das mit etwas Zeitverzögerung ausgeschüttete Kortisol hingegen bremst das Immunsystem wieder, nun wird die Abwehr sogar zeitweise nahezu unterdrückt. Das spart Energie und stellt zugleich sicher, dass die unbeschäftigte Abwehr nicht plötzlich beginnt, den eigenen Körper anzugreifen.

Aus der Medizin ist die abwehrdämpfende Wirkung des Kortisols gut bekannt: Als synthetisch hergestelltes Hydrocortison kommt das Hormon gegen hartnäckige Entzündungen zum Einsatz – so bei verschiedenen Formen des Rheumas oder bei Ekzemen. Denn Entzündungen sind nichts anderes als Versuche des Immunsystems, gegen echte oder vermeintliche Feinde vorzugehen.

Hartnäckige Entzündungen führen mitunter zu Schwermut

Hält die innere Anspannung nur kurz an, bereitet die vorübergehende Dämpfung des Immunsystems dem Körper keine Probleme. Für Tiere ebenso wie für unsere frühen Vorfahren war Stress schließlich in der Regel kein Dauerzustand: War ein Steinzeitmensch der Säbelzahnkatze entkommen oder hatte er seine Jagdbeute niedergestreckt, konnte sich sein Organismus wieder beruhigen.

Nach einer kurzen Stressphase kehrt das Immunsystem daher in der Regel wieder in den Normalzustand zurück.

Doch auf weniger handfeste Bedrohungen wie Prüfungsstress im Studium oder arbeitsintensive Phasen im Berufsalltag ist das uralte biologische Erbe der Stressreaktion nicht eingerichtet. Solche Situationen lassen

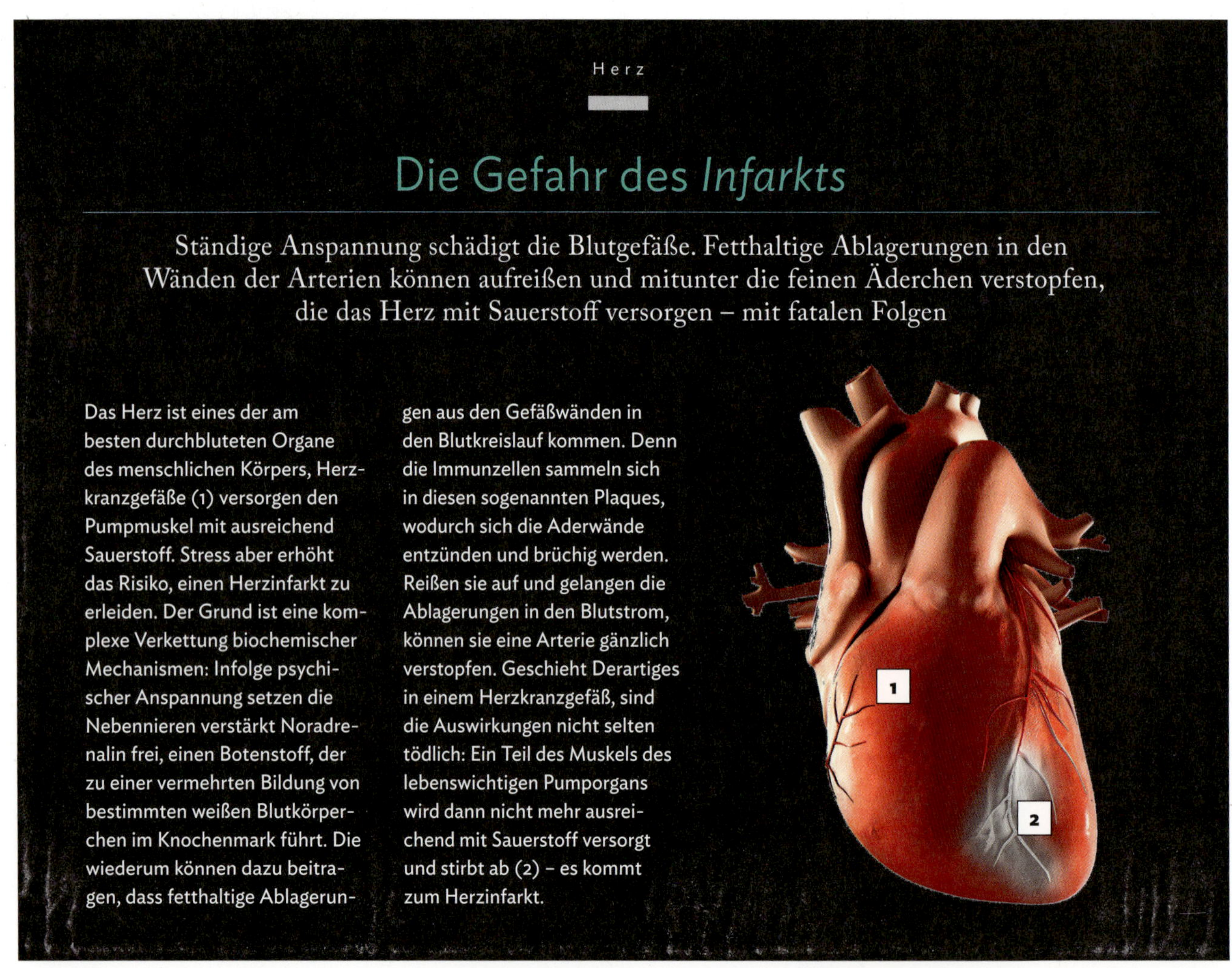

Herz

Die Gefahr des *Infarkts*

Ständige Anspannung schädigt die Blutgefäße. Fetthaltige Ablagerungen in den Wänden der Arterien können aufreißen und mitunter die feinen Äderchen verstopfen, die das Herz mit Sauerstoff versorgen – mit fatalen Folgen

Das Herz ist eines der am besten durchbluteten Organe des menschlichen Körpers, Herzkranzgefäße (1) versorgen den Pumpmuskel mit ausreichend Sauerstoff. Stress aber erhöht das Risiko, einen Herzinfarkt zu erleiden. Der Grund ist eine komplexe Verkettung biochemischer Mechanismen: Infolge psychischer Anspannung setzen die Nebennieren verstärkt Noradrenalin frei, einen Botenstoff, der zu einer vermehrten Bildung von bestimmten weißen Blutkörperchen im Knochenmark führt. Die wiederum können dazu beitragen, dass fetthaltige Ablagerungen aus den Gefäßwänden in den Blutkreislauf kommen. Denn die Immunzellen sammeln sich in diesen sogenannten Plaques, wodurch sich die Aderwände entzünden und brüchig werden. Reißen sie auf und gelangen die Ablagerungen in den Blutstrom, können sie eine Arterie gänzlich verstopfen. Geschieht Derartiges in einem Herzkranzgefäß, sind die Auswirkungen nicht selten tödlich: Ein Teil des Muskels des lebenswichtigen Pumporgans wird dann nicht mehr ausreichend mit Sauerstoff versorgt und stirbt ab (2) – es kommt zum Herzinfarkt.

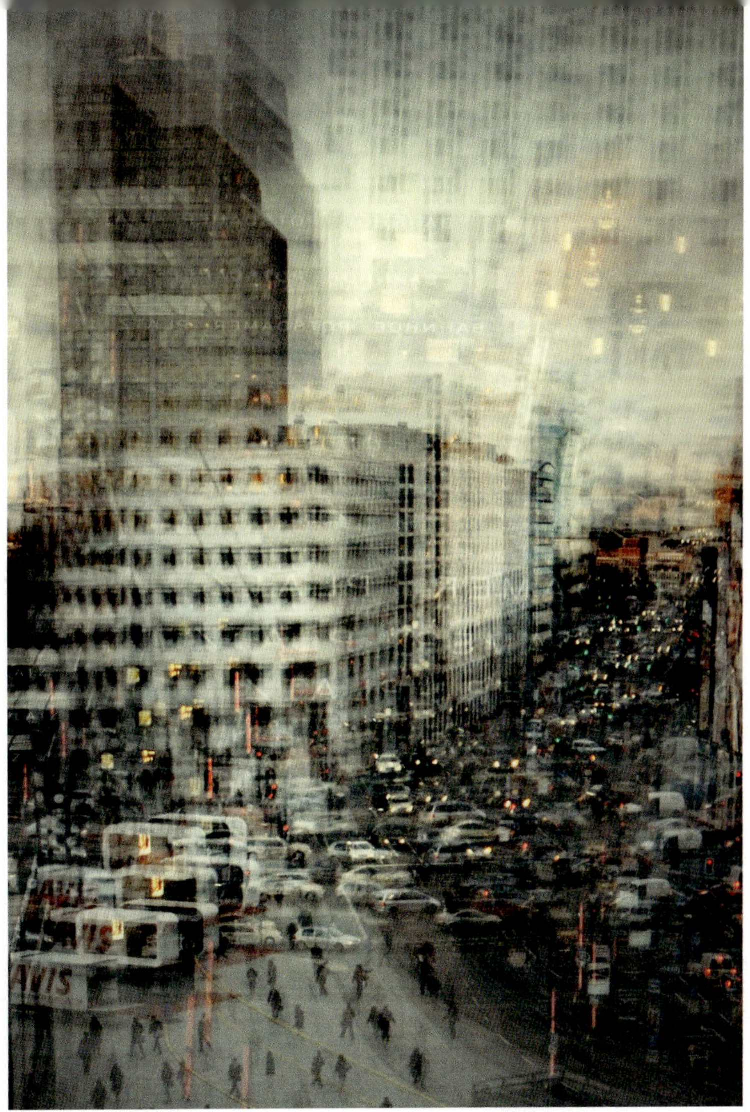

Die Zumutungen des Alltags lassen sich mit einer Dankbarkeitsübung oft besser ertragen – indem man sich etwa bewusst macht, was gut gelaufen ist (Berlin)

sich nicht durch eine schnelle Kraftanstrengung lösen. Das hat schwerwiegende Folgen: Dauert der psychische Druck über Tage oder Wochen an, funktioniert irgendwann die körpereigene Kortisolregulation nicht mehr, ständig wird nun der Organismus mit dem Stresshormon geflutet (siehe Kasten Seite 24).

Dadurch wird jener Teil des Immunsystems, der sich zuvor effizient gegen Krankheitserreger wehrte, permanent gedämpft. Das erklärt, warum Menschen in psychisch angespannter Lebenslage häufiger an Erkältungen und anderen Infekten erkranken und Wunden langsamer heilen. Ein anderer Teil des Immunsystems reagiert dagegen zu stark. So kann es zu Allergien oder Asthma kommen.

Doch damit nicht genug: Nimmt der Stress über Monate oder gar Jahre nicht ab, kommt es zu einer noch fataleren, gleichsam selbstzerstörerischen Reaktion im Körper.

Psychoneuroimmunologen haben herausgefunden, was geschehen kann, wenn der Organismus unter einem Dauerbeschuss mit Kortisol steht. Es scheint paradox, denn obwohl der Pegel des Hormons nun permanent erhöht ist und Kortisol eigentlich die Körperabwehr dämpft, werden verschiedene Reaktionen des Immunsystems von einem bestimmten Punkt an nicht länger unterdrückt, sondern es kommt ganz im Gegenteil zu einer Überaktivität spezieller Immunzellen.

Noch kennen die Wissenschaftler den genauen molekularen Mechanismus nicht im Detail. Vermutlich bilden sich bei ständig erhöhter Kortisolkonzentration die Antennenmoleküle zurück, an die der Botenstoff sich bindet, um seine Befehle zu überbringen. Womöglich wird der Körper also taub gegen sein eigenes Signal, und die hemmende Wirkung des Kortisols verpufft bei chronischem Stress.

D

Da bei immer neuen Stressreizen das Immunsystem in höchste Alarmbereitschaft versetzt wird – der dämpfende Effekt des Kortisols jedoch ausbleibt –, zirkulieren in Blut und Gewebe nun Abermillionen hochgerüstete Abwehrzellen.

Solche Zellen des Immunsystems können irrtümlicherweise den eigenen Organismus attackieren und zu chronischen Entzündungen führen, die bei etlichen Krankheiten eine Schlüsselrolle spielen: unter anderem bei Multipler Sklerose und Diabetes Typ 1, bei chronischen Darmentzündungen, Arthritis und Arteriosklerose – allesamt Leiden, die auf Dauer zu großer Einschränkung der Lebensqualität führen, manche sind mitunter sogar lebensbedrohlich.

Unlängst haben Forscher aufgeklärt, wie permanente innere Anspannung sogar zu Herzinfarkt und Schlaganfall führen kann. Auslöser dafür ist das von den Nebennieren ausgeschüttete Stresshormon Noradrenalin, das an Stammzellen im Knochenmark andockt und so die Produktion zweier Typen von Abwehrzellen ankurbelt. Diese Immunzellen finden sich bei gestressten Menschen massenhaft in Ablagerungen („Plaques") wieder, die sich in den Wänden von Arterien bilden. Die Immunzellen sorgen für winzige, aber hartnäckige Entzündungsherde, wodurch die Arterienwand brüchig wird und womöglich aufreißt. Dann gelangen Plaques in den Blutkreislauf und verstopfen mitunter Gefäße – Herzinfarkt oder Schlaganfall können die Folge sein.

Das Dauerstress und die damit aus dem Ruder gelaufenen Immunabwehr zur Entstehung von Krebs beitragen ist bislang nicht belegt. Doch theo-

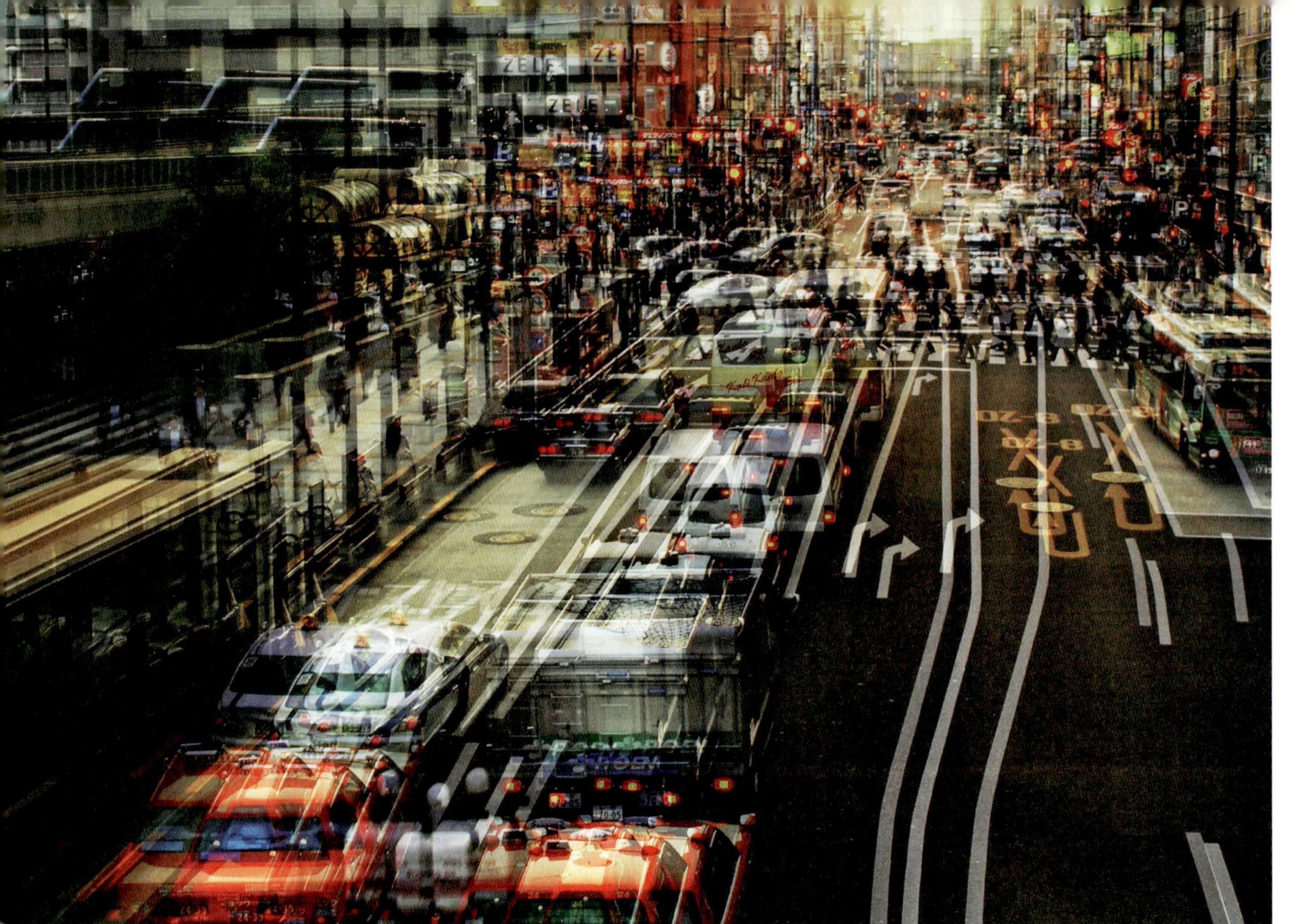

Wo traditionelle Werte nicht mehr gelten, keine klare Richtung vorgegeben ist, muss der Einzelne ständig Entscheidungen treffen. Das kostet psychische Energie (Tokyo)

retisch könnten von Immunzellen produzierte chemische Substanzen – etwa bestimmte Proteine und sogenannte freie Radikale –, die Erbsubstanz DNS schädigen und so gefährliche Mutationen auslösen.

Forscher haben herausgefunden, dass chronischer Stress selbst dann, wenn die Gene völlig intakt bleiben, seine Spuren im Erbgut hinterlässt: Der Stress verändert die Häufigkeit, mit der zum Beispiel der Befehl gegeben wird, einen bestimmten Stoff zu bilden – etwa ein spezielles Enzym.

Die Regulation hängt unter anderem von kleinen chemischen Anhängseln ab, den Methyl- und Acetylgruppen. Die binden sich an die Gene oder ihre Verpackungsstrukturen und geben damit den Befehl, die Produktion eines Stoffes einzustellen oder zu steigern.

Um diesem Effekt nachzuspüren, hat der amerikanische PNI-Forscher Steve Cole das Erbgut von Menschen untersucht, die über Jahre hinweg unter einer besonders starken Form von Stress litten: sozialer Isolation, dem Gefühl von Einsamkeit. Dabei stieß der Wissenschaftler auf insgesamt 209 Gene, deren Steuerung sich auffällig von denen im Erbgut geselliger Versuchspersonen unterschied.

Einige Gene waren verstärkt aktiv, sodass die Zelle die zugehörigen Stoffe im Übermaß produzierte – während andere gedrosselt waren und somit weniger Moleküle entstanden.

Dabei zeichnete sich ein Muster ab: Die angekurbelten Gene standen größtenteils mit ebenjenen chronisch entzündlichen Vorgängen in Verbindung, die zu den bekannten Autoimmunkrankheiten führen können.

Bestimmte Gruppen von DNS-Sequenzen wurden bei den Probanden dagegen deutlich weniger abgelesen: jene nämlich, die zur Verteidigung des Körpers gegen Viren beitragen. Chronischer Stress scheint also die Verarbeitung der genetischen Information nachhaltig zu verändern – und zwar negativ. Einerseits kommt es leichter zu Entzündungen, andererseits wird der Körper anfälliger für Virusinfekte. So hat der psychische Zustand eines Menschen überaus vielfältige Auswirkungen auf die Art und Weise, wie sich der Körper gegen Krankheiten wehrt.

D

Doch ebenso wie das Gemüt die physische Gesundheit beeinflusst, verändert auch das Immunsystem den seelischen Zustand eines Menschen.

Besonders deutlich zeigt sich dieser Effekt bei einem Phänomen, das Mediziner *sickness behaviour* nennen:

Wer sich einen Infekt zugezogen hat, hat keinen Appetit, fühlt sich schlapp und missmutig; er verspürt wenig Antrieb, etwas zu unternehmen, und zieht sich zurück.

Noch vor nicht allzu langer Zeit gingen Mediziner davon aus, dass diese Beschwerden Ausdruck der energiezehrenden Erkrankung selbst wären. Doch inzwischen weiß man, dass dieses „Krankheitsverhalten" eine immunologisch vermittelte Strategie ist, eine Anpassung des Organismus. Verschiedene Abwehrzellen schütten spezielle Stoffe aus, die an bestimmte Nervenzellen andocken. Die wiederum rufen jene bekannte Gemütswandlung hervor.

Optimismus stärkt das Herz-Kreislauf-System

Sickness Behaviour ist also ein vom Immunsystem gesteuertes Energiesparprogramm, das den Angeschlagenen dazu bringt, Kräfte zu schonen: um den Heilungsprozess nicht zu bremsen und Reserven bereitzustellen für den Kampf mit dem Krankheitsauslöser.

Normalerweise verschwindet das Unwohlsein, wenn die Krankheit abklingt. Hartnäckige Entzündungen, selbst wenn sie keine direkten Beschwerden hervorrufen, vermögen jedoch dauerhaft die Stimmung zu drücken. Schon eine unbehandelte Zahnwurzelentzündung – auch wenn keinerlei Schmerz von ihr ausgeht – kann den Betroffenen in Missmut versetzen. Organische Leiden vermögen also Gefühle der Schwermut auszulösen, verursachen ihrerseits Stress, der dann vielleicht gar weitere Erkrankungen begünstigt.

Nicht ausgeschlossen, dass auf diese Weise eine gefährliche Selbstverstärkung in Gang kommt.

Um eine derartige Eskalation erst gar nicht aufkommen zu lassen, liegt es nahe, nicht nur den Körper zu behandeln: sondern auch die Seele. Intensiv erforschen Mediziner seit einiger Zeit, ob und wie sich durch Psychotherapie, Meditation, Musik oder Tanz der Heilungsprozess günstig beeinflussen lässt. Die einst als absurd verspotteten Ideen des Norman Cousins sind heute weitgehend medizinischer Konsens. Während die gesundheitsschädlichen Folgen von Stress unbestritten sind, versuchen PNI-Wissenschaftler seit einigen Jahren auch die heilende Wirkung stressmindernder Therapien zweifelsfrei nachzuweisen.

Insgesamt mehren sich dabei die Hinweise, dass psychotherapeutische Verfahren und Techniken der Stressbewältigung durchaus Potenzial bergen, die Immunabwehr und damit den körperlichen Gesundheitszustand positiv zu beeinflussen.

So gibt es Anzeichen dafür, dass Krankheiten wie Krebs und Aids möglicherweise langsamer voranschreiten, wenn die Patienten lernen, Stress abzubauen und sich nicht von negativen Gefühlen – Angst oder Frust etwa – mitreißen zu lassen.

Nachgewiesen ist, dass das Herz-Kreislauf-System, die Gefäße und der Blutdruck von einer optimistischen Grundhaltung profitieren: So hatten nach einer Bypass-Operation Patienten, die über ein besonders lebensfrohes Naturell verfügten, ein deutlich geringeres Risiko, erneut stationär aufgenommen zu werden.

Langzeitstudien zeigen zudem: Im Blut optimistisch eingestellter HIV-Patienten fließen weniger Viren und dafür mehr Immunzellen. Lebensbejahende Menschen, die an einem Karzinom im Kopf-Hals-Bereich leiden, sterben seltener an der bösartigen Wucherung.

Angesichts der Auswirkungen von Optimismus auf die Immunaktivität liegt es nahe, vor allem bei pessimistisch eingestellten Patienten negative Denkmuster – etwa im Rahmen einer Psychotherapie – zu durchbrechen und die Zuversicht langfristig zu stärken.

Ziemlich am Anfang stehen Wissenschaftler schließlich bei der Erforschung der Frage, ob sich das Immunsystem durch ein Mehr an Entspannung und Lebensfreude generell stärken lässt: Ob ein gestresster, körperlich noch gesunder Mensch also dafür sorgen kann, gar nicht erst zu erkranken. Reicht es aus, dem belastenden, chronischen Stress entgegenzuwirken, um fit zu bleiben? Oder können wir unser körperliches Wohlbefinden gezielt fördern, indem wir darüber hinaus Beschäftigungen nachgehen, die unserer Seele guttun?

Immerhin fand der Psychoneuroimmunologe Steve Cole heraus, dass sich die Art und Weise, wie die Gene abgelesen werden, bei gestressten Menschen ein Stück weit normalisierte, wenn sie an Meditationskursen teilnahmen. Cole beobachtete jedoch auch, dass sich nicht jede Art angenehmer Gefühle gleich auf das Genom auswirkt. Positive Veränderungen sah der Forscher besonders bei Probanden, die sich für ein als sinnvoll empfundenes Ziel oder für andere Menschen einsetzten.

Möglicherweise waren es also gar nicht allein die Marx Brothers, die Norman Cousins halfen, seine Krankheit zu überwinden – sondern war es auch die Tatsache, dass er sich für den Frieden in der Welt einsetzte und aus diesem Engagement offenbar eine heilsame Kraft bezog. ‹

GUT ZU WISSEN

Kommunikation

Immer mehr Studien zeigen, dass Psyche und Immunsystem in enger Verbindung stehen.

Gefühle

Positive Emotionen können den Verlauf vieler Krankheiten lindern, negative ihn verschlechtern.

Stresshormon

Bei Dauerbelastung ist die Kortisol-Menge im Blut permanent erhöht, das Burnout-Risiko steigt rapide an.

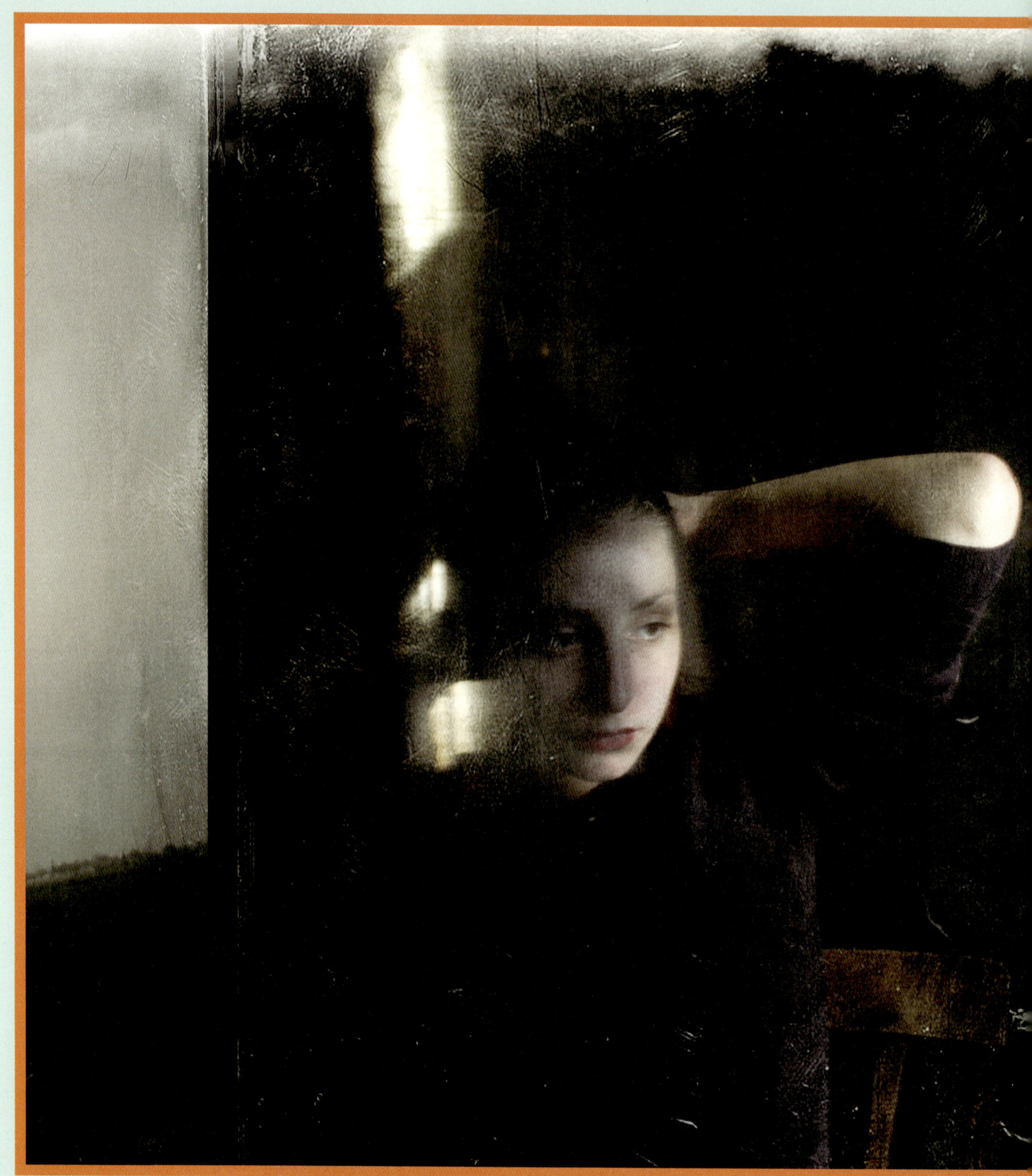

Abwärtsspirale

Wer in den Strudel der Erschöpfung gerät, erlebt, wie sich sein Wesen radikal verändert: Begeisterung schlägt um in Verdruss, Kreativität und Motivation weichen Initiativlosigkeit. Die Fotografien der bulgarischen Künstlerin Katia Chausheva scheinen diese Aushöhlung des Selbst widerzuspiegeln

das erschöpfte *ich*

Text:

Ute **Eberle**

•

Fotos:

Katia **Chausheva**

Immer mehr Menschen fühlen sich völlig ermattet und können weder Arbeit noch Alltag bewältigen.

Sie leiden am Burnout-Syndrom. Und riskieren – wenn sie Warnsignale ignorieren – chronische Erkrankungen.

Erst allmählich erkennen Mediziner und Stressforscher die Ursachen der Erschöpfung – und wie sich Auswege aus dem Seelentief finden lassen

Burnout ist kein Versagen: Die Erkrankung kann auch helfen, das eigene Leben grundsätzlich zu überdenken

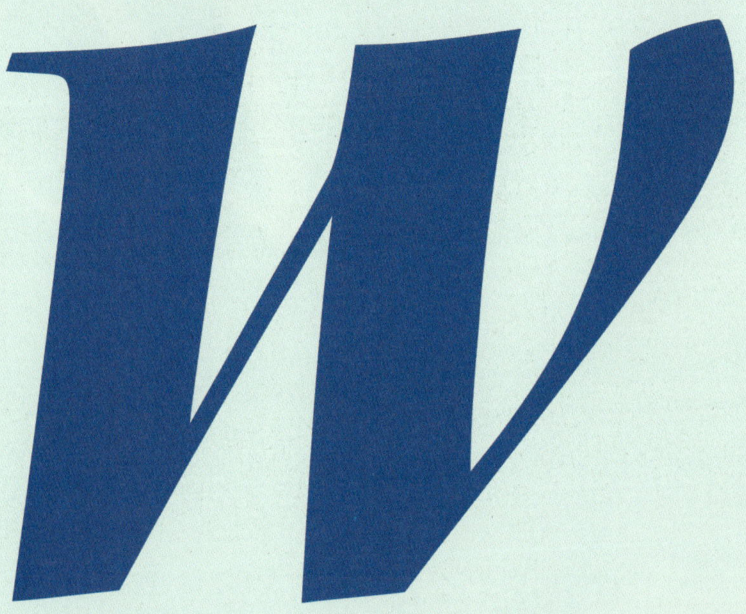

Was genau ist eigentlich das Burnout-Syndrom – dieses Leiden, das von Ärzteverbänden nicht als Krankheit anerkannt ist, sondern nur als „Problem mit Bezug auf Schwierigkeiten bei der Lebensbewältigung", wie es heißt?

Mediziner können es nicht präzise diagnostizieren. Experten diskutieren darüber auf Kongressen, journalistische Laien in den Medien, Wissenschaftler erforschen es an Betroffenen, die Menge der Publikationen ist nicht mehr zu überblicken.

Klar ist jedenfalls: Wer am Burnout-Syndrom leidet, fühlt sich meist schwach, kraftlos, unfähig. Nimmt sich als Versager wahr, muss mitunter abwertende Kommentare von Kollegen ertragen – Sätze wie: „Sie sind offenbar nicht mehr richtig belastbar!" Oder wohlmeinend klingende Ratschläge von Freunden: „Du hast dich wohl zu sehr verausgabt und zu wenig an dich selbst gedacht."

Jede berufliche (und oft auch private) Anforderung wird dann zu einer Qual. Was bleibt, ist ein zermürbendes Gefühl der Erschöpfung.

Doch hat die körperliche und seelische Ermattung mitunter auch eine positive Seite – selbst wenn dies für Betroffene provokativ klingen mag.

Denn, so der Heidelberger Arzt und Psychotherapeut Gunther Schmidt: „Nicht die Patienten haben versagt, sondern etwas in ihnen hat sich versagt, und zwar aus sehr guten Gründen: um die Gesundheit zu erhalten."

Ein Mensch mit Burnout-Syndrom, so Schmidt, habe nur nicht rechtzeitig auf die Warnzeichen reagiert, die sein Organismus ihm schon über einen längeren Zeitraum gesendet hat.

Wenn der Betreffende aber die Aufforderung „So kannst du nicht weitermachen!" beachte, könne langfristig eine neue körperliche und seelische Balance entstehen. Daher lautet das Fazit

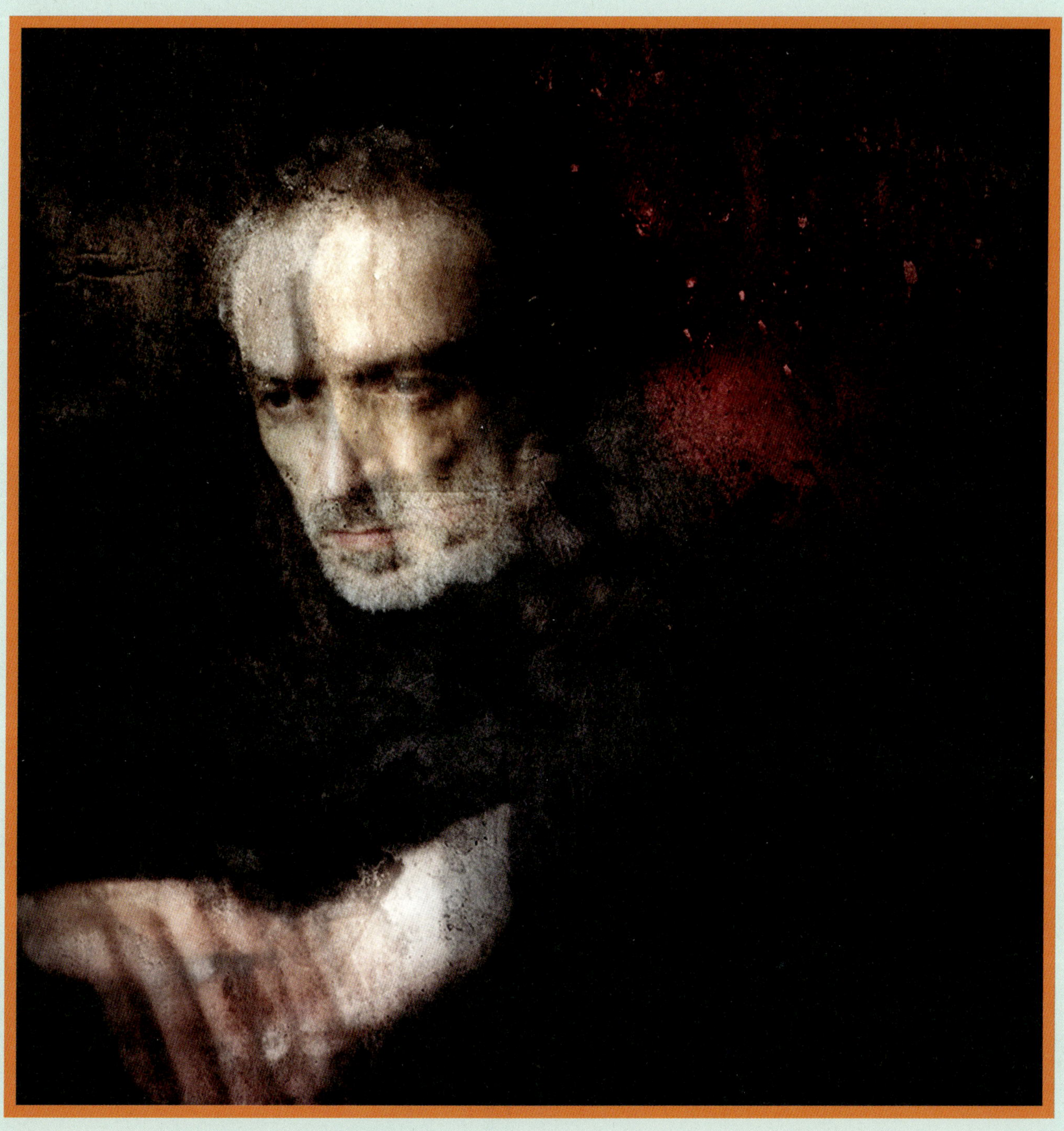

Überforderung

Zu viele Aufgaben, zu wenig Kraft: Menschen, die am Burnout-Syndrom leiden, können sich oft nur noch schwer konzentrieren, sind leicht reizbar, machen Flüchtigkeitsfehler

Rückzug

Das Ausbrennen ist meist mit einem Verzicht auf soziale Kontakte verbunden. Der Betroffene zeigt immer weniger Anteilnahme für andere, die Freunde gehen ihrerseits auf Distanz. Einsamkeit ist die Folge

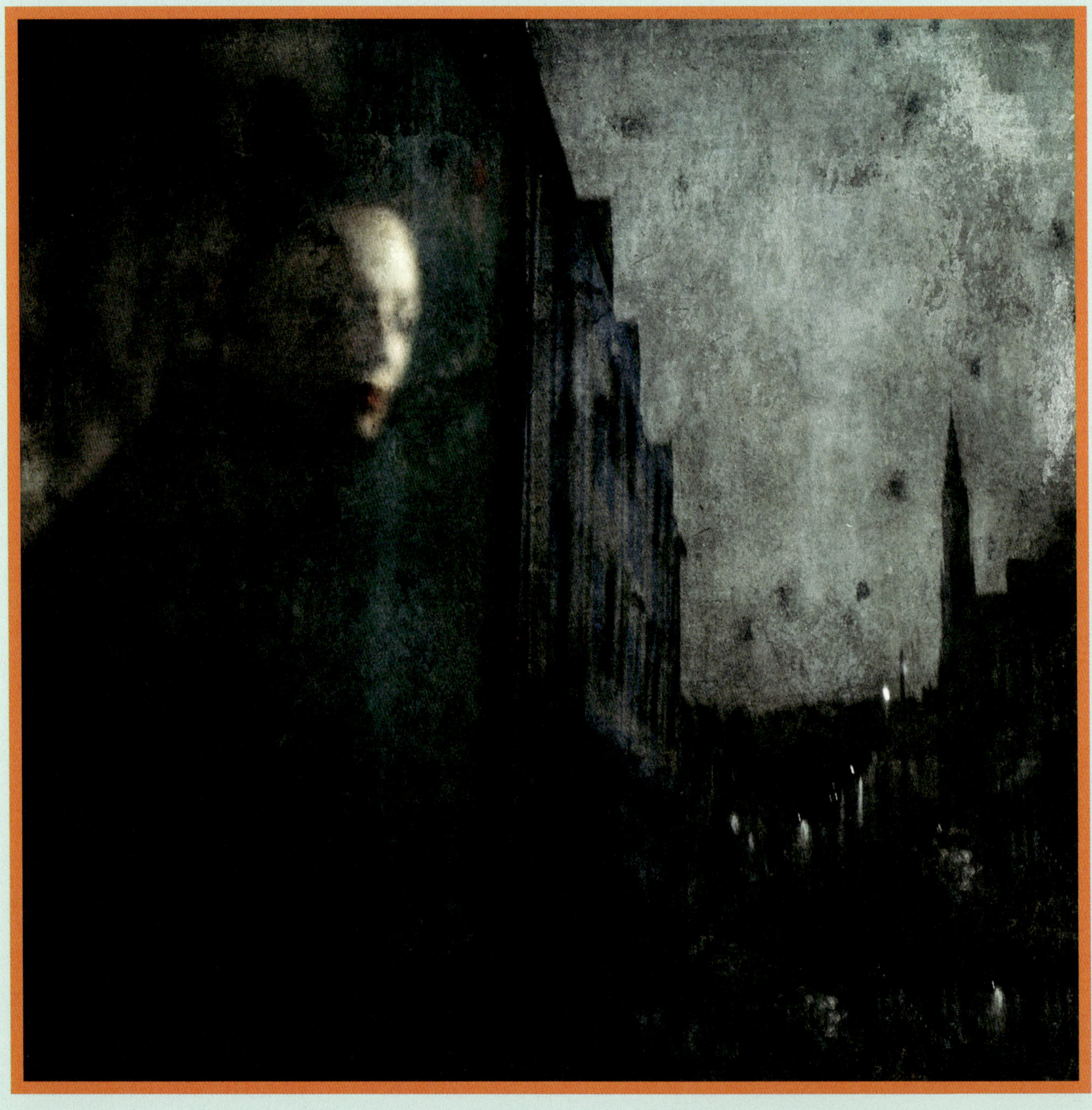

des erfahrenen Mediziners: „Burnout ist kein Versagen – sondern eine Kompetenz.“ Es sei die Fähigkeit, sein Leben zu ändern (und die mit der tiefen Erschöpfung meist einhergehende Frage nach dem Sinn des eigenen Strebens neu zu beantworten).

e

Entdeckt worden ist diese Kompetenz oder, je nach Sichtweise, seelische Erkrankung erst vor gut vier Jahrzehnten: beobachtet zuerst bei Lehrern, Krankenpflegern, Psychotherapeuten – also bei jenen Menschen, die in ihren Berufen anderen helfen und die (so sollte man meinen) von der Sinnhaftigkeit ihres Tuns besonders überzeugt sind.

Doch inzwischen zeigt sich, dass sich das Leiden nicht auf die Sozialberufe beschränkt. Und dass es weltweit verbreitet ist, in Israel wie in Südkorea, in Neuseeland wie in Dänemark, in Malawi wie in der Mongolei.

Es tritt bei Jungen und Alten auf, bei Frauen und Männern, bei Studenten und Managern, Laboranten und Callcenter-Agenten, Apothekern, Bestattern und Profisportlern.

Bis zu sieben Prozent der Erwerbstätigen in den westlichen Industriestaaten gelten nach Schätzungen zu jedem beliebigen Zeitpunkt als Betroffene des Burnout-Syndroms – das wären allein in Deutschland über drei Millionen Menschen.

Den Angaben der gesetzlichen Krankenkassen in Deutschland zufolge hat sich die Zahl der Krankschreibungen im Zusammenhang mit dem Burnout-Syndrom von 2004 bis 2017 ungefähr verzehnfacht. Noch schneller nahm die Menge der Krankheitstage zu – um rund 1500 Prozent.

Der bei Weitem größte Teil dieser dramatisch erscheinenden Entwicklung fällt dabei in die Jahre bis 2011 – und kaum jemand zweifelt daran, dass die sprunghafte Zunahme der dokumentierten Fälle in dieser Zeit weniger durch die Ausbreitung des Leidens selbst als vielmehr durch die Sensibilisierung von Ärzten und Patienten zustande gekommen ist.

Dennoch ist die vor Jahren ausgerufene „Burnout-Epidemie“ keineswegs Ausdruck eines haltlosen Alarmismus (wie manche Experten meinten), sondern ein ernsthaftes und beständiges Problem. Denn die offiziellen Krankenstatistiken erfassen nach wie vor wohl nur einen Bruchteil der Betroffenen.

Somit fallen hierzulande Hunderttausende Beschäftigte im Jahr wegen des Leidens im Job aus, meist für viele Wochen oder gar Monate. Nicht jeder kehrt überhaupt in seinen Beruf zurück. Manche werden dauerhaft als erwerbsunfähig eingestuft, müssen verfrüht in den Ruhestand treten.

Die zeitweise oder dauerhafte Arbeitsunfähigkeit ist meist aber nur der Endpunkt einer Leidensgeschichte.

Bereits zuvor verschlechtert sich bei Ausbrennenden die Leistungsfähigkeit: Sie sind weniger konzentriert und produktiv, treffen häufiger falsche Entscheidungen – mitunter mit dramatischen Folgen. Studien zeigen: Ärzte mit Burnout-Symptomen neigen eher zu Behandlungsfehlern, Krankenschwestern verursachen mehr Infektionen, Altenpfleger vernachlässigen häufiger die ihnen anvertrauten Senioren.

Denn wenn die völlige Erschöpfung naht, erscheint jede noch so kleine Pflicht wie eine schier unüberwindbare Herausforderung.

Selbst einfache Aufgaben werden zu Kraftanstrengungen. Was zuvor sinnvoll erschien, verliert seine Bedeutung; was Freude brachte, verwandelt sich in eine überfordernde Last. Die Empfindungen werden blass, stumpf, gerade so, als legte sich ein undurchdringlicher Nebel über sie. Matt und kraftlos schleppen sich die Betroffenen voran, schlafen schlecht und finden keinen Augenblick mehr innere Ruhe.

Doch manchmal nehmen sie ihre Situation erst wahr, wenn der Körper ihnen deutliche Signale sendet. So haben Forscher beobachtet, dass sich bei ausgebrannten Menschen Immun- und Herz-Kreislauf-System verändern und anfälliger werden. Die Folgen: mehr Infekte wie Magen-Darm-Entzündungen oder Erkältungen, oft Schwindel,

Unauffällig schleicht sich das Leiden ein, oft bleibt es viel zu lange unbemerkt

Kopf- und Gliederschmerzen oder ein dauerhaftes Pfeifen im Ohr (Tinnitus), mitunter gar ein Herzinfarkt.

Die vielen Facetten machen das Burnout-Syndrom zu einer medizinischen Herausforderung. Daher nennen es Ärzte und Psychologen auch nicht eine Krankheit, sondern ein Syndrom: einen Zustand, der sich durch das Auftreten bestimmter Symptome zeigt, wobei die zugrundeliegende Störung jedoch im Dunkeln bleibt.

Selbst nach Jahrzehnten der Forschung fällt es Wissenschaftlern noch immer schwer, das Phänomen Burnout exakt zu beschreiben.

Erst in den letzten Jahren ist es ihnen allmählich gelungen zu erklären, weshalb Beschäftigte immer häufiger dauerhafte Erschöpfung beklagen; warum manche alle Energie verlieren (und andere in ähnlichen Situationen weiterhin bei Kräften sind); und schließlich: wie sich das Leiden von bereits seit Langem bekannten psychischen Erkrankungen wie etwa der Depression unterscheiden lässt.

a

Als Erster hat 1974 der New Yorker Psychologe Herbert J. Freudenberger das Burnout-Syndrom beschrieben.

Dass sich Menschen in großer Zahl müde und entkräftet fühlten, hatte allerdings schon zuvor für Aufsehen gesorgt: Bereits in der zweiten Hälfte des 19. Jahrhunderts fassten US-Ärzte diverse Symptome wie allgemeines Schwächeempfinden, permanente Anspannung und Schlaflosigkeit unter dem Krankheitsbild „Neurasthenie“ zusammen und wussten auch die Ursache der „Nervenschwäche" zu benennen – den rasanten Fortschritt jener Epoche.

Ab 1880 wurde das Leiden bei immer mehr Menschen diagnostiziert, vor allem in den neu entstandenen Industriestaaten. Doch mit der traumatischen Erfahrung des Ersten Weltkriegs verschwand die – verglichen damit eher harmlose – Krankheit weitgehend aus dem öffentlichen Blickfeld.

S

Sechs Jahrzehnte später, in einer abermals fundamental gewandelten Gesellschaft, beobachtete Herbert Freudenberger, der New Yorker Psychologe, an sich selbst Symptome einer tief greifenden Veränderung: Er wurde immer müder, kraftloser, erschöpfter.

Zugleich trieb er sich aber weiter an: Von acht Uhr morgens bis abends um sechs behandelte er Patienten in seiner eigenen Praxis; danach arbeitete er in einer gemeinnützigen Klinik, betreute dort unentgeltlich drogenabhängige Jugendliche.

Wenn die Einrichtung gegen elf Uhr in der Nacht schloss, folgten Besprechungen oder Aufgaben, für die er am Tag keine Zeit gefunden hatte.

Freudenberger fühlte sich zunehmend ausgelaugt; er reagierte immer häufiger gereizt, war missmutig und ertappte sich dabei, dass er seine Mühen als wirkungslos empfand. Selbst Aufgaben, denen er sich mit großem Enthusiasmus gewidmet hatte, erschienen ihm zusehends glanzlos und monoton. Schließlich sprach er über seine Empfindungen mit Kollegen, die ähnliche Beobachtungen gemacht hatten.

In ihren Diskussionen gaben sie dem Phänomen die Bezeichnung, unter der es Freudenberger dann 1974 in einer sozialwissenschaftlichen Fachzeitschrift darlegte: „burn-out".

Damit errang er rasch Aufmerksamkeit. Wie sich Freudenberger später erinnerte, sagten viele, mit denen er über sein Konzept sprach: „Weiß Gott, genauso fühle ich mich. Ausgebrannt."

Vermutlich weckte seine Beschreibung so viel Interesse, weil er anschaulich und aus eigener Erfahrung Symptome schilderte, die viele Zeitgenossen bereits an sich selbst bemerkt hatten.

Die US-Sozialpsychologin Christina Maslach publizierte ab 1976 eine wegweisende Konzeption des Burnout-Syndroms, bei der sie von drei Kernsymptomen ausging:

• Emotionale Erschöpfung. Der Betroffene fühlt sich ausgelaugt, müde, frustriert. Er fürchtet jeden Arbeitstag.

• Eingeschränkte Leistungsfähigkeit. Der Arbeitende ist unzufrieden mit dem, was er schafft. Er erlebt sich als unkonzentriert, unaufmerksam, wenig durchhaltefähig.

• Depersonalisierung. Der Betroffene nimmt eine distanzierte, negative, oftmals herzlose oder zynische Haltung gegenüber seiner Arbeit ein, vor allem zu Kunden, Patienten oder Klienten.

Auf Basis dieser Grundelemente legte Christina Maslach erstmals 1981 ein Testverfahren vor, mit dem das Syndrom gewissermaßen messbar wurde: das „Maslach Burnout Inventory".

Dafür müssen Befragte auf einer mehrstufigen Skala ihre Einschätzung zu Aussagen abgeben, die jeweils einem der drei Kernsymptome entsprechen.

Etwa: „Ich fühle mich müde, wenn ich morgens aufstehe und wieder einen Arbeitstag vor mir habe." Oder: „Ich befürchte, dass mich diese Arbeit emotional verhärtet."

Wer bei Fragen zur emotionalen Erschöpfung und Depersonalisierung hohe Werte angibt, bei der Leistungsfähigkeit hingegen niedrige, gilt als akut vom Burnout-Syndrom betroffen.

Wenn die Energie schwindet, erscheint jede Pflicht zu viel; die Dinge verlieren an Bedeutung

Auf den ersten Blick wirken diese Kennzeichen derart klar umrissen, dass man denken könnte, es ließe sich, sobald die Kriterien erfüllt sind, eine eindeutige Diagnose stellen.

Und tatsächlich benutzt bis heute die überwiegende Zahl der wissenschaftlichen Studien das Maslach Burnout Inventory, um zu ermitteln, ob oder wie stark die Probanden unter dem Syndrom leiden. Doch gleichzeitig hegen viele Experten große Zweifel an Maslachs Burnout-Definition und daran, ob ihr Fragebogen tatsächlich misst, was er zu messen vorgibt.

Als grundlegendes Problem hat sich dabei erwiesen, dass die Anzeichen des Ausgebranntseins häufig den Symptomen seelischer Erkrankungen ähneln. Vor allem überschneiden sich die Merkmale des Burnouts mit denen einer Depression (siehe Seite 62).

m

Manche Psychologen sehen im Gefühl des Ausgebranntseins denn auch eine Form von Depression, ausgelöst durch übermäßige Arbeitsbelastung.

Doch nach Einschätzung der Mehrheit der Experten unterscheidet sich das Burnout-Syndrom grundsätzlich von einer Depression.

Zwar fühlen sich auch depressiv Erkrankte oft ausgelaugt, schlafen schlecht, verlieren jede Freude an Dingen, die ihnen einst Vergnügen bereiteten. Doch eine Depression erfasst alle Lebensbereiche – nichts gibt dem Dasein mehr Wert. Beim Burnout kreist die Verzweiflung dagegen um die Arbeit (oder eine vergleichbare Tätigkeit).

Während krankhaft Schwermütige sich meist unterschätzen, sich selbst nichts mehr zutrauen, neigen Burnout-Betroffene dazu, sich selbst zu viel zuzumuten. Sie leben in dem Gefühl, noch mehr schaffen zu wollen, noch mehr erreichen zu müssen, und geraten so erst recht in einen Teufelskreis.

Angesichts einsetzender Erschöpfung reagieren sie mit Angst und Wut – wohingegen die Stimmung eines

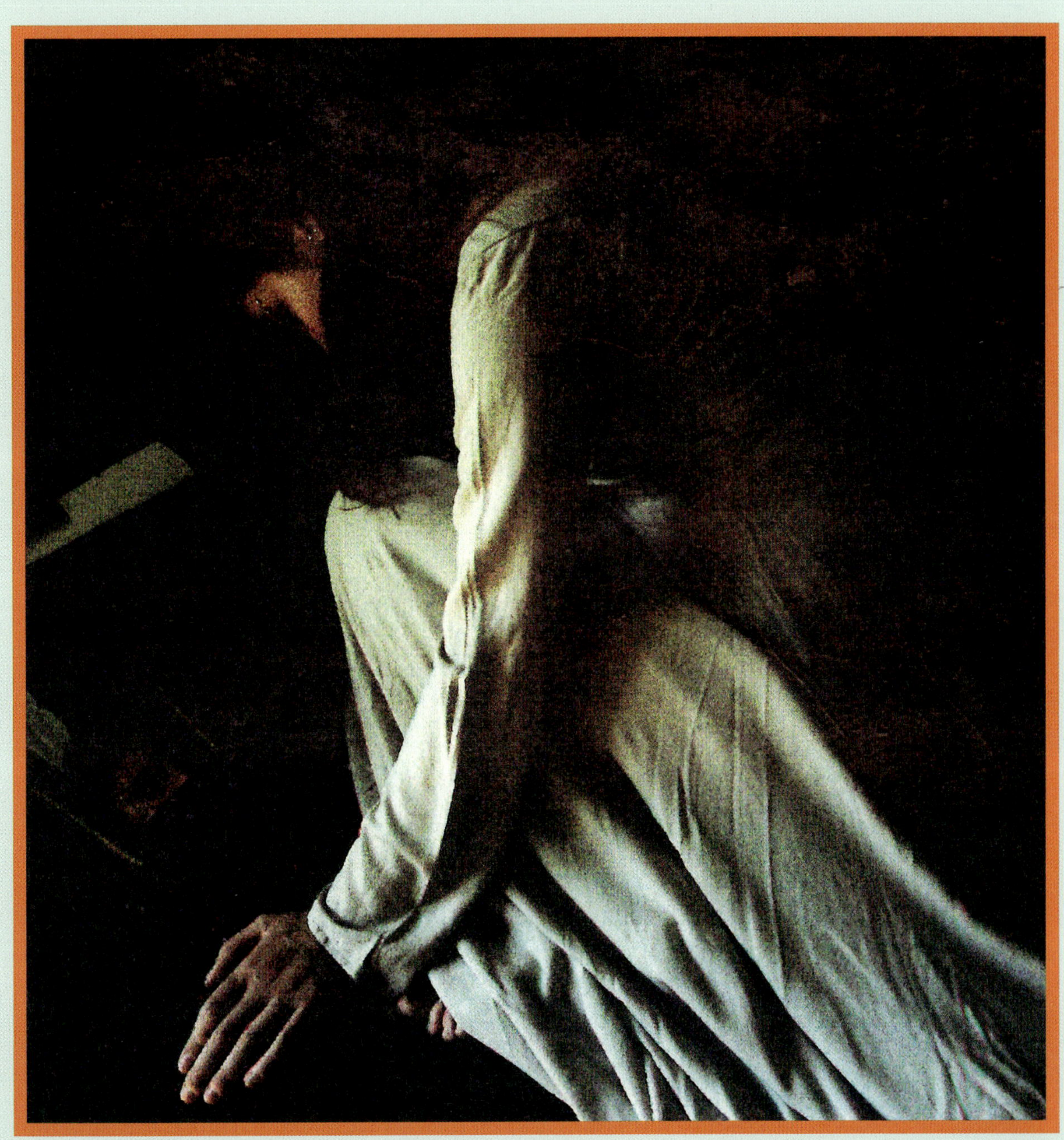

Folgekrankheiten

Von Burnout Betroffene klagen über Kopfschmerzen, Verspannungen, Magen-Darm-Infekte, Schlaflosigkeit. Und schließlich kann sich das Leiden zu einer klinischen Depression entwickeln

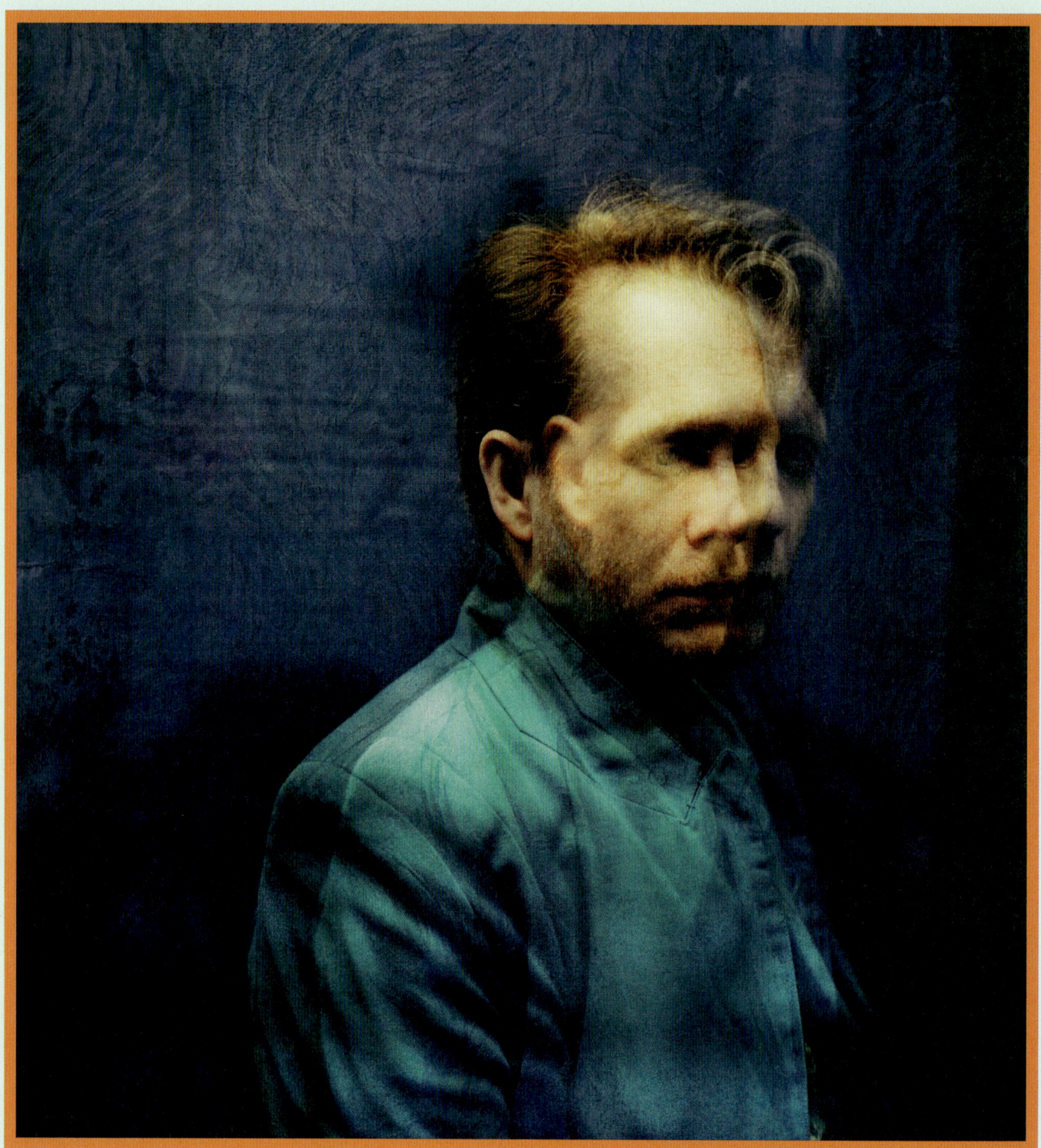

Privatleben

Schwirren auch nach Dienstschluss ständig Gedanken an Termine und Konferenzen durch den Kopf, stellen sich bei manchen Menschen oft erste Anzeichen einer krankhaften Erschöpfung ein

Depressiven von Trauer und Melancholie dominiert wird. Neuesten Erkenntnissen zufolge ist eine Depression daher in der Regel weder die Ursache noch der Auslöser eines Burnouts. Sondern eher eine mögliche Folge.

Denn Burnout kann die Entwicklung einer Depression begünstigen: Mehrere Studien haben ergeben, dass Probanden, bei denen mithilfe des Maslach-Fragebogens hohe Burnout-Werte gemessen werden, einem deutlich erhöhten Risiko unterliegen, zu einem späteren Zeitpunkt auch depressive Symptome zu zeigen.

Gleichzeitig belegen die Untersuchungen, dass dieser Zusammenhang keineswegs zwangsläufig ist: Ein Großteil der von Burnout Betroffenen entwickelt eben keine krankhafte Form der Schwermut.

n

Neben dem Problem der Abgrenzung zu psychischen Störungen beschäftigt die Burnout-Forscher vor allem der Verlauf des Leidens. Sie sind sich heute weitgehend einig: Das Ausbrennen ist ein Prozess, bei dem durch eine allmähliche Veränderung aus einer Belastung eine Überlastung wird, aus einer Herausforderung eine Überforderung.

Der Hamburger Psychologe Matthias Burisch hat aus den Ergebnissen zahlreicher Studien eine Systematik der Entwicklung erstellt. Der Burnout-Forscher unterscheidet sieben Stadien, in denen sich das Leiden offenbart:

I. Überhöhter Energieeinsatz. Ein Beschäftigter setzt sich in seinem Beruf besonders stark ein – sei es aus Pflichtgefühl oder Idealismus, aus Zielstrebigkeit oder übersteigertem Perfektionismus. Das bedeutet nicht unbedingt, dass er übermäßig lange arbeitet, sondern dass die Tätigkeit besonders kräftezehrend ist. Die Arbeit nimmt derart viel Raum ein, dass sie auch nach Dienstschluss seine Gedanken beherrscht. Das vermindert die dringend benötigte Erholung, Anzeichen von Erschöpfung stellen sich ein.

Wem es schwerfällt, Nein zu sagen, der gerät eher in Gefahr, auszubrennen

II. Reduziertes Engagement. Das Nachlassen der Kräfte führt dazu, dass sich Widerwille gegen die Arbeit aufbaut – Begeisterung schlägt um in Überdruss. Der Betroffene geht auf Distanz zu Menschen in der beruflichen Umgebung und reduziert sein Engagement: Er arbeitet nur noch, um materiell zu überleben, und konzentriert seine verbliebene Energie auf die Freizeit.

III. Emotionale Reaktionen. Die Ernüchterung schmerzt und schlägt in teils heftige Gefühle um. Der Betroffene reagiert oft gereizt oder verbittert, gibt anderen die Schuld für seine Situation – oder bezichtigt sich selbst, sein Leben in eine falsche Richtung gelenkt zu haben. Aggressives Verhalten oder depressive Gefühle wie Hilflosigkeit und Selbstmitleid sind die Folge.

IV. Abbau. Dem Betroffenen unterlaufen Flüchtigkeitsfehler, er leidet unter Konzentrations- und Gedächtnisschwäche, komplexe Aufgaben misslingen, Kreativität und Motivation schwinden. Das differenzierte Denken lässt nach – und einfache Muster wie „gut versus böse" oder „richtig versus falsch" drängen in den Vordergrund.

V. Verflachung. Die emotionalen Reaktionen des Betroffenen werden schwächer, für andere Menschen zeigt er nur noch wenig Anteilnahme. Auch für Hobbys mangelt es ihm an Kraft und Interesse. Durch seine Gleichgültigkeit gelangt er in einen Teufelskreis: Während er sich zurückzieht, gehen auch Freunde, Bekannte zunehmend auf Distanz. Die Folge: Einsamkeit und Langeweile nehmen zu.

VI. Psychosomatische Reaktion. Der Betroffene leidet verstärkt unter körperlichen Symptomen, typisch sind häufige Infekte, Schlafstörungen, Kurzatmigkeit, Muskelverspannungen, Verdauungsprobleme, Kopf- und Rückenschmerzen. Charakteristisch ist auch, dass er mehr Alkohol trinkt, mehr raucht oder isst. Im weiteren Verlauf kann es zu einer Herzkrankheit kommen oder zu Geschwüren in den Verdauungsorganen.

VII. Verzweiflung. Das zeitweise Gefühl, dem Geschehen hilflos ausgeliefert zu sein, verdichtet sich zu einer dauerhaften Hoffnungslosigkeit. Das ganze Leben hat seinen Sinn verloren. Damit ist der Endzustand des Burnout-Prozesses erreicht, die Symptome entsprechen einer klinischen Depression. Manche sehen die einzige Rettung mitunter sogar darin, dem eigenen Leben ein Ende zu setzen.

Die von Matthias Burisch herausgearbeiteten Kategorien sind aber nicht zwangsläufig als aufeinanderfolgende Phasen zu verstehen: Viele Betroffene durchleben die verschiedenen Stufen in anderer Reihenfolge oder überspringen einzelne, auch können sich manche Zustände zeitlich überlagern.

Und ausdrücklich weist Burisch darauf hin, dass der von ihm skizzierte Ablauf zu jedem Zeitpunkt durch Veränderungen der inneren oder äußeren Umstände gestoppt werden kann.

Zudem enthält selbst Burischs sehr umfassende Systematik nur einen Teil der rund 130 Symptome, die Wissenschaftler bislang ausgemacht haben

Diese Vielgestaltigkeit stellt auch das Gesundheitswesen vor große Probleme. So wird das Burnout-Syndrom in der weltweit verbindlichen „Internationalen statistischen Klassifikation der Krankheiten und verwandter Gesundheitsprobleme" der UN-Gesundheitsorganisation WHO nicht als eigenständige Erkrankung aufgeführt.

Und in dem international verwendeten Diagnoseleitfaden der American Psychiatric Association, dem „Diagnostic and Statistical Manual of Mental Disorders", findet es noch nicht einmal Erwähnung.

Man könnte dies für ein bürokratisches Detail halten. Doch die offizielle Anerkennung als Krankheit ist bedeutsam. Denn auf solchen Klassifikationen fußen Entscheidungen der

Diagnose

Wenn der Körper streikt

Manche Ursachen von großer Ermattung lassen sich auch mit bestimmten Medikamenten therapieren

Nicht immer sind die typischen Symptome des Burnout-Syndroms – vor allem die dauerhafte körperliche und seelische Ermattung – tatsächlich die Folge von Überlastung. Auch körperliche Faktoren können sie hervorrufen. „Vor der Diagnosestellung sind daher ein ausführliches Gespräch mit dem Patienten, eine körperliche Untersuchung sowie Labortests etwa der Blutwerte unerlässlich", so Professor Martin Keck, Direktor der Klinik des Max-Planck-Instituts für Psychiatrie in München. „Burnout ist letztlich eine Ausschluss-Diagnostik."

So kann sich hinter einer anhaltenden Erschöpfung und Niedergeschlagenheit eine Hashimoto-Thyreoiditis verbergen – eine Entzündungsreaktion der Schilddrüse, bei der das Immunsystem sich gegen die eigenen Zellen richtet und versucht, sie zu zerstören. Dadurch kann die Schilddrüse nicht mehr genügend Hormone ausschütten, was zu Burnout-ähnlichen Krankheitsanzeichen führt.

Ähnliches gilt für eine Unterfunktion der Schilddrüse durch Jodmangel, für Virusinfektionen wie AIDS oder bakterielle Krankheiten wie Tuberkulose und die von Zecken übertragene Borreliose. Manchmal wird das Gefühl des Ausgebranntseins auch durch Multiple Sklerose, durch Leukämie oder ein anderes Krebsleiden verursacht. In all diesen Fällen kann es zu einer dauerhaften Erschöpfung kommen, die in ihren Symptomen denen eines Burnouts ähnelt und von der sich der Organismus nicht von allein zu erholen vermag.

Dazu tragen mitunter auch scheinbar banale Ursachen bei: etwa starkes Schnarchen mit nächtlichen Atemaussetzern. Oder Eisenmangel, der bewirkt, dass zu wenig roter Blutfarbstoff (Hämoglobin) gebildet und der Körper nicht mit genügend Sauerstoff versorgt wird. Und selbst Nebenwirkungen von Medikamenten – etwa von Blutdrucksenkern – rufen bisweilen Burnout-ähnliche Symptome hervor.

Noch komplexer wird es, wenn Ärzte das Chronische Fatigue-Syndrom vermuten: Die rätselhafte Erkrankung führt zu geistiger und körperlicher Erschöpfung, Konzentrationsstörungen und Leistungsminderung – und ähnelt damit frappierend einem Burnout. Manche Ärzte gehen davon aus, dass eine Regulationsstörung des Immunsystems die Hauptursache des Syndroms ist, ausgelöst womöglich durch eine Infektion.

In jedem Fall ist es wichtig, denkbare körperliche Ursachen für Erschöpfungssymptome abzuklären. Mitunter lassen sich so schwere, behandlungsbedürftige Erkrankungen überhaupt erst aufdecken. Unter Umständen zeigt sich aber auch, dass die Auslöser vergleichsweise einfach mit Medikamenten therapiert werden können.

Wenn sich jedoch durch Ausschluss anderer Ursachen herausstellt, dass tatsächlich das Burnout-Syndrom vorliegt, sollte man eine Psychotherapie in Erwägung ziehen. *Henning Engeln*

Gesundheitspolitik und die gesamte Statistik des Gesundheitssystems, daran orientieren sich die Verteilung von Ärzten, Kliniken und Therapeuten sowie die Leistungen der gesetzlichen Krankenversicherung.

Die Folge: Die Krankenkassen tragen allenfalls freiwillig die Kosten für eine Burnout-Behandlung, ein Anspruch des Betroffenen besteht nicht.

In der Regel müssen Ärzte und Psychotherapeuten daher eine Ausweichdiagnose stellen, um eine Therapie zu rechtfertigen. Selbst für eine Krankschreibung geben sie zumeist andere Ursachen an, etwa eine Depression, sonstige psychische Störungen oder körperliche Beschwerden.

Manchmal wählen sie auch bewusst vage Befunde wie: „Stress, anderenorts nicht klassifiziert".

Solche unpräzisen Zustandsbeschreibungen sind im Krankheitsverzeichnis der WHO im Kapitel „Faktoren, die den Gesundheitszustand beeinflussen und zur Inanspruchnahme des Gesundheitswesens führen" unter der Kategorie „Probleme mit Bezug auf Schwierigkeiten bei der Lebensbewältigung" zusammengefasst. Und dort ist auch die einzige Möglichkeit zu finden, durch die Burnout-Fälle mit in die offizielle Krankenstatistik eingehen: Unter der Ziffer Z73.0 heißt es dort „Ausgebranntsein; Burn-out; Zustand der totalen Erschöpfung".

Diese Diagnose (meist als Zusatz zu psychischen oder körperlichen Störungen vergeben) erlaubt immerhin eine Krankschreibung – aber sie allein hilft kaum dabei, eine angemessene Behandlung zu finden.

a

Aber was ist „Burnout" dann? Ein Begriff, den Journalisten und Ratgeberautoren verwenden, um das Publikum neugierig zu machen? Eine Phantom-Krankheit, erschaffen von geschäftstüchtigen Therapeuten, Klinikmanagern und Lebensberatern? Eine Befindlichkeit, hinter der sich Unlust und

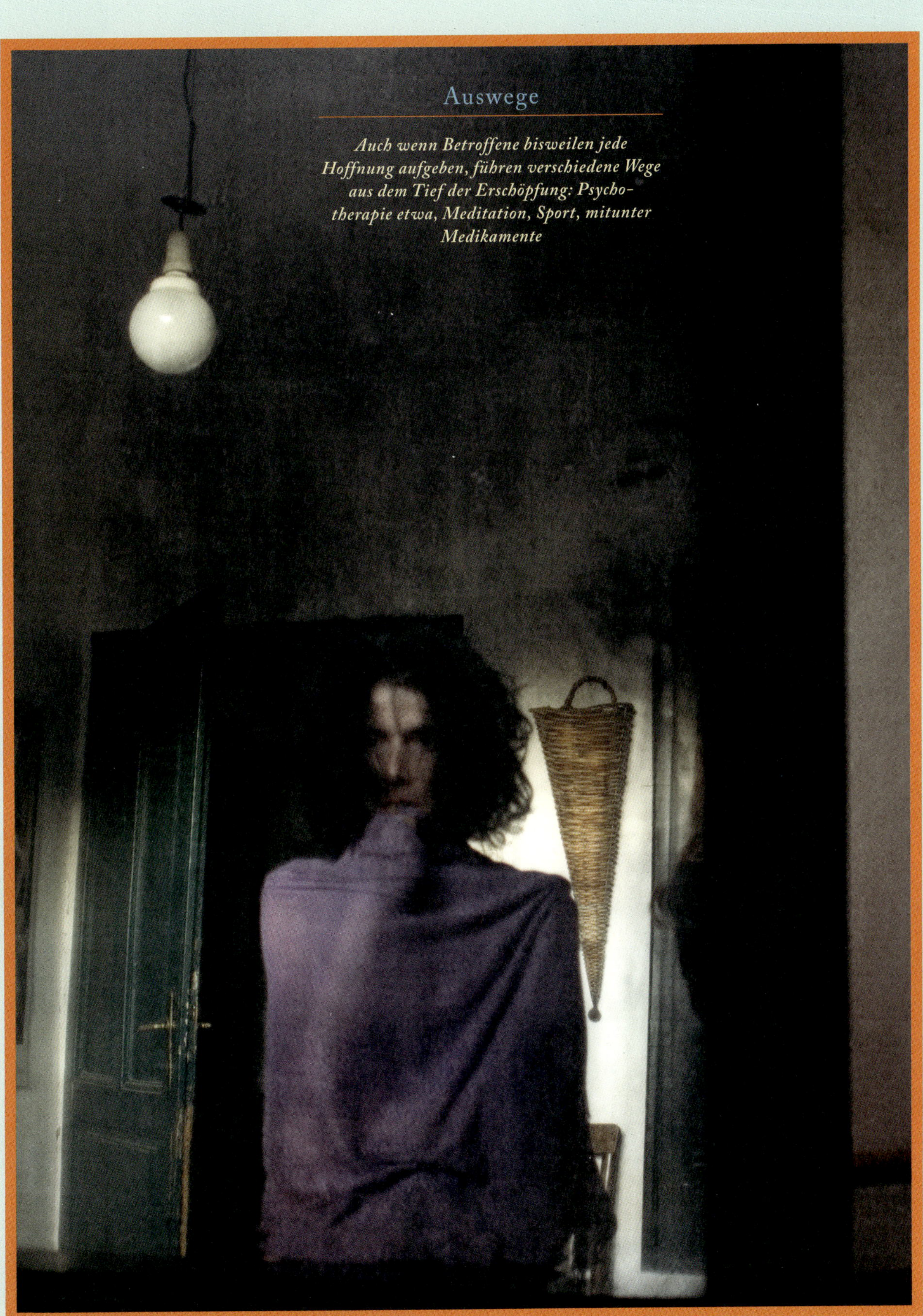

Auswege

Auch wenn Betroffene bisweilen jede Hoffnung aufgeben, führen verschiedene Wege aus dem Tief der Erschöpfung: Psychotherapie etwa, Meditation, Sport, mitunter Medikamente

Larmoyanz verbergen lassen? Oder aber ein Hilfsmittel, das Patienten die Scham nimmt, über ihre psychischen Probleme zu sprechen?

Manche Forscher plädieren dafür, das Syndrom nicht allein als individuelles Leiden zu betrachten – sondern als Symbolbegriff, der helfen kann, die Entwicklung moderner Gesellschaften hin zu einer immer größeren Beschleunigung und Verdichtung in der Arbeitswelt zu deuten und ein kollektives Unbehagen greifbar zu machen.

Doch anerkannte Ärzte und Therapeuten konstatieren: Die Pein der Betroffenen ist echt. Menschen, die sich selbst als „ausgebrannt" beschreiben, leiden tatsächlich – und mitunter in einem unerträglichen Ausmaß.

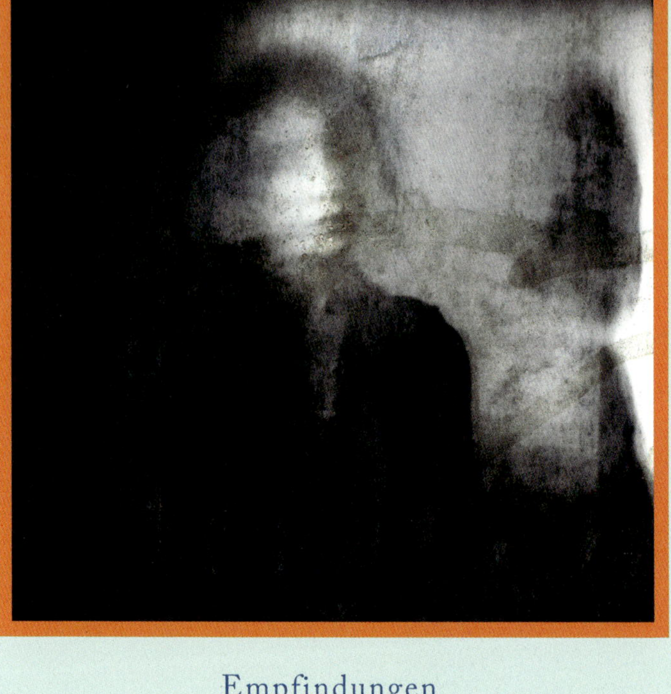

Empfindungen

Im Zuge einer starken Erschöpfung werden die Gemütsregungen oft blass, gerade so, als lege sich ein Nebel über sie

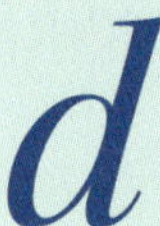

Das Burnout-Syndrom offenbart ein Problem, vor dem die medizinische Forschung immer wieder steht: Wann zählt ein Leiden noch zur gewöhnlichen Vielfalt menschlichen Erlebens – und wann geht es darüber hinaus?

Wo also verläuft die Grenze zwischen „gesund" und „krank"? Unsere Vorstellung davon, was es bedeutet, krank zu sein, ist vor allem von Infekten geprägt – Krankheiten also, bei denen es meist eine klare Beziehung zwischen einer bestimmten Ursache, deren Wirkung im menschlichen Organismus und einem beobachtbaren Leiden eines Erkrankten gibt.

Zwar lassen sich auch für das Ausbrennen Bedingungen ausmachen, die das Leiden begünstigen, in manchen Fällen auch ein Auslöser, der es schließlich entfacht. Doch die eigentliche Ursache des Burnout-Syndroms ist weitaus schwieriger zu erkennen als ein gefährlicher Mikroorganismus.

Lange Arbeitszeit, autoritäre Vorgesetzte, missgünstige Kollegen, die Angst davor, den Arbeitsplatz zu verlieren: All diese Faktoren, die zu einem Burnout führen können, werden meist unter einem Begriff zusammengefasst, der mindestens ebenso schillernd ist: Stress (siehe Seite 20).

Als besonders gefährdet gelten Menschen, die vor allem an der Arbeit ermessen, wie erfüllend und sinnvoll ihr Leben ist. Nach den Erkenntnissen der Forschung gibt es in diesem Zusammenhang zwei Typen von Risiko-Persönlichkeiten:

• **Selbstverbrenner** – idealistisch oder perfektionistisch veranlagte Menschen, die hohe Ansprüche an sich haben und dazu neigen, unangemessen mit ihren Kräften umzugehen.

• **Verschleißer** – Personen, die vor allem Ansprüche anderer erfüllen wollen – oft selbst dann, wenn sie von den Bedingungen ihrer Umwelt überfordert sind.

Diesen beiden Charaktertypen ist gemein, dass sie überaus schlecht Nein sagen können – entweder zu den eigenen Ansprüchen oder den Anforderungen, die ihnen andere abverlangen.

Menschen, die diese Eigenschaft besonders stark ausgeprägt haben, beuten sich nach Erkenntnissen von Arbeitspsychologen mitunter geradezu selbst aus. Lange halten sie übermäßiger Belastung stand, schuften wie Getriebene, motivieren sich immer wieder selbst, ordnen der beruflichen Tätigkeit alles andere unter: die Familie, die Freunde, die Gesundheit.

Gefährdet sind oft gerade jene, die sich zum Ziel gesetzt haben, ein Unternehmen voranzubringen, Ideen umzusetzen, Neues in die Welt zu bringen – aber auch einfache Angestellte, die sich zu unermüdlicher Arbeit anspornen mit der Einstellung „Sonst bricht der ganze Laden zusammen". Dabei balancieren sie auf einem schmalen Grat zwischen Anstrengung und Überforderung.

Damit diese Menschen nicht abstürzen, so betonen Wissenschaftler, müsse es stets ein Gegengewicht für die Mühsal geben: Sie müssen das Gefühl haben, dass sich ihr Einsatz lohnt.

Ute **Eberle**

Die Wissenschaftsjournalistin, Jg. 1971, lebt in Baltimore, USA.

Katia **Chausheva**

Die Bulgarin, Jg. 1956, lebt in Plowdiw; ihre preisgekrönten Fotokunstwerke sind oft aus mehreren Bildern zusammengesetzt.

Dauerhafter Stress entfaltet demnach erst dann eine schädliche Wirkung, wenn in der Wahrnehmung des Betroffenen zwischen Leistung und Gegenleistung eine Lücke klafft: wenn er spürt, dass er mehr investiert als gewinnt. Dann gerät er in eine „Gratifikationskrise", so der Fachausdruck.

Hält das wahrgenommene Ungleichgewicht über längere Zeit an, kann ein Burnout-Prozess in Gang kommen. Manchmal treibt ihn auch ein besonderes Ereignis voran, etwa wenn sich der Betroffene bei einer Beförderung übergangen fühlt.

Oder wenn er auf eine neue Aufgabe nicht ausreichend vorbereitet ist.

Denn bis heute erhalten in vielen Unternehmen die Besten der Besten Führungspositionen – die besten Produktentwickler werden Innovationsmanager, die besten Verkäufer Vertriebsleiter. Doch kaum jemand in vielen Chefetagen fragt danach, ob diese Überflieger auf ihre neuen Anforderungen vorbereitet sind. Zu selbstverständlich erscheint es, dass man, wenn man in einem Aufgabenbereich erfolgreich ist, auch in jedem anderen reüssiert.

Unauffällig schleicht sich das Leiden dann in das Leben des Betroffenen ein, oft bleibt es lange unbemerkt.

Denn viele Merkmale eines Burnout-Syndroms – wie Müdigkeit oder Angespanntsein, Frustration oder Aggressivität – gehören zum Kontinuum normaler menschlicher Erfahrung und lassen sich daher allzu leicht als vorübergehende Unpässlichkeiten abtun.

Doch wenn die Symptome selbst nach Monaten nicht verschwinden, wenn Erholungsphasen am Wochenende oder im Urlaub keine Abhilfe schaffen, kann nach Ansicht von Experten ein „Risikozustand" erreicht sein: die erhöhte Gefahr schwerer psychischer Störungen sowie ernsthafter körperlicher Erkrankungen, etwa des Herzens.

Das belegen mehrere Studien. So haben israelische Forscher Tausende Probanden einem Gesundheitscheck unterzogen und ihnen gleichzeitig einen Burnout-Fragebogen vorgelegt. Spätere Kontrolluntersuchungen ergaben: Bei jenen Teilnehmern, deren Burnout-Werte im obersten Fünftel lagen, war die Wahrscheinlichkeit, die koronare Herzkrankheit zu entwickeln, um 80 Prozent erhöht.

Demnach ist Ausbrennen als Risikofaktor für Herzinfarkt gefährlicher als etwa Rauchen. Vergleichbare Untersuchungen haben gezeigt, dass Burnout auch die Ausprägung von Typ-2-Diabetes wahrscheinlicher werden lässt. Und vermutlich kann das Leiden Männer sogar zeugungsunfähig machen.

W

Wie lässt sich eine solche fatale Entwicklung verhindern? Wie kann ein jeder von uns auf Dauer gesund und leistungsfähig bleiben? Wie kann man in der Arbeitswelt bestehen, trotz hoher Anforderungen und steigenden Leistungsdrucks die Balance zu den eigenen Ressourcen halten?

Kurz: Wie lässt sich schon die Entstehung eines Burnout-Syndroms vermeiden?

Es gibt eine Vielzahl von Angeboten zur Prophylaxe. Manche dieser Methoden haben sich als durchaus wirksam erwiesen (siehe Seite 142), andere sind wohl eher Scharlatanerie.

Schon die Ansätze unterscheiden sich: Ziel mancher dieser Konzepte ist es beispielsweise, die Energieressourcen generell zu stärken, etwa durch richtige Ernährung oder Sport. Oder aber, verbrauchte Kraft durch andere Freizeitgestaltung zurückzugewinnen.

Andere Vorschläge bezwecken, mithilfe von Arbeitstechniken wie beispielsweise Zeitmanagement den Energieverschleiß im Berufsleben gering zu halten. Und eine weitere Herangehensweise richtet den Blick auf die Persönlichkeit selbst: Welche Einstellungen und Verhaltensweisen können einen in die Gefahr bringen, seine Ressourcen zu erschöpfen?

Gemein ist all diesen Präventionsmethoden aber, dass sie am Individuum ansetzen. Im besten Fall bieten sie dem Einzelnen Hilfe, um unter den gegebenen Umständen die krank machende Wirkung von Belastungen abzuwenden. Die Umstände selbst können sie hingegen nicht verändern.

Gleichgültig, ob das Ausgebranntsein demnächst von offiziellen Gremien als Krankheit anerkannt wird oder nicht; ob es Forschern gelingt, das Phänomen präzise und einheitlich zu definieren; ob zu hochgesteckte Ziele oder mangelnde Anerkennung seelische und körperliche Schmerzen entfachen: Entscheidend ist, dass wir lernen, mit unseren Kräften zu haushalten.

Dass wir also im Arbeitsleben wie im Alltag besser mit den eigenen Ressourcen umgehen. Und auch, dass es gelingt, wichtige Kompetenzen wie Empathie, Verantwortungsbewusstsein und Engagement zu stärken, ohne dass ein Übermaß davon zur inneren Zermürbung oder gar zum Burnout führt.

Um auf diese Weise dauerhaft eine Balance im Leben zu finden. ◂

GUT ZU WISSEN

Müde und ehrgeizig

Ausbrennende sehen oft keinen Sinn mehr in ihrer Arbeit, fühlen sich müde und frustriert, treiben sich gleichzeitig aber zu immer mehr Leistung an.

Auf den Körper hören

Beim Burnout fordern Körper und Geist Entlastung. Betroffene sollten sich rasch Hilfe suchen, denn das Syndrom ist ein Risikofaktor für Herzleiden und Diabetes.

Selbstausbeutung

Besonders gefährdet sind Menschen, die stets den eigenen hohen Anforderungen oder denen anderer genügen wollen.

Gesellschaft

Manche Forscher plädieren dafür, das Syndrom nicht allein als individuelles Leiden zu betrachten, sondern als Symbol für eine Entwicklung hin zu einer immer größeren Beschleunigung und Verdichtung in der Arbeitswelt.

---

generation *angst*

Es erscheint paradox: Wir leben im Wohlstand – Krieg und andere Katastrophen kennen wir meist nur aus den Nachrichten. Gleichwohl prägen Ängste und Unsicherheit das Lebensgefühl vieler Menschen. Der Psychoanalytiker **Wolfgang Schmidbauer** erklärt, wieso es dazu kommt

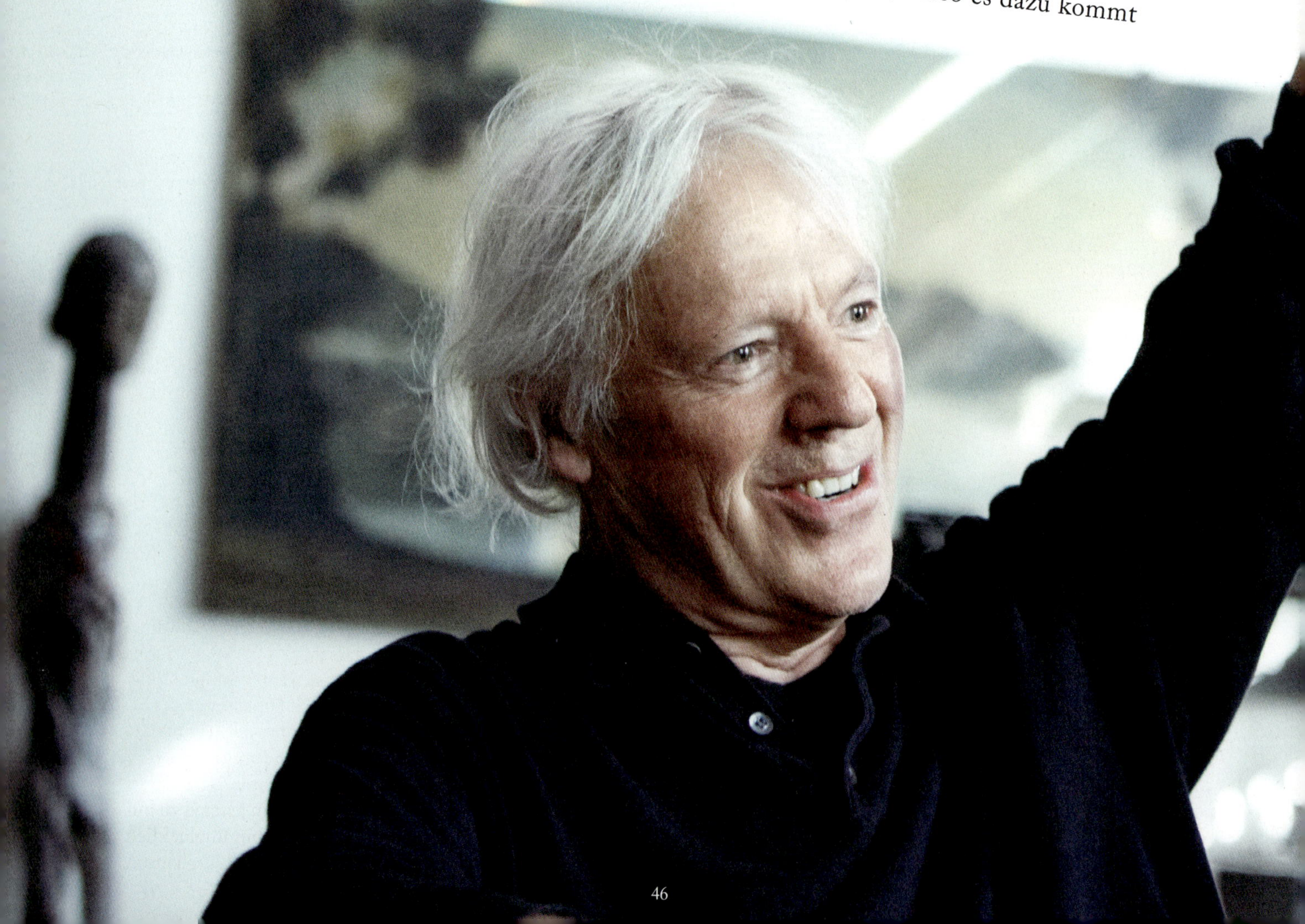

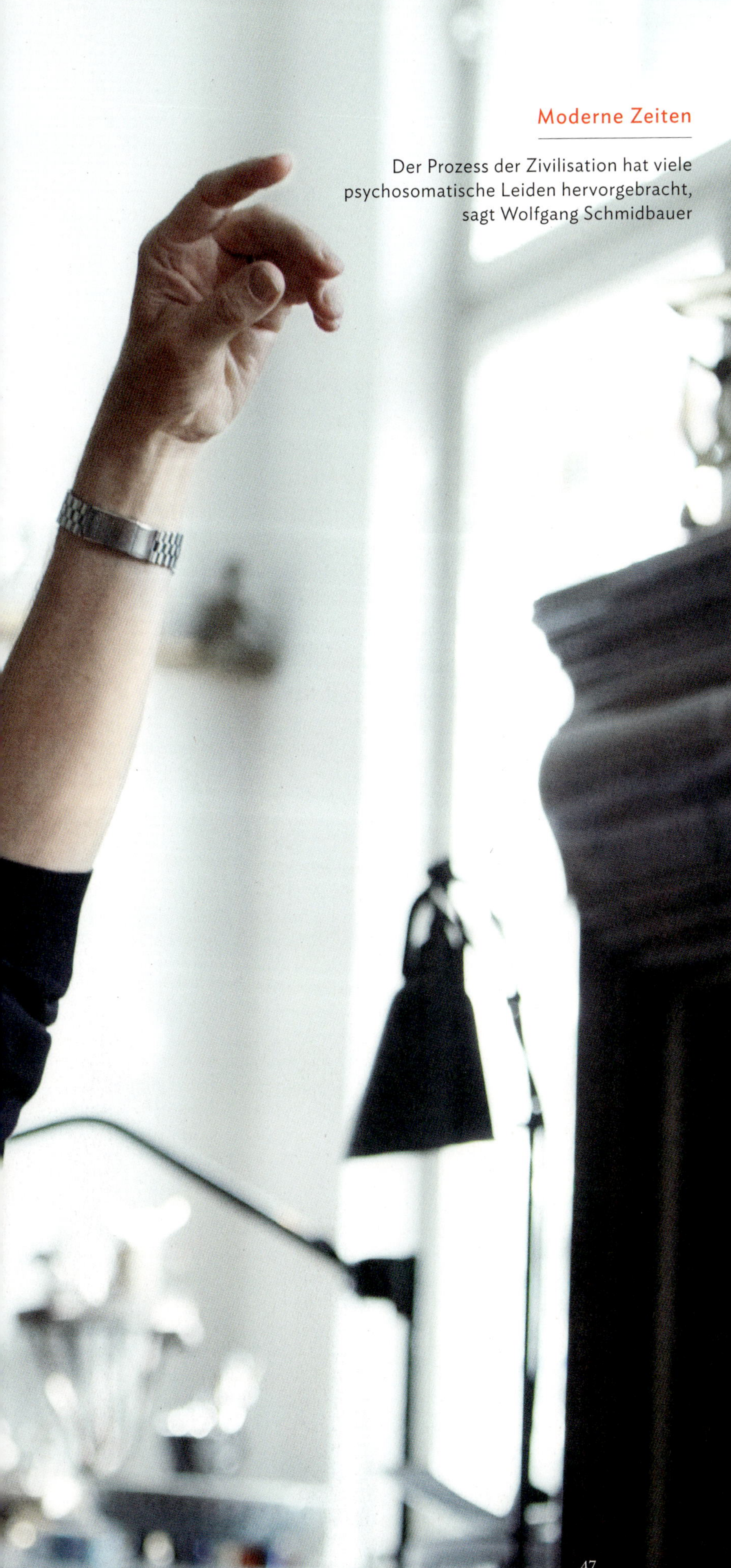

Moderne Zeiten

Der Prozess der Zivilisation hat viele psychosomatische Leiden hervorgebracht, sagt Wolfgang Schmidbauer

INTERVIEW:

Claus Peter **Simon**

•

FOTOS:

Peter **Rigaud**

GEO WISSEN: ***Herr Dr. Schmidbauer, ab wann sind Ängste so stark, dass man einen Fachmann konsultieren sollte?***

DR. WOLFGANG SCHMIDBAUER: Es gibt zweifellos eine Vielzahl vernünftiger Ängste: Wenn ich etwa Abitur mache und Angst habe, das falsche Studienfach zu wählen, dann ist das eine Angst, die sich auf ein reales Problem bezieht. Sie macht aktiv, stimuliert einen, sich zu informieren und eine wohlüberlegte Entscheidung zu treffen. Diese Angst möchte ich niemandem nehmen.

Krankhaft wird Angst immer dann, wenn sie unangenehme körperliche Symptome verursacht: oft solche, bei denen nicht auf Anhieb erkennbar ist, dass Angst der Auslöser ist.

Was sind häufige Symptome?

An erster Stelle stehen Herzbeklemmungen: also die Angst, einen Infarkt zu erleiden. Der Betroffene geht dann zur Untersuchung seiner Beschwerden in die Klinik – und bekommt womöglich den Befund, mit dem Herzen könne er 100 Jahre alt werden. Bleiben die Symptome bestehen, rät man ihm, zum Psychotherapeuten zu gehen.

Man spricht dann von einer „somatisierten Angst“. Die kann sich auch durch Schlafstörungen, Schwindelanfälle, Tinnitus, Atemstörungen oder einen Kloß im Hals äußern.

Der zweite wichtige Grund, weshalb Patienten wegen ihrer Angst eine Psychotherapie beginnen, ist eine soziale Phobie – etwa wenn jemand zu mir kommt und sagt: „Ich bin unglücklich und allein, alle anderen Menschen haben einen Partner und Kinder, nur ich nicht – was ist in meinem Leben falsch gelaufen?" Bei näherem Nachfragen stellt sich dann oft heraus, dass sich dieser Mensch bei kleinsten Kränkungen sozial zurückzieht, sich nicht mehr mit anderen auseinandersetzt. Sein Sozialleben ist verarmt, und am Ende steht oft eine Depression.

Sie machen die Erfahrung, dass die Ängste der Menschen zunehmen. Woran liegt das?

Noch nie zuvor hatten so viele Menschen so viel zu verlieren wie heute: ihre Sicherheit, ihren Wohlstand, ihre Zukunftschancen. Wir gehen zu Vorsorgeuntersuchungen, die möglichst früh Gefahren entdecken sollen, von denen wir noch gar nichts ahnen. Wir hören Experten zu, die uns auf Risiken aufmerksam machen, an die wir normalerweise nicht einmal denken. Wir sind gegen alles Mögliche versichert, vom Verlust des eigenen Hauses bis zum Verlust der Zahnprothese. Aber all das macht uns nicht fröhlich oder angstfrei, sondern führt uns erst vor Augen, was alles passieren kann.

Das klingt ein wenig wie Jammern auf hohem Niveau.

Das sehe ich anders. In den letzten Jahrzehnten haben die Unsicherheiten enorm zugenommen, etwa die Ängste vor falschen Entscheidungen.

Das hängt mit der Fülle an Wahlmöglichkeiten in der individualisierten Gesellschaft zusammen. Ob es um den richtigen Partner geht oder die Überlegungen zum eigenen Lebensweg: Wir stehen vor einer unüberschaubaren Zahl an Optionen. Da kann jede Entscheidung ein Fehler sein, der eine klein, der andere vielleicht eher groß. Aber gemeinsam ist all diesen Überlegungen die gefühlte Unsicherheit.

Das war früher anders: Die Söhne von Bauern wurden Bauern und die von Schmieden wurden Schmiede, das war vorgezeichnet. Ein junger Mensch hatte damals nur wenige Wahlmöglichkeiten und daher auch wenig Angst, die falsche Entscheidung zu treffen. Insofern musste er auch weniger Ängste seelisch verarbeiten.

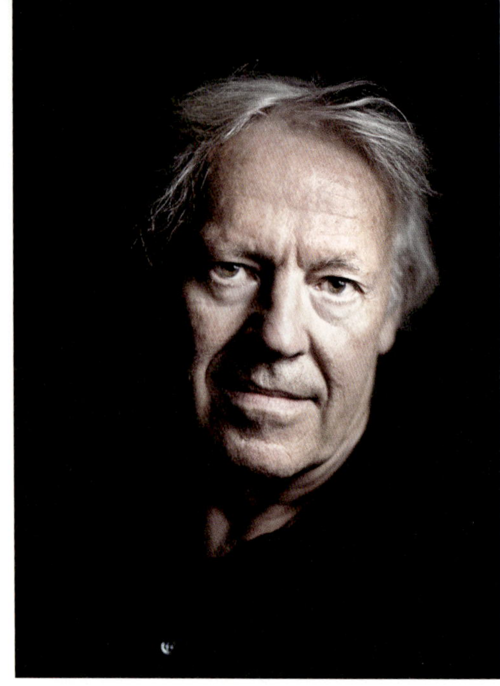

Dr. Wolfgang **Schmidbauer**

Der promovierte Psychologe, Jg. 1941, führt eine Praxis für Psychoanalyse und Paartherapie in München. Er ist Autor zahlreicher Bücher, zuletzt von »Die Geheimnisse der Kränkung und das Rätsel des Narzissmus«.

Früher war also alles besser?

Gewiss nicht. Aber in der globalisierten Welt nehmen Ängste allein schon deshalb zu, weil sie eine biologische Reaktion auf Unübersichtlichkeit und Reizüberflutung sind. Und von beidem gibt es zweifellos immer mehr.

Nehmen Sie die berufliche Situation junger Menschen: Ich musste mich in meiner Laufbahn niemals bewerben, habe nie die Erfahrung gemacht, 20 Bewerbungen loszuschicken und keine Antwort zu erhalten. Allein die Verkürzung der Gymnasial- und Studienzeiten zeigt, wie viel mächtiger die Angst geworden ist, im internationalen Wettbewerb auf der Strecke zu bleiben. Viele junge Leute spüren, dass sie die Karrieren ihrer Eltern nicht ohne Weiteres wiederholen können. Und auch die Eltern ahnen das und können ihren Kindern nicht mehr mit jener Zuversicht begegnen, die sie stärkt.

Ist es nicht aber auch so, dass jungen Menschen heute viele Wege offenstehen – die ein Gefühl von Freiheit mit sich bringen?

Das gibt es gewiss auch. Aber ich beobachte häufig Heranwachsende, die sich von der Welt der Eltern abwenden. Die nicht mehr aus dem Haus gehen, die Kopfschmerzen und Schlafstörungen haben. Die in Ruhe gelassen werden wollen. Die zum Eremiten in ihrem Jugendzimmer werden, auf der Suche nach Sicherheit und Überschaubarkeit. Die sich vor der Realität fürchten und in elektronisch kontrollierte virtuelle Welten flüchten, die ihnen eine Pseudoautonomie vermitteln. Dadurch lässt sich aber keine Angstbewältigung einüben.

Welche gesellschaftlichen Gefahren bringt die Zunahme der Angsterkrankungen mit sich?

Je realistischer die Gründe erscheinen, skeptisch in die Zukunft zu sehen, desto größer wird auch die Anziehungskraft von Menschen, die Ängste verleugnen helfen, die rücksichtslose Stärke und Zuversicht verkünden – beispielsweise Motivationstrainer, die ihre Kunden glauben machen, sie könnten alles erreichen, wenn sie es nur stark genug wollen. Das können aber auch Vertreter radikaler Parteien sein, die ein Ende der Ängste propagieren, wenn beispielsweise keine Muslime mehr ins Land dürfen. Gerade in der Politik ist die Angstabwehr durch Hetzpropaganda, aber auch durch die Produktion falscher Zuversicht bedrohlicher als die Ängste selbst.

Ist Ihren Patienen bewusst, dass sie Ängste und Phobien haben?

Sie kommen oft mit dem Gefühl zu mir, dass sie andauernd Pech haben. Dass sie an die falschen Partner geraten sind oder dass sie körperliche Symptome an sich beobachten, die sie nicht einordnen können. Ein Teil der Therapie ist es dann, den Angstkern herauszufinden, sozusagen die „richtige" Angst dingfest zu machen. Ein Beispiel: Wenn jemand Prüfungsangst hat, dann kann er die Angst vermeiden, indem er nicht zur

Prüfung geht. Aber es entwickelt sich eine neue Angst: nämlich die, das Studium nicht zu schaffen. Deshalb kommt der Betreffende ja zu mir. Eine Therapie ist dann erfolgreich, wenn der Patient lernt, sich zu sagen, ich melde mich jetzt zur Prüfung und halte die Angst aus. Wenn er einsieht, dass dies besser ist, als die Prüfung zu vermeiden und Gefahr zu laufen, das Studium nicht zu schaffen. Mein Ziel ist es nicht, die Menschen angstfrei zu machen, sondern ihnen zu helfen, trotz der Ängste handlungsfähig zu bleiben.

Ist das die Strategie gegen Ängste: sich ihnen auszusetzen?

Schon Sigmund Freud hat gesagt, dass bei Ängsten das aktive Vorgehen notwendig ist: Man muss den Patienten dazu bringen, dass er sich ihnen stellt. Es ist also keineswegs so, dass Psychoanalytiker sich – wie Kritiker mitunter unterstellen – ausschließlich mit der schweren Kindheit der Patienten beschäftigen und die Ängste unangetastet lassen. Natürlich interessieren sie sich sehr für deren Entstehung und die konkreten Fragen, die daraus folgen.

Etwa: Warum zieht sich die eine Frau nach der ersten Liebesenttäuschung zurück und lernt zehn Jahre lang keinen Mann kennen – und eine zweite sagt, okay, ich habe offenbar Pech gehabt, und jetzt schaue ich, was es sonst noch für nette Männer gibt.

Die erste Frau sucht den schlechthin perfekten Partner?

Tatsächlich sind viele Menschen in einem „Angstkreis des Perfektionismus" gefangen, wie ich es nenne. Kein Partner ist ihnen gut genug, sie sehnen sich nach einem unerreichbaren Idealbild. Das führt dazu, dass sie im Zweifelsfall gar keine Partnerschaft eingehen.

In gewisser Weise suchen wir alle nach einem paradiesischen Zustand, in dem wir das Glück finden, jenseits aller Angst und existenzieller Not. Danach streben wir umso mehr, je weniger wir glauben, diesen Zustand bislang erlebt zu haben. Wenn also die erste Beziehung krachend gescheitert ist, dann stellt so eine Frau an den nächsten Partner einen noch viel höheren Anspruch, damit das Gleiche nicht wieder passiert. Das aber birgt eine große Gefahr: Je höher die Ansprüche, desto größer die Gefahr, ein weiteres Mal zu scheitern. Das führt irgendwann in die totale Resignation. Und je länger ein solcher unfreiwilliger Single jede Nähe vermeidet, desto ängstlicher wird er.

»Viele junge Leute spüren, dass sie die Karrieren ihrer Eltern nicht ohne Weiteres wiederholen können«

Was kann ein Therapeut da raten?

Ich versuche der Patientin deutlich zu machen, dass es ihr nicht besser gehen wird, wenn sie sich immer wieder aus Beziehungen zurückzieht: weil sie dann notwendige Entwicklungserfahrungen für das Zusammenleben mit einem anderen nicht machen kann. Ich versuche klarzumachen, dass es sich bei den Ängsten um imaginierte Gefahren handelt. Und die sollte man mitunter einfach ignorieren.

Wohl leichter gesagt als getan.

Da ist die Kreativität von Therapeut und Patient gefordert. Ich hatte eine Patientin mit einer sozialen Phobie, die hatte mit 19 Jahren, als sie noch bei den Eltern lebte, das letzte Mal eine

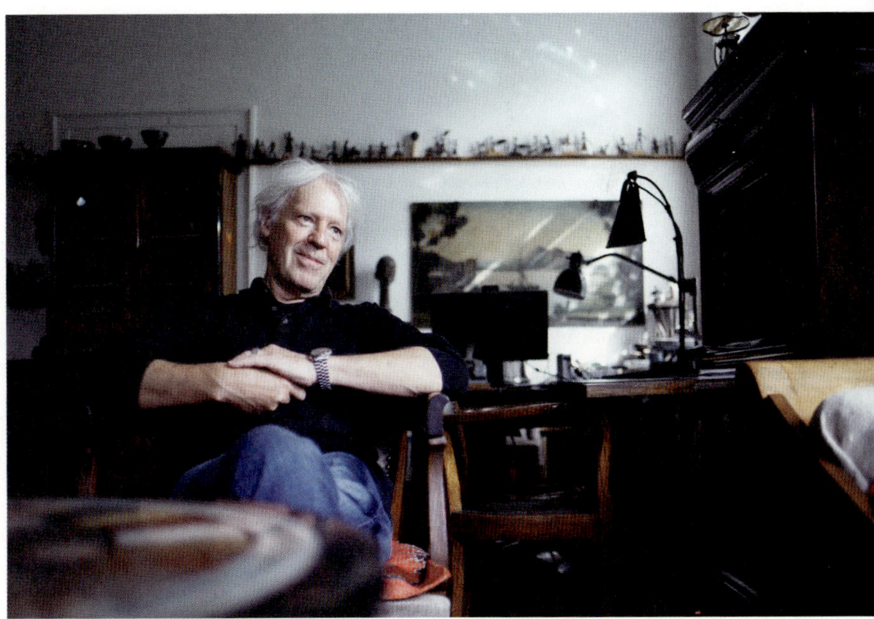

Diffuse Ursachen

Krankhaft wird Angst immer dann, erklärt Schmidbauer, wenn sie unangenehme körperliche Symptome verursacht; oft lässt sich aber nicht gleich erkennen, dass die Furcht der Auslöser ist

sexuelle Beziehung. Als sie zu mir kam, war sie 38 und depressiv. Sie führte in ihrer Fantasie eine heftige Beziehung mit einem Vorgesetzten, war aber unglücklich, weil sie merkte, dass sie so niemals jemanden kennenlernen würde.

Zunächst ging es darum, zu verstehen, wie es so weit kommen konnte. Sie hatte eine sehr kontrollierende Mutter – natürlich – und hat mit dem Auszug von daheim dieses Verhalten für sich übernommen. Es ist paradox, aber es war so. Sie hat ihre Sexualität komplett eingestellt, in einer Lebensphase, wo Gleichaltrige neue Erfahrungen sammeln. Wichtig war es für sie, diesen Mechanismus zu verstehen.

Aber das kann ja nicht alles sein.

Ich habe ihr dann gesagt, sie müsse Erfahrungen mit realen Männern machen. Und ihr nahegelegt, sich bei einer seriösen Internet-Agentur anzumelden. Da muss sie nicht gleich die Kontrolle aus der Hand geben und kann sich langsam an mögliche Partner annähern. Natürlich kamen Ausflüchte wie: „Ich bekomme den Computer nicht angeschlossen.“ Aber es war bei ihr eindeutig kein technisches Problem, sondern ein Versuch, die Angst zu vermeiden. Nach einiger Zeit hat sie tatsächlich jemanden kennengelernt. Er war nicht ihr Traummann. Aber je mehr sie sich darauf eingelassen hat, desto besser ist es ihr gegangen. Sie hat gemerkt, dass man sich in einer Partnerschaft gegenseitig unterstützen kann.

»Je länger ein Alleinlebender intime Nähe vermeidet, desto ängstlicher wird er«

Ihre Patienten haben einen Schritt zumindest schon gemacht: nämlich über ihre Ängste zu sprechen.

Sie haben sich eingestanden, dass es ein Problem gibt und sie Hilfe brauchen. Allerdings ist eine Therapie immer auch eine Kränkung, eine Demütigung. Weil jeder junge Mensch ja davon ausgeht, dass er der König im eigenen Kopf ist, der König über sein eigenes Leben. Da fällt es sehr schwer, einen Teil der Herrschaft abzugeben. Ich als Therapeut helfe im besten Fall dabei, dass Menschen ihre Schwächen auch akzeptieren können. Aber wenn man mit seinem Therapeuten über Ängste reden kann, dann lernt man auch, dies mit anderen Menschen zu tun.

Sie sagten, diese junge Frau hatte „natürlich“ eine kontrollierende Mutter. Ist das typisch für Menschen mit Ängsten?

Die Psychoanalytikerin Anna Freud hat beobachtet, dass ängstliche Kinder oft ängstliche Mütter haben. Und dass eine selbstsichere, in sich ruhende Mutter dem Kind helfen kann, seine Ängste herunterzuregulieren und Gegenkräfte zu stimulieren. Kinder vermögen Affekte wie Angst und Wut noch nicht allein unter Kontrolle zu bringen, sie brauchen einen empathischen Erwachsenen. Gibt es den nicht, können leicht soziale Phobien entstehen. Denn wenn die Mutter überängstlich ist und das Kind kontrolliert, dann lernt das Kind: Wenn ich nicht kontrolliert werden will, darf ich meiner Mutter meine Ängste nicht verraten, ich muss allein damit fertig werden. Dadurch wird es in seiner Angstverarbeitung geschwächt, und die Beziehung zur Mutter erstarrt.

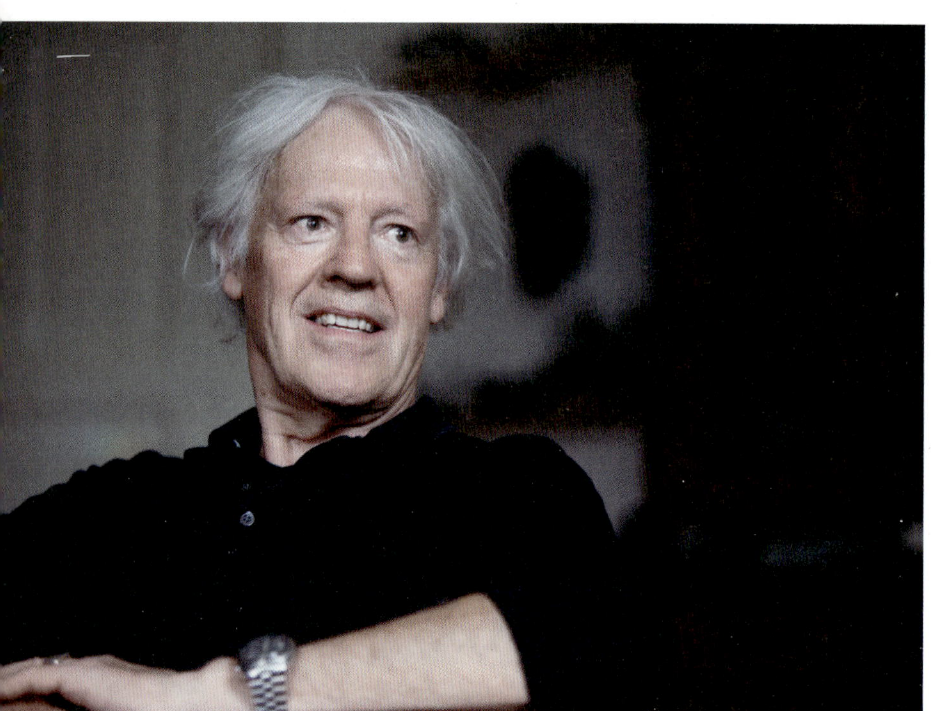

Der Wert der Ablenkung

Arbeit, Hobbys, Beschäftigung in jeder Form sind die wichtigsten Hilfen gegen unsere Ängste, so der Therapeut – auch gegen jene Urangst vor dem Tod

Das überträgt sich später auf mögliche Lebenspartner. Da hat das Mädchen als junge Frau dann den Eindruck: Oh Gott, ich habe schon wieder den Falschen kennengelernt, weil der nicht sofort alle meine Bedürfnisse errät und erfüllt. Wie schon die Mutter nicht.

Entspringt die extreme Form der Kontrolle auch dem Bedürfnis nach dem perfekten Kind?

Das hängt eng zusammen. Der Perfektionismus soll oft einen Zustand verbessern, der an sich gut ist, um Gefahren der Zukunft gleichsam vorbeugend entgegenzutreten. Ein typisches Beispiel ist folgender Disput: Ein Kind kommt zufrieden von der Schule nach Hause. „Wie war es denn?", fragt die Mutter. „Wie soll's schon gewesen sein, wie immer", entgegnet das Kind. „Warum bist du nur so unfreundlich", sagt die Mutter, „es interessiert mich eben, vielleicht kann ich dir helfen." Darauf das Kind: „Warum lässt du mich nicht in Ruhe?" Hinter diesem Dialog steht letztlich die Angst der Mutter vor einem zunehmenden Kontrollverlust beim Älterwerden des Kindes – das weckt narzisstische Ängste. Das Kind dagegen fühlt sich überlastet. Es muss selbst erst einmal die komplexen Wahrnehmungen ordnen und bewerten, die so ein Schultag mit sich bringt. In einer solchen Überbehütung zeigt sich die Unsicherheit der Mutter, nicht „gut genug" für das Kind zu sein.

Dabei will sie sicherlich nur das Beste für ihr Kind.

Aber das ist oft nicht das Beste. Ängste in den Familien entstehen vielfach dadurch, dass Eltern unbedingt wünschen, dass ihre Kinder optimistisch und glücklich sind – oft weil es den Erwachsenen an genau diesen Eigenschaften fehlt. Gleichzeitig soll der Nachwuchs auch gut in der Schule sein, es wird also viel Wert auf gute Noten gelegt. In Wahrheit wissen Eltern gar nicht, ob diese dem Kind etwas nützen. Sie spüren aber, dass die guten Noten sie selbst beruhigen und ihnen die Angst nehmen, schlechte Eltern zu sein. Die Kinder werden so zur Projektionsfläche der elterlichen Bedürfnisse. Das gilt insbesondere für die gebildeten Schichten. Die Eltern haben hohe Erwartungen an ihre Kinder – und die spüren, dass sie ein Aushängeschild sein sollen, fühlen aber auch, dass sich für ihre wahren Ängste und Wünsche oft niemand richtig interessiert.

Wie erklären Sie dieses Verhalten?

Wir können das besser verstehen, wenn wir uns klar machen, wie heftig im Nachkriegsdeutschland die Brüche zwischen den Generationen ausgefallen sind. Die erste kam traumatisiert aus dem Krieg. Die zweite Generation waren die 68er; ich nenne sie „die überschätzte Generation" – überschätzt als Träger einer Kulturrevolution –, die alles besser machen wollte als die erste Generation. Die Kinder der 68er sind die dritte Generation, ich nenne sie die „ängstliche Generation".

Die Kriegsgeneration vermittelte ihren Kindern: „Ihr sollt es einmal besser haben als wir." Die 68er-Generation vermittelte den ihren: „Ihr sollt besser sein als wir." Aber sie hat ihren Nachkommen nicht ihre realen Erfahrungen und ihre konflikthaften Erlebnisse vermittelt, sondern eine idealisierte Vision triebbefreiten Glücks, das sie selbst nicht realisieren konnte.

Das hat die Kinder enorm überfordert und große Verunsicherungen ausgelöst – etwa durch das Bestreben der Eltern, die Kleinen als Partner in einem Selbstbefreiungsprozess zu gewinnen. Wenn etwa Kinder ihren Vater nicht „Vater" oder „Papa" nennen sollen, sondern Rolf oder Hans.

Ist es wirklich schädlich, die Eltern so zu nennen?

Es ist der Versuch, das Kind als Symbiosepartner zu gewinnen. Diese Vornamen-Eltern wollen sich selbst entlasten bei Fragen wie: Auf welche Weise soll ich mein Kind erziehen, was soll aus dem Kind werden, ist das Kind auch glücklich? In den Praxen der Therapeuten erscheinen dann zwei Jahrzehnte später scheue Erwachsene: gesunde, beruflich tüchtige Männer und Frauen im Alter zwischen 20 und 40, die oft noch keine sexuelle Beziehung hatten.

Ich hatte einen 29-jährigen Patienten, der mit Prüfungsängsten und Versagensängsten bei sexuellen Beziehungen zu mir kam. Es stellte sich heraus, dass seine Mutter ihn ganz früh an ihrem Sexualleben hatte teilhaben lassen, an ihrem Frust gegenüber dem Vater und an der Notwendigkeit von Liebhabern. Sie wollte das Kind an den wesentlichen Gefühlen des eigenen Lebens teilhaben lassen. Dadurch hat der Junge sich verschlossen und alle Nähe zu Frauen vermieden, weil er Angst hatte, auch in einer solchen Beziehung überlastet und überfordert zu werden.

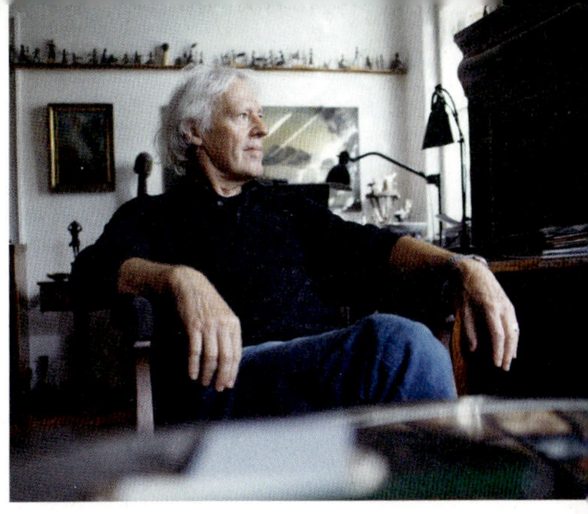

Die Vergangenheit

Er selbst ist ein Kriegskind, sagt Schmidbauer, und ohne Vater aufgewachsen – vielleicht der Grund, warum er früher oft ängstlich gewesen ist

Die 68er sind an allem schuld?

Auch sie waren Opfer – nämlich ihrer kriegstraumatisierten, überangepassten Eltern. Es geht mir nicht um Schuld, sondern um die Kräfte, die auf das Selbstgefühl der Kinder wirken.

Die 68er-Bewegung war ein großes soziales Experiment und für alle, die damals lebten, eine prägende Erfahrung, viel zu komplex, um pauschale Urteile zu fällen. Aber wenn Kinder die Freunde ihrer Eltern sein sollen, gibt es keine feste Elternstruktur mehr, an der man sich abarbeiten kann, die einem jedoch auch Halt gibt. Stattdessen erlebt das Kind die Eltern als bedürftig, als Erwachsene, die sich von ihren Kindern bestätigen lassen müssen, dass sie gute Eltern sind. So können keine selbstsicheren Kinder heranwachsen.

Ist abzusehen, wie sich das auf die nächste Generation auswirkt?

Die 68er waren die letzte Generation, die man als solche wirklich fassen

»Hinter Perfektionismus verbergen sich oft narzisstische Ängste und der Wunsch nach Kontrolle«

konnte. Seither wird der Begriff beliebig: Generation Golf, Generation X, Generation Internet, Generation Praktikum, Generation Z.

Hier zeigt sich auch der größer gewordene Pluralismus der Gesellschaft. Es gibt viele Gruppen mit unterschiedlichen Werten und Traditionen, die alle nebeneinander existieren.

Wieso fällt es uns Menschen so ungeheuer schwer, mit Ängsten und Kränkungen so souverän umzugehen, dass sie nicht zu psychischen Störungen führen?

Das lässt sich evolutionsbiologisch erklären. Als unsere frühen Vorfahren noch Jäger und Sammler waren, gab es bei einer Bedrohung zwei Möglichkeiten: Kämpfe oder flieh! In beiden Fällen baute sich dadurch die Angst ab.

Schon ein sesshaft gewordener Bauer konnte seinem Nachbarn dagegen nicht mehr endgültig aus dem Weg gehen, sich allenfalls mit ihm prügeln.

Und wenn jemand heutzutage im Büro von Kollegen gemobbt wird, gibt es für ihn weder die eine noch die andere Möglichkeit: Er muss vielmehr auch am nächsten Tag wieder ins Büro gehen und noch dazu halbwegs freundlich zu den Kollegen sein.

Diese Affektkontrolle, die der Prozess der Zivilisation hervorgebracht hat, führt dazu, dass Neurosen und psychosomatische Krankheiten entstehen.

Auch unsere Angst selbst hat sich geändert. Zu Urzeiten hatten wir Todesangst, wenn beispielsweise ein Knochen brach, heute zittern wir tagelang, wenn wir auf das Ergebnis einer Prüfung oder einer Vorsorgeuntersuchung warten. Ersteres ist eine reale Angst, letztere sind imaginierte Ängste.

Was kann ich ohne eine Therapie gegen die Unsicherheit tun?

Auf jeden Fall nicht tatenlos hoffen, dass sich die Situation von allein bessert. Sie sollten trotz der Ängste handeln, denn im Handeln schwindet die Angst oft. Wer also Befürchtungen hat, vor vielen Kollegen auf einer großen Konferenz zu sprechen, sollte es zumindest häufig im kleineren Kreis versuchen. Meist macht er dann die Erfahrung, dass es längst nicht so schlimm ist wie geglaubt. Gegen leichte Ängste hilft körperliche Bewegung, etwa Laufen. Hilfreich sind vor allem Lebensbereiche, die man unter Kontrolle hat und die einem Freude bereiten. Denn der mächtigste Gegenspieler von Angst ist Lust – und wer Lust empfindet, hat in dem Moment keine Angst. Deshalb sind auch Hobbys ganz wichtig.

Es gibt inzwischen ja sogar das „therapeutische Gärtnern".

Darüber sollte man keinesfalls lächeln. Der Hobbygärtner ist Herr einer eigenen kleinen Welt, die er bestimmen kann und in der er immer wieder erlebt, dass etwas gut ausgeht: der Apfelbaum Früchte trägt, die lang gehegten Rosen prachtvoll erblühen. Es gibt auch Gefahren wie Blattläuse, die jedoch kontrollierbar sind. Für Angstpatienten, die sich ernsthaft um den Klimawandel, die internationale politische Lage oder andere von ihnen nicht beeinflussbare Dinge sorgen, wäre es sehr hilfreich, stattdessen in den Garten zu gehen. Dort gibt es Erfolgserlebnisse, und man findet einen Sinn in seiner Tätigkeit.

Das klingt ein wenig wie eine Flucht in die Nische.

Viele Jahre Arbeit als Therapeut haben mich eines gelehrt: Der Wert von Ablenkungen ist gar nicht hoch genug zu schätzen. Arbeit, Beschäftigung in jeder Form ist die wichtigste Hilfe gegen unsere Ängste, die ja auch eine existenzielle Quelle haben. Wir wissen, dass das Leben begrenzt ist und vermutlich eher schlecht ausgeht. Es ist gut, daran nicht zu viel zu denken. Diese Arten der Ablenkung sind sozial unauffällig und gesünder als destruktive Formen der Angstverarbeitung oder Betäubung.

Was genau meinen Sie?

Bei jungen Menschen zum Beispiel das Ritzen. Das ist ein Versuch, Angst in Schmerz zu verwandeln. Schmerz ist klar erkennbar und beruhigt. Wenn man mit den Patienten redet, sagen die: „Wenn ich heftige Angst habe und gar nicht mehr aus und ein weiß, schneide ich mich und sehe das Blut fließen, das beruhigt mich." Dann kommt die Wundheilung, es entwickelt sich eine Kruste und später eine Narbe. Das ist kontrollierbar. Ähnlich bei Magersucht: Die Betroffene hat den Lebensbereich Essverhalten unter Kontrolle, ist Herrscher im eigenen Körper, bindet auf diese Weise Lebensangst.

Aber es ist selbstzerstörerisch – und genauso gefährlich wie die Tendenz, die Angst schlicht zu betäuben. Denn viele unter den Millionen Alkoholikern und Drogenabhängigen sind verkappte Angstkranke, die ihre Unsicherheit bekämpfen wollen. Im Rausch fühlen sie sich stark, aber am Ende leiden sie mehr unter den Folgen ihrer Süchte als unter den Ängsten selbst.

Gibt es ein persönliches Motiv bei Ihnen, dass Sie sich so intensiv mit Ängsten beschäftigen? Sind Sie ein ängstlicher Mensch?

Ich bin als Kriegskind ohne Vater aufgewachsen und war ein ängstliches Kind. Zu Beginn meiner Laufbahn hatte ich auch Angst, öffentlich zu reden, aber daran habe ich mich inzwischen gewöhnt, es macht mir sogar manchmal Spaß. Soziale Ängste habe ich eher wenig, da hat mir die lange Praxis als Gruppentherapeut auch persönlich viel genützt.

Ich gehe allerdings kaum je zu medizinischen Vorsorgeuntersuchungen, obwohl man das ja tun soll. Sollte ich also irgendwann Darmkrebs kriegen, werde ich mir vielleicht sagen: Mist, wärst du hingegangen, dann würdest du wohl länger leben. Aber die Angst vor der Untersuchung ist größer als die Angst, diesen Fehler zu machen. ‹

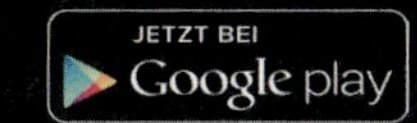

JETZT BEI
Google play

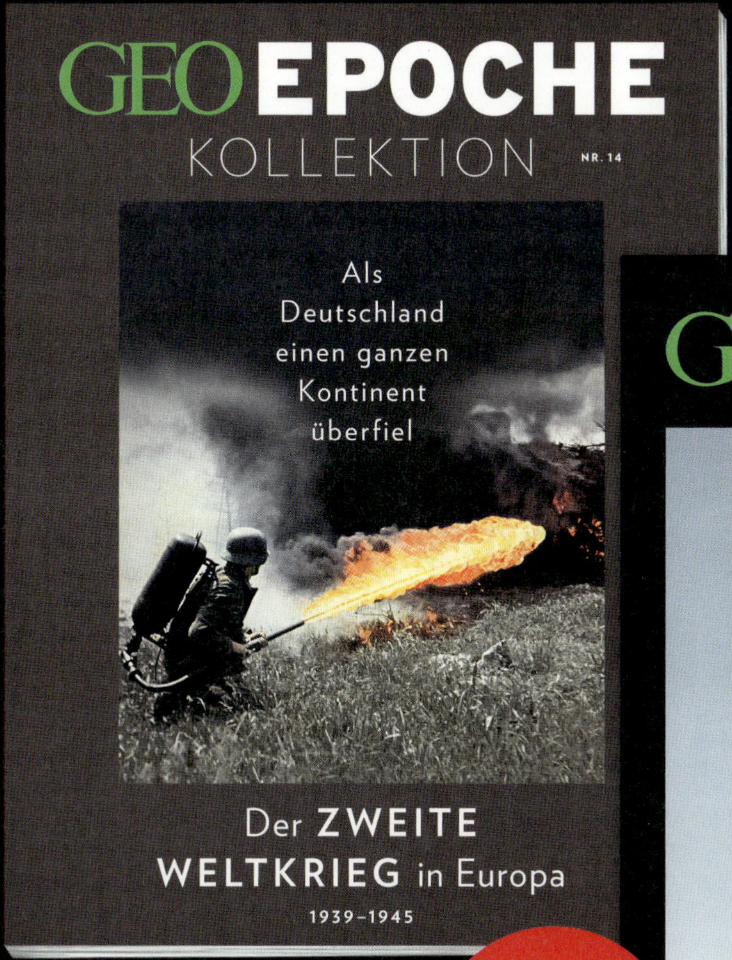

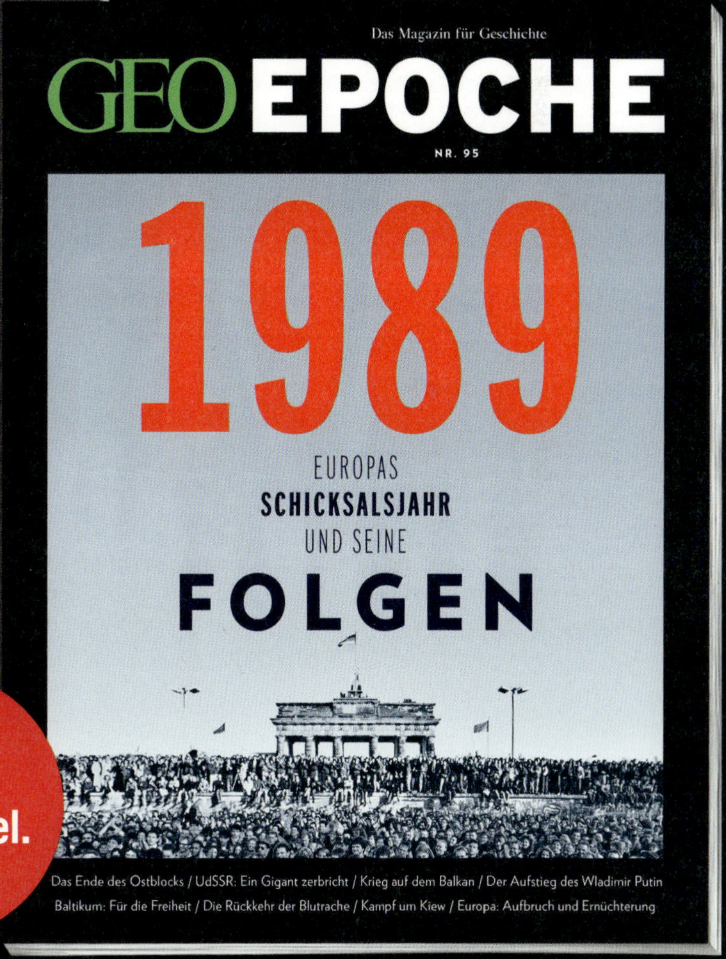

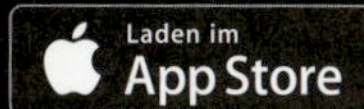

Laden im
App Store

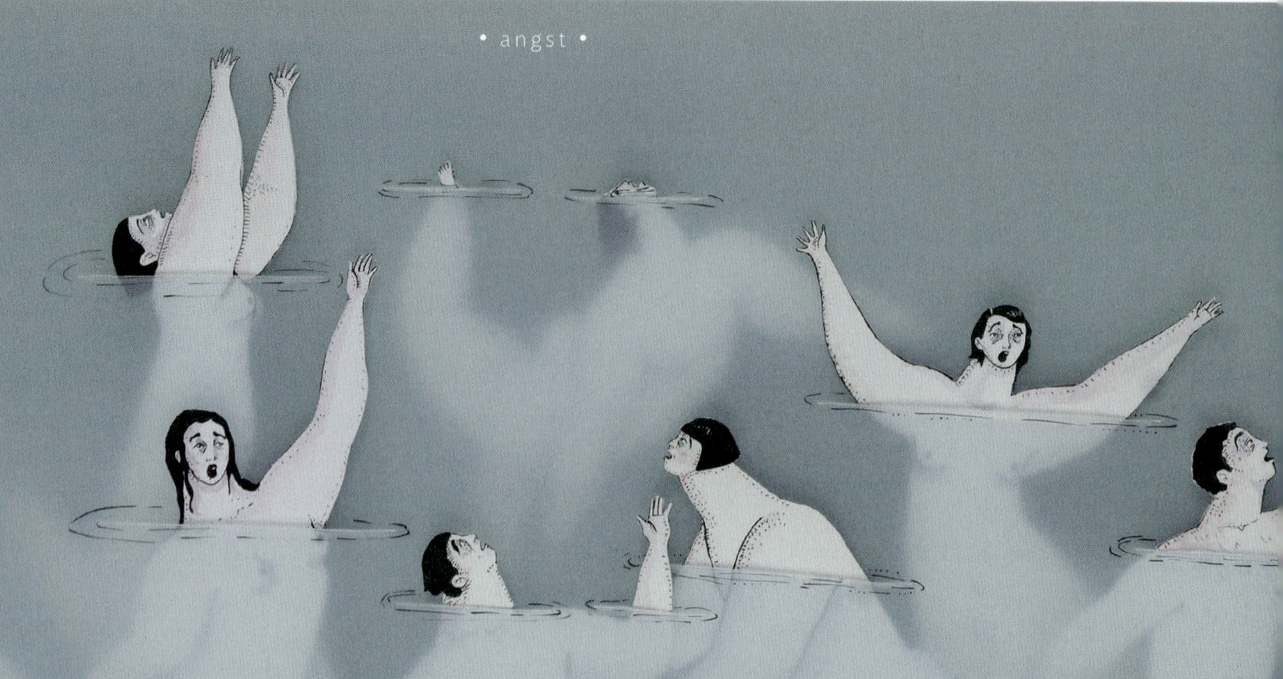

Wenn alles verloren scheint

Angststörungen zählen zu den häufigsten psychischen Leiden. Frauen treffen sie doppelt so oft wie Männer – und häufig jene, die ohnehin unter Stress leiden

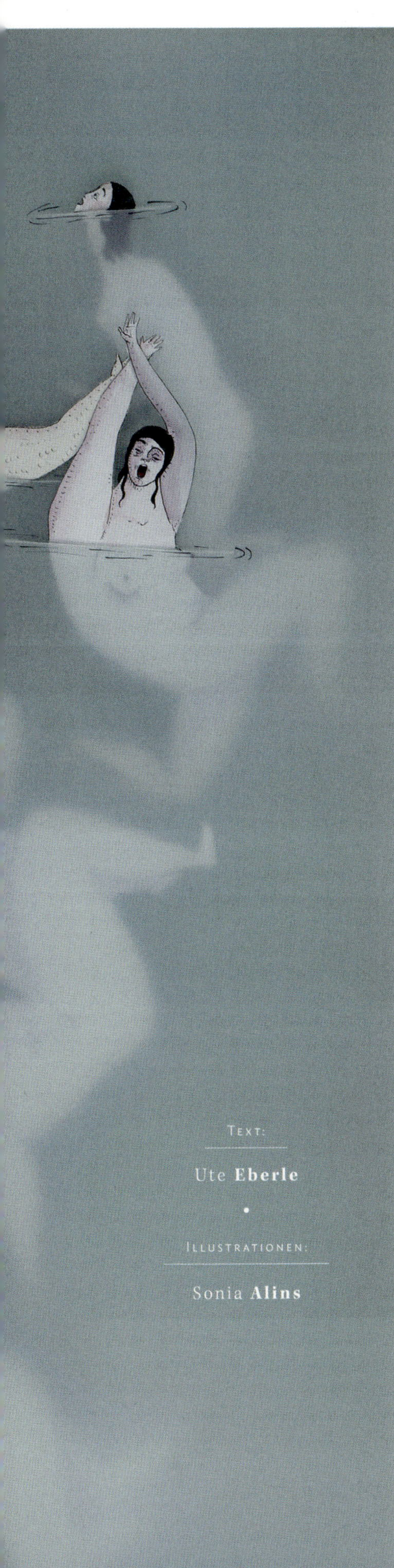

Text:

Ute **Eberle**

•

Illustrationen:

Sonia **Alins**

Untergang

Das Wasser, das bis zum Hals steht: Die Illustrationen der spanischen Künstlerin Sonia Alins verbildlichen das Gefühl der Angst

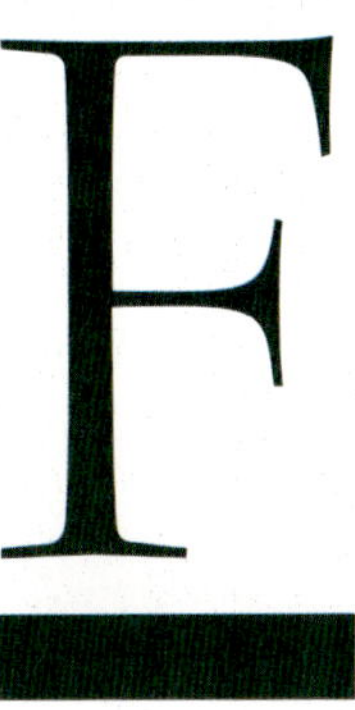

Für Gesunde ist es nur schwer vorstellbar, wie sehr Angst das Dasein überschatten kann. Ärzte vergleichen das psychische Leid daher oft mit einer ähnlich verbreiteten, körperlichen Erkrankung: Diabetes. Wie die Zuckerkrankheit führt die übermäßige Angst nur selten unmittelbar zum Tod. Doch sie kann das Wohlbefinden extrem einschränken.

So wie Diabetiker ihren Blutzucker stets genau zu überwachen haben, müssen Angstpatienten ständig darauf achten, dass sie nicht in Situationen geraten, die sie überfordern. Lassen sie auch nur einmal in ihrer Wachsamkeit nach, kann die Krankheit sie unkontrollierbar überwältigen.

Wohl jeder kennt diese Momente, in denen der Puls schneller wird und der Griff unsicher, sich der Magen verkrampft und die Gedanken zu rasen beginnen. Augenblicke, in denen Angst uns übermannt. Bei den meisten von uns geschieht das allerdings nicht allzu oft, aber es kommt vor: vielleicht vor einer wichtigen Präsentation im Büro oder auf dem Weg durch einen dunklen Park oder beim Anblick einer Gruppe grölender, angetrunkener Männer.

Für manche Menschen aber bleibt es nicht bei gelegentlichen Momenten der Angst. Sie erleben das peinigende Gefühl viel intensiver und häufiger, teils sogar täglich.

Bei ihnen ist diese urmenschliche Empfindung zur ernsthaften Krankheit geworden: zu einem unerwünschten, manchmal ständigen Begleiter im Alltag, der ein normales Leben nicht selten unmöglich macht.

Hinzu kommt: Ängste belasten nicht nur die Seele. Werden Menschen wieder und wieder von ihnen gepackt, entwickeln sie wahrscheinlich irgendwann auch körperliche Beschwerden.

Denn im Moment der Panik strömt Adrenalin durch die Adern, treibt den Puls an, lässt Magen und Darm verkrampfen. Angstkranke leiden daher häufig an Herzrhythmusstörungen, Atemnot, Schwindel, Verdauungsproblemen oder chronischer Erschöpfung.

Um zu bestimmen, ob sich das quälende Gefühl zu einer Störung ausgewachsen hat, ob aus normaler Furcht eine Erkrankung geworden ist, prüfen Experten vier Kriterien:

I. Die Angst hält unangemessen lange an oder tritt ohne ausreichenden Grund auf. Betroffene fürchten sich womöglich davor, in einem Auto chauffiert zu werden, obwohl die Straße leer ist und der Fahrer keine Fehler macht.

II. Sie lässt sich nicht kontrollieren. Menschen mit einer Angststörung erleben oft, dass sich die Angst unvermutet steigert und mitunter in einen Panikanfall umschlägt.

III. Sie erzeugt Leidensdruck. Betroffene können das Gefühl der Angst nur schwer ertragen, fühlen sich elend, leiden in der Folge an ernsten körperlichen Beschwerden.

IV. Die Angst schränkt ein. Personen werden immer weniger handlungsfähig, die Furcht hindert sie etwa daran, unter Menschen zu gehen und eine Betriebsfeier zu besuchen.

Worauf sich krankhafte Angst im Einzelfall bezieht, ist ähnlich individuell wie unser Empfinden von Glück.

Um die Vielfalt der Ängste zu ordnen, unterscheiden Forscher vor allem fünf Typen von Angststörungen:

• **Spezifische Phobien.** Eigentlich ungefährliche Objekte, etwa Spinnen, oder bestimmte Situationen, beispielsweise eine Fahrt im Fahrstuhl, lösen unerträgliche Angst aus;

• **Soziale Phobie.** Patienten plagt die Angst, von anderen beobachtet und negativ bewertet zu werden;

• **Agoraphobie.** Die Furcht, an öffentlichen Orten oder in bestimmten Situationen von Angst übermannt zu werden und nicht rechtzeitig Hilfe zu bekommen, wird übermächtig;

• **Panikstörung.** Patienten fühlen sich oft plötzlich in Lebensgefahr – meist ohne erkennbaren Anlass;

• **Generalisierte Angststörung.** Permanent begleiten intensive Sorgen und Befürchtungen den Alltag.

Bei den weitaus meisten der behandelten Angstpatienten diagnostizieren Ärzte eine Spezifische Phobie. Doch auch die anderen Formen von Angsterkrankungen sind keine Seltenheit. Experten nehmen an, dass mehr als 30 Millionen Deutsche unter einer Angststörung leiden. Und auch weltweit ist das Leiden in verschiedenen Ländern und Kulturen verbreitet.

Schätzungsweise bis zu 25 Prozent aller Menschen sind mindestens einmal im Leben betroffen. Statistisch betrachtet muss also fast jeder Vierte damit rechnen, einmal von übermäßiger Furcht geplagt zu werden.

Frauen betrifft dieses Problem etwa doppelt so häufig wie Männer. Über die Gründe dafür herrscht unter Wissenschaftlern keine Einigkeit. Für viele Fachleute spiegelt das Ungleichgewicht zwischen den Geschlechtern lediglich die Tatsache wider, dass Frauen eher bereit sind, einen Spezialisten aufzusuchen – und somit eher von den Statistiken erfasst werden. Sicher ist: Angststörungen zählen neben Depression und Alkoholabhängigkeit zu den häufigsten psychischen Leiden.

Wovor Menschen eine übersteigerte Angst entwickeln, hängt auch vom kulturellen Umfeld ab. In Japan oder Südkorea, wo soziale Harmonie höher gestellt wird als das Individuum, quält Menschen oft in übermäßiger

Die realen Bedrohungen werden weniger, doch die Ängste nehmen zu

Weise die Sorge, Mitbürger durch Körpergeruch, Blicke, Erröten, Blähungen oder unpassende Kleidung zu belästigen. In westlichen Ländern dagegen, wo vor allem die Leistung des Einzelnen hochgeschätzt wird, fürchten viele Angstpatienten, sich durch Aussagen oder merkwürdiges, womöglich peinlich wirkendes Verhalten zu blamieren.

In Afrika entwickeln recht viele Heranwachsende übermäßige Angst vor Gefahren aus der Wildnis, etwa vor

Panik

Wie sehr krankhafte Furcht das Dasein zur täglichen Qual machen kann, ist für Gesunde nur schwer vorstellbar

Raubtieren. Junge Australier haben vergleichsweise große Sorgen, sich zu verlaufen oder Opfer eines Einbruchs zu werden. Und in den USA fürchten sich relativ viele Angstpatienten vor Clowns (Beobachter führen das unter anderem auf Horrorclowns sowie den Fall eines Serienmörders zurück, der als Spaßmacher verkleidet auftrat).

Doch das Umfeld beeinflusst nicht nur, *wovor* sich Menschen fürchten – sondern offenbar auch, *wie viele* von Angst gequält werden. Vergleicht man Zahlen aus weltweiten Untersuchungen, fällt auf, dass mehr Europäer und Nordamerikaner von Ängsten geplagt werden als Asiaten oder Bewohner des Nahen Ostens und Afrikas.

Viele Studien liefern außerdem Hinweise darauf, dass seit dem Zweiten Weltkrieg immer mehr Menschen in den Industriestaaten von Ängsten heimgesucht werden. Seit den 1990er Jahren hat sich die Anzahl der Betroffenen manchen Untersuchungen zufolge auf einem hohen Niveau stabilisiert.

Es wirkt paradox: Menschen in der westlichen Welt haben heute mehr Freizeit als je zuvor, sie leben sicherer, gesünder und wohlhabender. Und doch nimmt die Zahl der Angsterkrankten offenbar zu. Es scheint, als fürchteten sich die Menschen umso mehr, je weniger ihr Leben bedroht ist, etwa von Hunger oder Gewalt.

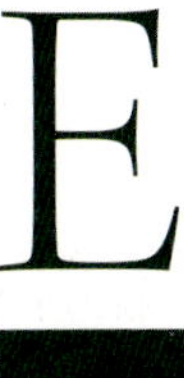

Experten streiten auch hier über die Gründe. Manche zweifeln die Methodik der Studien an, die zu diesem Schluss kommen. So sei es unter anderem sehr schwierig, Angst in verschiedenen Ländern zu vergleichen, weil Menschen das Gefühl sehr unterschiedlich beschreiben. Nigerianer beispielsweise sprechen mitunter von „Insekten, die durch den Kopf krabbeln".

Es könnte also sein, dass Forscher mancherorts gar nicht alle Angstbeschreibungen als solche erkennen.

Ebenso könnte die steigende Zahl von Erkrankten auch nur ein Hinweis darauf sein, dass Mediziner und Psychologen den Leiden heute mehr Aufmerksamkeit widmen als zu früheren Zeiten. Schon moderate Ängste werden in der modernen Leistungsgesellschaft oft nicht mehr als zeitweiliges – also vorübergehendes – Unbehagen akzeptiert, sondern als krankhaft und therapiebedürftig erachtet.

Doch trotz dieser Skepsis gehen viele Spezialisten davon aus, dass derzeit ein Faktor des Alltags in den Industrienationen die Widerstandskraft der Menschen gegen Angst ganz besonders schwächt – nämlich anhaltender psychischer Druck.

Mit einem Wort: Stress.

Viele der in den Industrienationen lebenden Menschen fühlen sich chronisch überfordert. Sie hasten von Termin zu Termin; sie sorgen sich um ihren Arbeitsplatz, das Alter, die Ein-

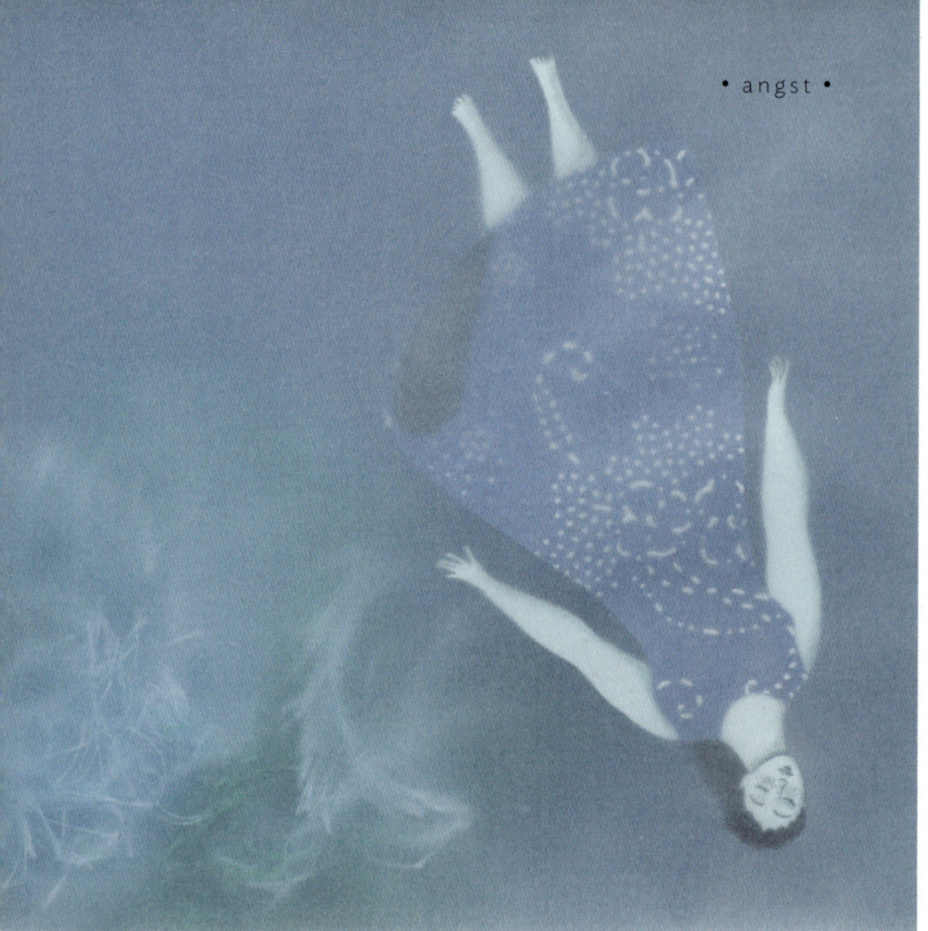

Hilflosigkeit

Manchmal steigern sich die Ängste so immens, dass ein normaler Alltag nicht mehr möglich ist

Die Neigung zu Ängsten zeigt sich in manchen Familien gehäuft

samkeit – und wähnen sich in einer sich rasant wandelnden Welt unsicher.

Die ständige Anspannung kann dramatische Auswirkungen auf das Gehirn haben. Unter anhaltendem Druck wird der Körper zunehmend mit Stresshormonen geflutet, die das Denkorgan direkt beeinflussen. Forscher vermuten, diese Botenstoffe könnten bewirken, dass Zellen in Hirnregionen verkümmern, die für das Langzeitgedächtnis und die rationale Bewertung von Situationen zuständig sind.

Manchen Betroffenen fällt es nach und nach immer schwerer, Situationen vernünftig einzuschätzen und Positives in Erinnerung zu behalten.

Stattdessen übernimmt die Amygdala, das „Angstzentrum" im Kopf, zunehmend die Kontrolle über das Fühlen und Denken. Zudem ist das Gehirn immer weniger in der Lage, die Ausschüttung von Stresshormonen zu regulieren, sodass immer mehr Botenstoffe ins Blut gelangen: Eine unheilvolle Spirale kommt in Gang, die zu psychischen Störungen führen kann.

Erwiesen ist, dass Stress häufig Depressionen oder schwere Erschöpfungszustände auslöst, mitunter auch einen Burnout. Eine Studie zeigt, dass Überlastung bei der Arbeit – etwa durch fordernde Chefs oder ständige Überstunden – der Auslöser für rund die Hälfte aller Angststörungen ist.

Wer sich ängstigt, gerät in ein Dilemma: Die quälenden Sorgen sind real, doch sie bleiben oft diffus. Trotzdem sind sie ihm immer bewusst, nagen an ihm, höhlen ihn gleichsam aus und beherrschen Denken und Handeln.

Die Angst macht den Alltag zur Hürde, verbaut den Weg zu Zielen, erstickt die Daseinsfreude. Und sie verschlimmert andere Leiden der Seele noch weiter.

Wenn chronisch ängstliche Menschen etwa depressiv werden, was leicht geschieht, fallen sie oft besonders tief in die Schwermut. Sie reagieren schlechter auf Therapien und begehen häufiger Suizid.

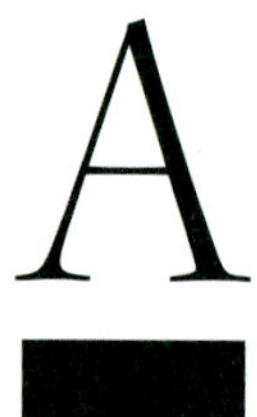

Augenfällig ist aber: Das moderne Leben verunsichert nicht alle Menschen gleichermaßen; nicht jeden befallen permanente Besorgnis oder extreme Furcht. Vielmehr zeigt sich die Neigung dazu oft in bestimmten Familien: In manchen ist fast jeder Angehörige überängstlich, in anderen kein einziger.

Von zehn Kindern, die in angstfreien Familien geboren werden, entwickelt nur eines später eine Angststörung. Aber es sind bis zu acht in solchen Familien, in denen die meisten nahen Verwandten bereits krankhaft furchtsam waren oder sind.

Manche Forscher glauben, dass sich diese Kinder gewissermaßen mit Angst anstecken. Ziehen Eltern etwa ihr Kind immer besorgt vom Klettergerüst weg, verbieten sie dem Teenager, abends noch mit der U-Bahn zu fahren, suggeriert dieses Verhalten dem Nachwuchs, dass die Welt gefährlich ist – und er übernimmt diese Sicht oft unbewusst. Das kann der Nährboden sein für übersteigerte Ängste im Erwachsenenalter.

Panik und Phobien

Anhand klar definierter Kriterien können Psychologen, Psychiater und Therapeuten ermitteln, wann das quälende Gefühl der Angst zu einem krankhaften Leiden der Psyche wird. Sie unterscheiden fünf häufige Formen von Störungen

Generalisierte Angststörung

Jeder Mensch hat mitunter Sorgen. Doch bei manchen beherrschen sie den Alltag. Die Betroffenen fürchten um ihre Arbeit, ihre Familie, die Gesundheit. Mitunter erscheint ihnen jede Kleinigkeit als beängstigend. Unter dieser Generalisierten Angststörung leiden etwa zwei Prozent der Deutschen. Sie fühlen sich pausenlos angespannt, sind rasch erschöpft, reizbar, vermögen sich kaum zu konzentrieren, haben Schlafstörungen. Die Symptome ähneln häufig denen einer Depression.

Doch anders als bei krankhaft Schwermütigen richten sich die bedrängenden Gedanken bei Patienten mit genereller Angst vornehmlich auf die Zukunft. So vergewissern sie sich mehrmals täglich bei Verwandten oder Freunden, ob die wohlauf sind. Andere suchen nach Ablenkung, kochen oder putzen unablässig, um die Sorgen wenigstens einen Augenblick lang zu vergessen.

Psychologen nehmen an, dass viele Betroffene schon früh in ihrem Leben eine verzerrte Weltsicht erworben haben, zum Beispiel weil die Eltern eher pessimistisch in die Zukunft blickten. Übermäßiger Stress oder ein belastendes Ereignis wie ein Unfall, eine schwere Krankheit oder der Tod eines Angehörigen können dann den Anstoß dafür geben, dass der Betroffene sich nicht mehr von Befürchtungen zu lösen vermag.

Panikstörung

Plötzlich pocht das Herz, scheint die Luft knapp, läuft Schweiß am Rücken entlang: Panik ergreift Körper und Geist. Doch ist dieser Zustand nicht – wie so oft bei anderen Menschen – der Vorbote einer lebensbedrohlichen Situation, sondern das typische Anzeichen extremer Angst. Der Betroffene fürchtet zu ersticken, einen Herzinfarkt zu erleiden, gar zu sterben. Meist klingen die Symptome nach bis zu 30 Minuten wieder ab. Diese Panikanfälle können völlig überraschend auftreten, in den meisten Fällen werden sie jedoch durch gefürchtete Situationen (zum Beispiel Menschenmengen) oder Objekte (etwa bestimmte Tiere) ausgelöst.

Etwa jeder elfte Erwachsene erlebt mindestens einmal in seinem Leben einen solchen Anfall, bei jedem zweiten Betroffenen kommt es irgendwann zu einem weiteren Ausbruch. In der Regel grübeln diese Menschen darüber nach, was die Symptome wohl zu bedeuten haben, und versuchen, einer neuen Panik vorzubeugen. Spüren sie eines Tages auch nur den Hauch einer Aufregung, kann daraus ein erneuter Anfall erwachsen und auch eine krankhafte Panikstörung entstehen. Betroffene erleiden solche Attacken dann immer wieder und ohne erkennbaren äußeren Anlass.

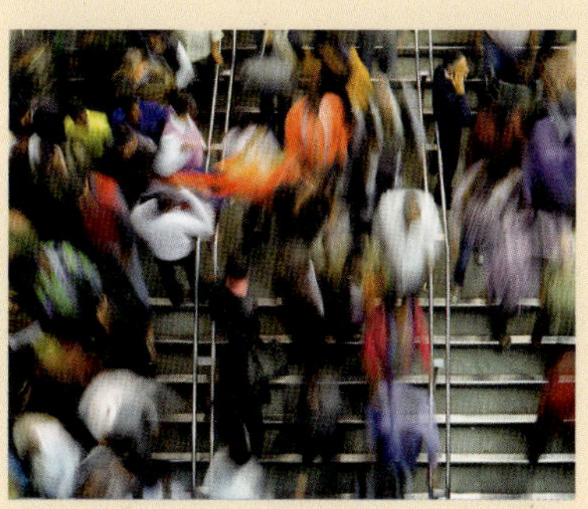

Die Furcht vor Menschenansammlungen kann so weit gehen, dass Betroffene nicht mehr das Haus verlassen

Spezifische Phobien

Eine Spinne im Fahrradschuppen, eine Spritze beim Arzt oder der Blick aus der obersten Etage eines Hochhauses: Eigentlich ungefährliche Objekte oder Situationen können bei einigen eine unerträgliche Angst auslösen. Sie glauben, die Kontrolle zu verlieren, manche wähnen sich gar in Lebensgefahr. Etwa jeder zehnte Erwachsene in Deutschland leidet zumindest zeitweilig an einer solchen Spezifischen Phobie.

Die Angstmacher können äußerst vielfältig sein. Manche Patienten ängstigen sich übermäßig vor Wasser, andere vor dem Erbrechen. Doch die Mehrheit der Spezifischen Phobien richtet sich gegen Tiere wie Spinnen, Katzen oder Hunde, gegen Flugzeuge, Situationen wie Höhe oder enge Räume, aber auch gegen Blut oder Verletzungen.

Der Anblick solcher oder auch nur der Gedanke an diese Auslöser ist für Betroffene derart unerträglich, dass sie sich große Mühe geben, sie zu vermeiden. Manche nehmen kilometerweite Umwege in Kauf, nur um nicht das Schaufenster einer Zoofachhandlung passieren zu müssen, andere betreten wegen der Höhe keine Leitern, Türme oder Brücken, oder sie meiden aus Angst vor einer Spritze über Jahre den Besuch einer Arzt-

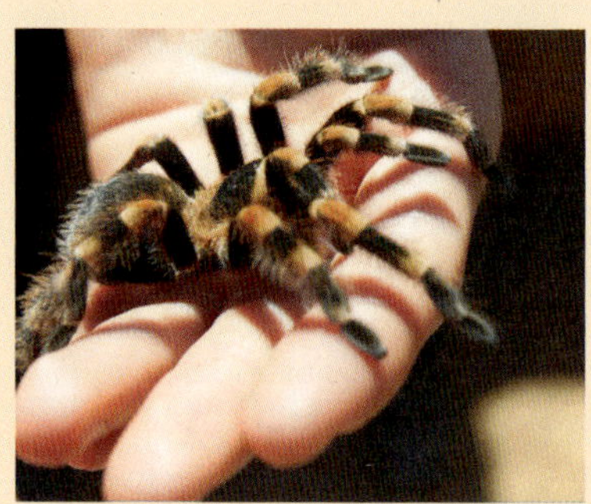

Furcht vor Spinnen ist ein evolutionäres Erbe – kann aber durch Umwelteinflüsse noch verstärkt werden

praxis, auch wenn starke Schmerzen sie plagen.

Patienten sind sich meist ihrer überzogenen Ängste bewusst. Können sie die beängstigenden Objekte oder Situationen konsequent meiden, leben sie in der Regel unbehelligt; ihre Phobie ist nicht sichtbar. Doch die Angst vor den phobischen Reizen kann sich steigern und die Betroffenen zunehmend und deutlich einschränken, im schlimmsten Fall ein normales Leben unmöglich machen. Sie werden immer weniger handlungsfähig, ihre körperliche und geistige Gesundheit ist gefährdet.

Viele Ängste, die sich in Spezifische Phobien verwandeln können, haben unsere Vorfahren einst vor Unheil bewahrt, etwa die Furcht vor Schlangen, Spinnen oder großer Höhe. Das allein erklärt aber nicht, weshalb manche Menschen von besonderer Furcht ergriffen werden. Fachleute gehen davon aus, dass viele Patienten von Geburt an einen Hang zur Ängstlichkeit haben. Welcher Reiz die unerträgliche Qual auslöst, wird oftmals individuell erlernt: Reagiert eine Mutter etwa stets ängstlich auf Ratten, so lernt ihr Kind, dass von den Tieren eine Gefahr auszugehen scheint.

Auch einmalige Ereignisse können die Furcht im Gehirn des Patienten verankern: Wem etwa im Kindesalter in großer Höhe einmal besonders übel wurde, der kann diesen Schrecken derart verinnerlichen, dass ihn künftig Angst befällt, wenn er in die Höhe steigt.

Soziale Phobie

Weit verbreitet ist die Furcht davor, in bestimmten Situationen im Mittelpunkt zu stehen, von anderen Menschen negativ bewertet zu werden, peinlich zu wirken oder abgelehnt zu werden. Wenn sich diese Angst übermäßig verstärkt und die Befürchtungen das Leben des Betroffenen beherrschen, womöglich sein Verhalten am Arbeitsplatz maßgeblich beeinflussen oder er generell berufliche oder private Kontakte zu meiden beginnt, entfaltet sich eine Soziale Phobie. Etwa drei Prozent der Bevölkerung erkranken an diesem Leiden.

Betroffene wissen meist sehr wohl, dass ihre Ängste übertrieben sind. Sie beobachten die körperlichen Symptome an sich äußerst aufmerksam. Jedes Erröten, Schwitzen oder Zittern registrieren sie derart sensibel, dass daraus die Überzeugung erwächst: Auch die anderen sehen, wie unsicher und verängstigt ich mich fühle.

In der Folge beginnen Sozialphobiker, sich selbst einzuschränken. Sie verzichten beispielsweise auf eine Ausbildung, ein Studium, einen Job, sind überdurchschnittlich oft arbeitslos. Auch das Privatleben ist betroffen: Sie weichen Feiern aus – oder stehen sie nur mit Mühe durch. Allem, was sie mit beobachtenden Menschen in Kontakt bringen könnte, bleiben sie fern. Deshalb ist die soziale Phobie häufig erst der Auslöser weiterer Erkrankungen, etwa einer Sucht oder einer Depression.

Viele Betroffene können sich an ein konkretes Ereignis in ihrer Kindheit erinnern, mit dem alles begann. Sie wurden beispielsweise von Mitschülern drangsaliert oder bei einem Vortrag ausgelacht.

Agoraphobie

Meist kommt Angst plötzlich in der Öffentlichkeit auf, in einem Einkaufszentrum, auf dem Markt, im Kino oder in der U-Bahn. Betroffene meiden zunächst den Platz des Geschehens, später auch ähnliche Orte. Am Ende fürchten sie alle Ansammlungen von Menschen, auch Reisen in fremde Länder: Situationen also, in denen sie im Notfall womöglich nicht rasch genug Hilfe erhalten würden oder sich nicht schnell zurückziehen könnten.

Verknüpfen Patienten die Angst vor einem Panikanfall derart mit öffentlichen Räumen oder bestimmten Situationen, leiden sie an einer Agoraphobie (von griech. *agorá*, „Marktplatz"). Etwa vier Prozent der Bundesbürger sind davon betroffen. Manche verlassen aus Angst vor einem erneuten Anfall nicht mehr allein das Haus.

Wie bei den Spezifischen Phobien gehen Forscher davon aus, dass Menschen mit einer Agoraphobie oft generell ängstlich veranlagt sind und deshalb zu unverhältnismäßig starker Furcht neigen. Viele Betroffene haben als Kind zudem schwere Atemwegserkrankungen durchlitten, was ihre Aufmerksamkeit für körperliche Symptome erhöht hat. Aber auch aktuelle Erkrankungen sowie hormonelle Veränderungen können einen ersten Anfall auslösen – der dann hineinführt in die Spirale der Angst.

Jana Hauschild

Aber bisweilen wird der Hang zur Ängstlichkeit schon geformt, bevor ein Neugeborenes erstmals Atem holt. Forscher haben Gene identifiziert, die die Wahrscheinlichkeit erhöhen könnten, dass sich im Erwachsenenalter eine Angststörung entwickelt.

Auch ein traumatisches Erlebnis kann die Aktivität des Erbguts derart beeinflussen, dass offenbar noch die nachfolgende Generation eine stärkere Anfälligkeit für Angststörungen zeigt. Die Angst auslösende Situation hinterlässt winzige biochemische Veränderungen, die mitbestimmen, in welcher Weise das Erbgut den Organismus steuert.

Gefunden haben Forscher solche Modifizierungen zum Beispiel an den Genen von Überlebenden der NS-Konzentrationslager. Auch bei den Söhnen und Töchtern der Traumatisierten, sogar bei ihren Enkeln entdeckten die Wissenschaftler epigenetische Variationen, die sie für stärkere Reaktionen auf Stress und ein höheres Risiko für Angsterkrankungen prädestinierten.

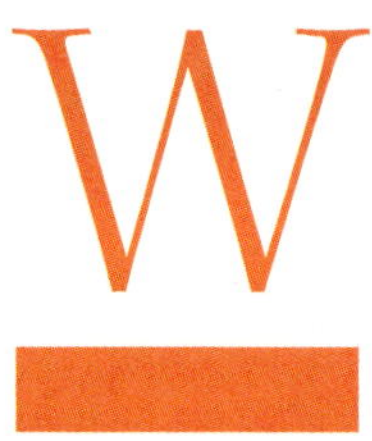

Wird Angst also von Generation zu Generation weitergegeben, gewissermaßen wie ein Fluch?

So dramatisch ist es nicht, sagen Forscher. Vielmehr wird aus einem Kind vermutlich vor allem dann ein ängstlicher Mensch (und womöglich später ein Angstpatient), wenn beides zusammenkommt: Wenn es einerseits Gene oder biochemische Veränderungen erbt, die seinen Hang zur Furcht erhöhen können. Und wenn es zusätzlich Erfahrungen macht, die diese Veranlagung verstärken. Wenn es also beispielsweise bei eher ängstlichen Eltern aufwächst, in jungen Jahren den Tod eines Menschen erlebt, bei einem Unglück eine seelische Erschütterung erleidet oder gar misshandelt wird.

Niemand ist durch seine Herkunft zur Angst verdammt; darin sind Wissenschaftler sich einig. Doch wenn sich die Furcht erst einmal zur Krankheit ausgeweitet hat, quält sie den Betroffenen oft über lange Zeit, unbehandelt manchmal für immer.

Viele Patienten durchlaufen dabei gewissermaßen eine Karriere der Angst: Sie erleben sie im Verlauf des Lebens in verschiedenen Spielarten.

Anfangs mag ihre Furcht noch durchaus normal sein: Als Babys fremdeln sie bei Kontakt mit Unbekannten. Später dann folgt (mit etwa zehn bis 18 Monaten) oft eine Phase, in der sie panisch auf jede Trennung von den Eltern reagieren.

Das alles sind Ängste, die bei den meisten Kindern im Alter von zwei oder drei Jahren wieder verschwinden.

Im Vorschul- und Schulalter entfalten viele Kinder spezifische Phobien, etwa vor Hunden, Geistern, Gewittern. Später verlagern sich die oft auf soziale Situationen. Als Teenager fürchten sie, dass andere sie auslachen oder ablehnen könnten.

Diese Ängste lassen sich auf die eine oder andere Weise bei fast jedem Heranwachsenden beobachten und legen sich meist wieder. Doch manchmal sind die Furchtreaktionen besonders stark. Und bei etwa jedem dritten Kind, so schätzen manche Experten, verschwinden sie nicht wieder – eine Angsterkrankung entsteht.

Hält eine solche Störung länger an, kann sich das Leiden sogar noch verschärfen. Einige der Betroffenen geraten in eine regelrechte Abwärtsspirale, in der die Angst immer mehr Raum in ihrem Leben fordert und zudem weitere Formen annimmt.

So meidet ein Patient anfänglich vielleicht nur Hunde. Doch im Verlauf der Zeit entwickelt er womöglich auch Anzeichen einer Panikstörung, schließlich zusätzlich eine Agoraphobie.

Aber es gibt heute viele Möglichkeiten, krankhaft übersteigerte Furcht zu behandeln. Ärzte und Psychologen haben zahlreiche Therapien entwickelt, die Ängste lindern können. Vergleichsstudien zeigen: Eine Verhaltenstherapie ist oft besonders wirksam.

Um aber gar nicht erst in die Spirale der Angst hineinzugeraten, empfehlen Fachleute, auch vorbeugend auf die Psyche einzuwirken. Denn bisweilen tragen schon kleine Veränderungen der Lebensweise dazu bei, die Seele robuster zu machen gegen überwältigende Gefühle wie die Angst.

Helfen kann dabei alles, was geeignet ist, um Stress abzubauen: etwa ausreichend Bewegung, vollwertige Ernährung oder regelmäßiger Schlaf.

Natürlich kann eine gesunde Lebensweise die Betroffenen nicht gänzlich von ihren Leiden befreien. Aber sie kann in vielen Fällen verhindern, dass die Angst die Macht über einen gewinnt. ◂

Zahlreiche **Therapien** können **quälende Ängste** lindern

GUT ZU WISSEN

Evolution

Ängste sollen den Menschen davor bewahren, zu große Risiken einzugehen, und helfen, Gefahren rechtzeitig zu erkennen.

Trauma

Ein schlimmes Erlebnis kann Veränderungen im Erbgut hinterlassen, die auch die Nachkommen anfälliger für Ängste macht.

Statistik

Schätzungen zufolge leiden 30 Millionen Deutsche unter einer Angststörung.

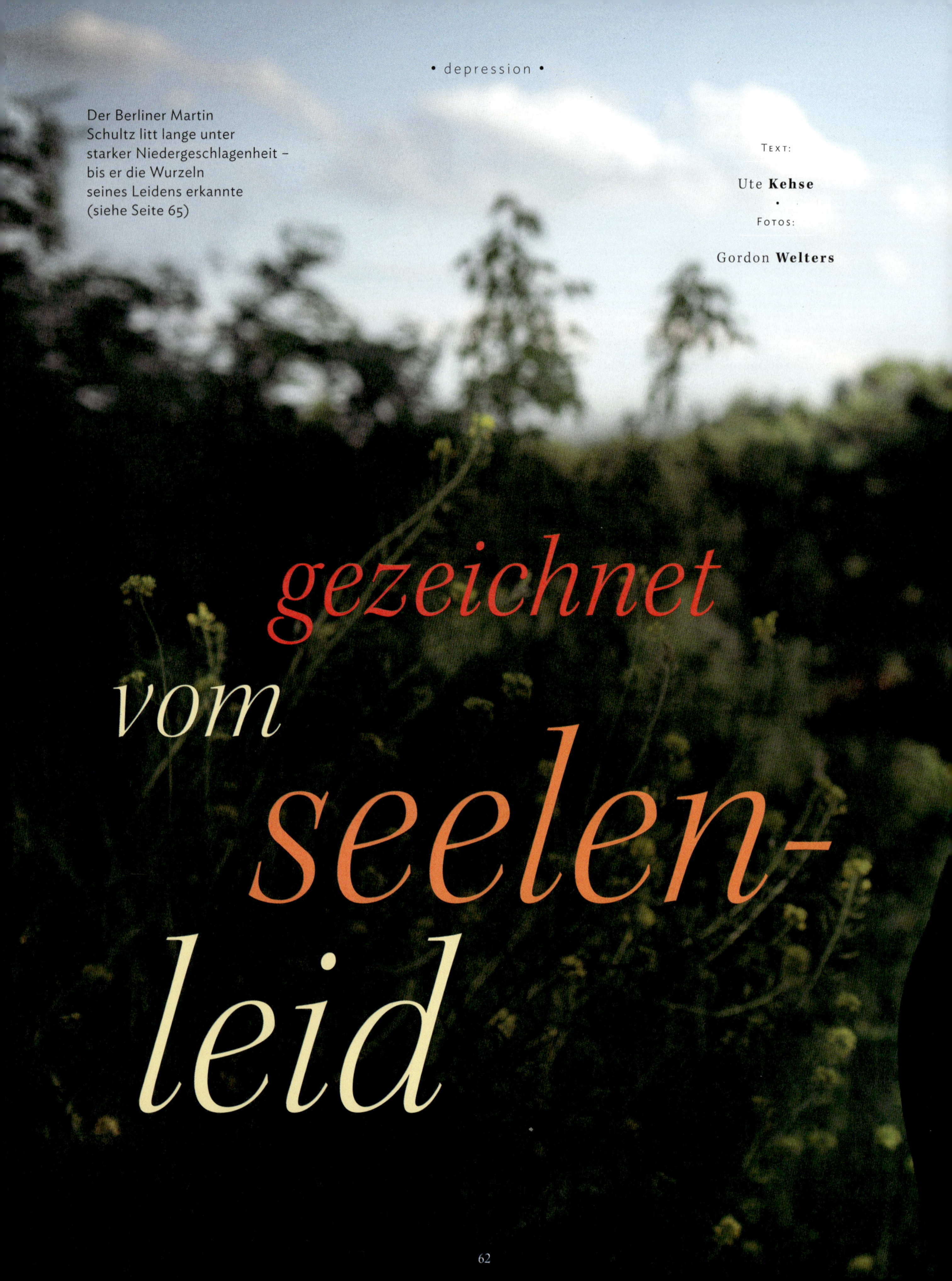

Der Berliner Martin Schultz litt lange unter starker Niedergeschlagenheit – bis er die Wurzeln seines Leidens erkannte (siehe Seite 65)

TEXT:

Ute **Kehse**

•

FOTOS:

Gordon **Welters**

gezeichnet vom seelen-leid

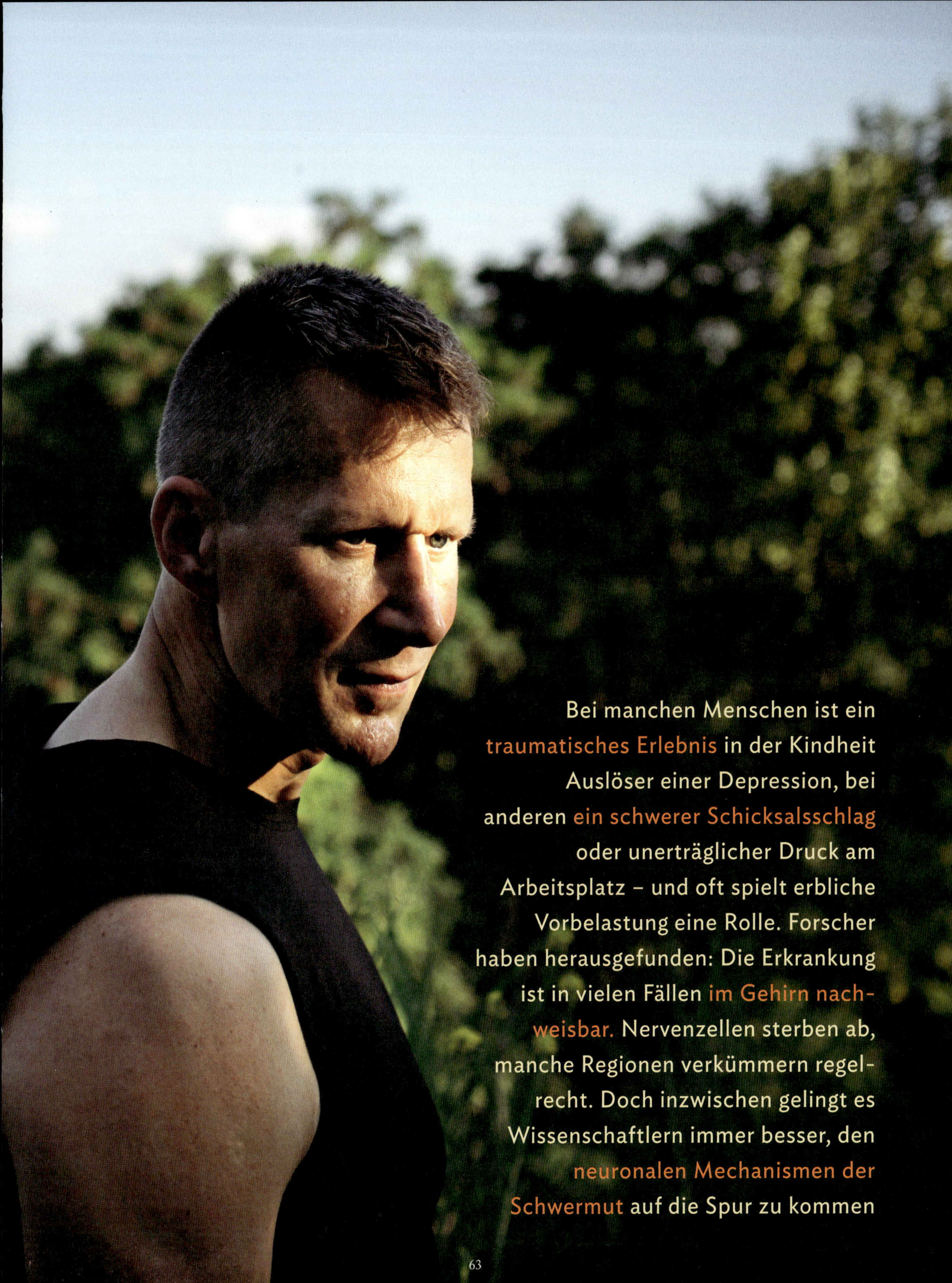

Bei manchen Menschen ist ein traumatisches Erlebnis in der Kindheit Auslöser einer Depression, bei anderen ein schwerer Schicksalsschlag oder unerträglicher Druck am Arbeitsplatz – und oft spielt erbliche Vorbelastung eine Rolle. Forscher haben herausgefunden: Die Erkrankung ist in vielen Fällen im Gehirn nachweisbar. Nervenzellen sterben ab, manche Regionen verkümmern regelrecht. Doch inzwischen gelingt es Wissenschaftlern immer besser, den neuronalen Mechanismen der Schwermut auf die Spur zu kommen

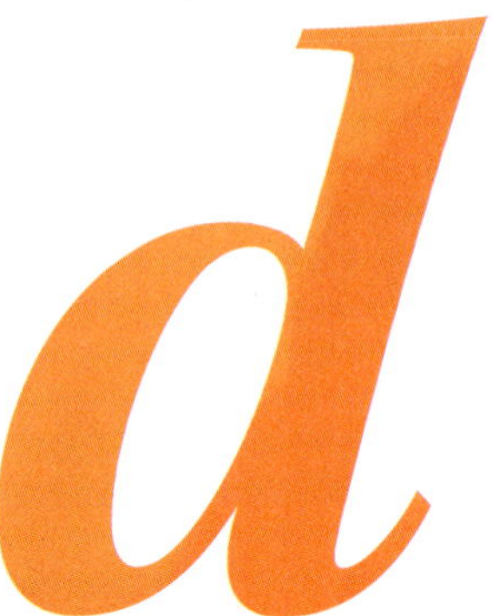

Das Tief, sagt Katrin Hafemann, kommt immer mit Ankündigung. Es gebe meist diesen einen Moment, von dem an es bergab gehe.

So wie beim letzten Mal, einige Monate ist das nun her: Ein Bekannter, dessen Frau schwanger war, zeigte Katrin Hafemann ein Ultraschallbild seines ungeborenen Kindes – wie man es eben macht, wenn man stolz auf den Familienzuwachs ist und andere Menschen daran teilhaben lassen möchte.

Katrin Hafemann wusste, was von ihr erwartet wurde: dass sie sich freute über das Wesen, das dort heranwuchs. Aber sie konnte nicht.

Das verschwommene Foto habe sie zu sehr an die Zeit vor acht Jahren erinnert, sagt die Buchhalterin aus Ingolstadt. Damals war Katrin Hafemann 27 und selber schwanger. Es war jene Zeit, als sie binnen weniger Wochen die Freude am Leben verlor.

Sie sei damals regelrecht süchtig nach ihrer Arbeit gewesen, sagt sie. Das Kind in ihrem Bauch empfand sie als Bedrohung, es fühlte sich an, als ob sie bald keine wertvolle Aufgabe mehr habe im Leben. Sieben Monate lang war ihr zumeist übel; wenn sie abends aus dem Büro kam, erbrach sie sich.

Dass sie Mutter werden würde, verdrängte sie. Es störte sie, wenn sich der Fötus in ihrem Körper bewegte, wenn er gegen die Bauchdecke trat.

Solche Schwermut tritt häufig bei Schwangeren oder jungen Müttern auf. Doch meist verfliegt sie und wächst sich nicht zu einer Depression aus. Anders bei Katrin Hafemann.

In den ersten Monaten nach der Geburt empfand sie keinerlei Zuneigung zu ihrer Tochter. Sie versuchte ihr Kind zu stillen, aber sie konnte es nicht; die körperliche Nähe war ihr zu groß. Sie habe einfach nur funktioniert, gewickelt und gefüttert, erinnert sie sich. Habe einen Ratgeber nach dem anderen gelesen und gedacht, sie könne aus Büchern lernen, wie eine perfekte Mutter zu sein hat.

Dennoch hatte sie ständig Angst, etwas falsch zu machen, zu versagen. Ihr war klar: So geht es nicht weiter.

Fünf Wochen nach der Geburt der Tochter ließ sich Katrin Hafemann in eine psychiatrische Klinik einweisen; das Baby blieb bei ihrem Mann und den Großeltern.

Anfangs schaffte sie es nicht einmal, den Namen ihrer Tochter auszusprechen, redete nur von „dem Kind“, mochte sich keine Babyfotos ansehen. Erst nach vielen Gesprächen, einer Verhaltenstherapie und dem Einsatz von Psychopharmaka gelang es ihr, die Tochter zu akzeptieren.

Wieder zu Hause, fiel es ihr anfangs dennoch schwer, ganze Tage mit dem Baby allein zu sein. Erst nach einem Jahr, als das Mädchen anfing zu krabbeln und zu reden, als die Kleine nicht nur Liebe einforderte, sondern auch zurückgab, begann Katrin Hafemann ihre Mutterrolle anzunehmen.

Doch die Tiefs kommen immer mal wieder. Das Ultraschallbild neulich, so erinnert sich Katrin Hafemann, habe wie ein Auslöser gewirkt, erst den Selbstzweifel hervorgerufen, danach den Hass. Und diese Gedanken: „Ich bin so schlecht, ich kann nichts.“

Wenn sie beschreibt, wie sich eine Depression anfühlt, sagt sie: „Es ist, als hätte ich keine Schädeldecke mehr, als würden sich die Gedanken stapeln bis in den Himmel.“

Weshalb es ausgerechnet sie traf, das konnten die Ärzte nicht mit letzter Gewissheit sagen. Sie hatte zuvor nicht

Die Depression ist kein vorübergehendes Tief, sondern eines der komplexesten Leiden überhaupt

Sehen, was wirklich ist

Martin Schultz, 47, Projektmanager aus Berlin

Selbst der Rückspiegel im Auto ist jahrelang ein Problem für Martin Schultz. Erst recht der Spiegel im Badezimmer – und auch jene im Kaufhaus, wenn er als Jugendlicher neue Hosen oder Pullover braucht. Martin Schultz hat Angst vor dem eigenen Gesicht, fühlt sich entstellt, obwohl er für diesen Eindruck gar keinen Grund hat. Er kann sich nicht vorstellen, dass ihn andere attraktiv finden könnten, und zieht sich während der Schulzeit immer mehr zurück, ist oft niedergeschlagen, meidet Menschen. So lebt er auch, als er Verwaltungswissenschaften studiert.

Mit 31 Jahren liest Schultz zufällig von einer Erkrankung namens „körperdysmorphe Störung“: dem Empfinden, dass der eigene Körper entstellt ist.

„Ich ahnte bis dahin nicht einmal, dass ich krank war“, sagt er. „Ich dachte tatsächlich, ich sehe schrecklich aus, würde mich deswegen nicht leiden können und müsste damit leben.“

Ein Arzt diagnostiziert außerdem Dysthymie, eine Art chronische Depression, die zwar nicht stark ausgeprägt ist, jedoch immer wieder zu Niedergeschlagenheit führt.

In einer tiefenpsychologisch fundierten Psychotherapie dringt Schultz zu den Wurzeln seines Leidens vor: Beide Eltern hatten ebenfalls depressive Phasen, gaben ihm höchstwahrscheinlich eine entsprechende Veranlagung mit. Und konnten ihm kaum positive Impulse für sein Leben vermitteln.

Das Wissen um seine Erkrankung habe ihm geholfen, die körperdysmorphe Störung zu überwinden, sagt Martin Schultz; heute könne er ohne schlechte Gefühle in den Spiegel schauen.

Gegen die Depression hat er auch ein Mittel gefunden: „Anders als viele andere Betroffene verspüre ich Lust auf Sport sogar dann, wenn sich eine depressive Phase ankündigt.“ Die Bewegung wirke auf ihn wie ein Medikament. Laufen und Radfahren, beides helfe ihm, ein seelisches Tief zurückzudrängen und die Kontrolle über sein Ich nicht zu verlieren.

Heute trainiert Martin Schultz ein bis zwei Stunden täglich, meist mit dem Fahrrad, läuft Marathondistanzen und organisiert den Berliner „Lauf für seelische Gesundheit“ sowie das Projekt „Selbsthilfe bewegt“ für Menschen mit Depressionen.

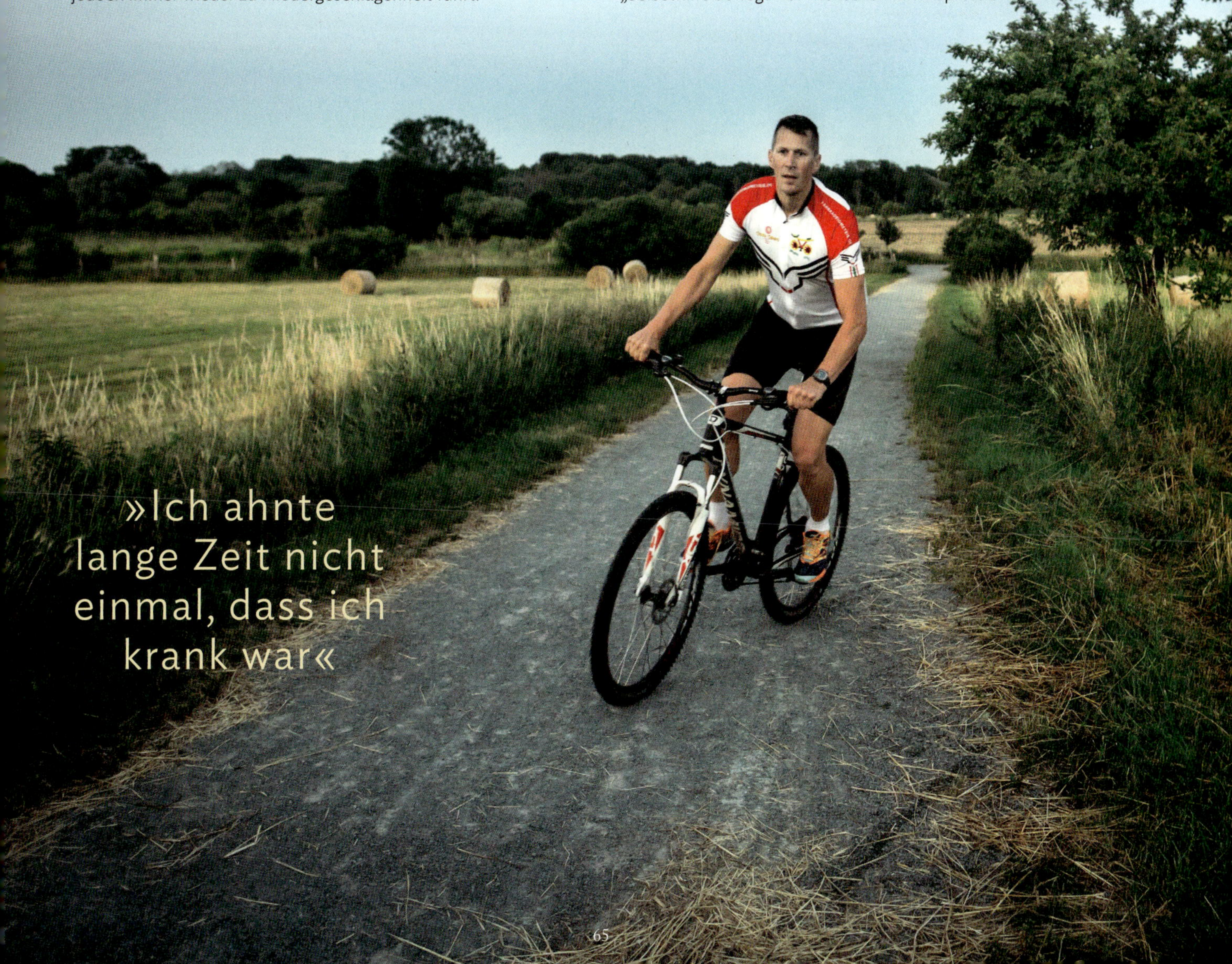

»Ich ahnte lange Zeit nicht einmal, dass ich krank war«

– wie andere Betroffene – einen schweren Schicksalsschlag erlitten, den Verlust einer geliebten Person, eine schmerzliche Trennung, Erfahrungen von Gewalt oder Missbrauch. Und sie spürt auch keinen unerträglichen Druck am Arbeitsplatz oder Mobbing.

Ohnehin gibt es oft nicht den einen ausschlaggebenden Grund für den Ausbruch des Leidens. Aber klar ist, dass es bei Katrin Hafemann, wie in vielen Fällen, eine familiäre Vorbelastung gibt: Auch ihre Mutter und ihr Bruder leiden zeitweise an Depression.

Und schon Jahre vor der Schwangerschaft war auch Katrin wegen eines depressiven Schubs in Behandlung.

Tatsächlich treten Depressionen unter nahen Verwandten oft gehäuft auf. Zwar ist noch kein einzelnes „Depressions-Gen" gefunden worden. Aber Forscher gehen davon aus, dass Besonderheiten an verschiedenen Stellen des Erbguts im Zusammenspiel für die Veranlagung verantwortlich sein könnten. Ist ein Elternteil betroffen, besteht für jedes Kind eine um 50 Prozent erhöhte Wahrscheinlichkeit, selber irgendwann zu erkranken.

Allerdings muss ein Auslöser hinzukommen, damit das Leiden tatsächlich ausbricht, sich depressive Symptome entwickeln. Bei Katrin Hafemann waren es wohl die Schwangerschaft und der mit der Mutterschaft verbundene Rollenwechsel, die einen inneren Konflikt verursachten, sie fürchten ließen, nicht mehr erfolgreich genug arbeiten zu können.

S

So unterschiedlich die individuellen Ursachen für die Erkrankung sein können, so ähnlich ist oft das Empfinden: Es ist, als legte sich ein Schatten über die eigene Seele.

Regentage wirken noch trüber als sonst, das Essen schmeckt fade, in der Magengegend macht sich ein drückendes Gefühl breit – ganz so, als hätte man eine schlechte Nachricht erhalten. Zunehmend erscheint das Leben nur als schwere Last. So oder ähnlich be-

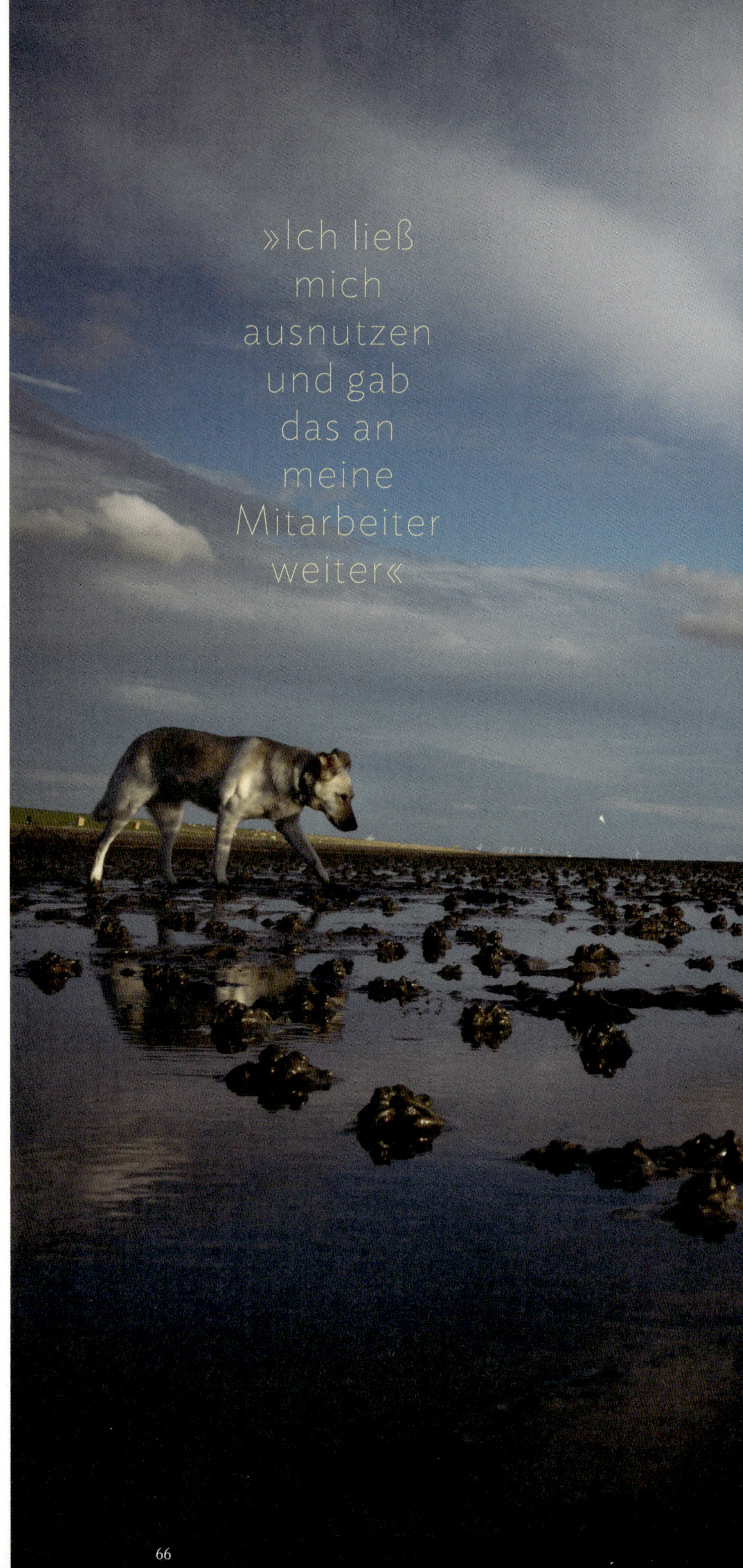

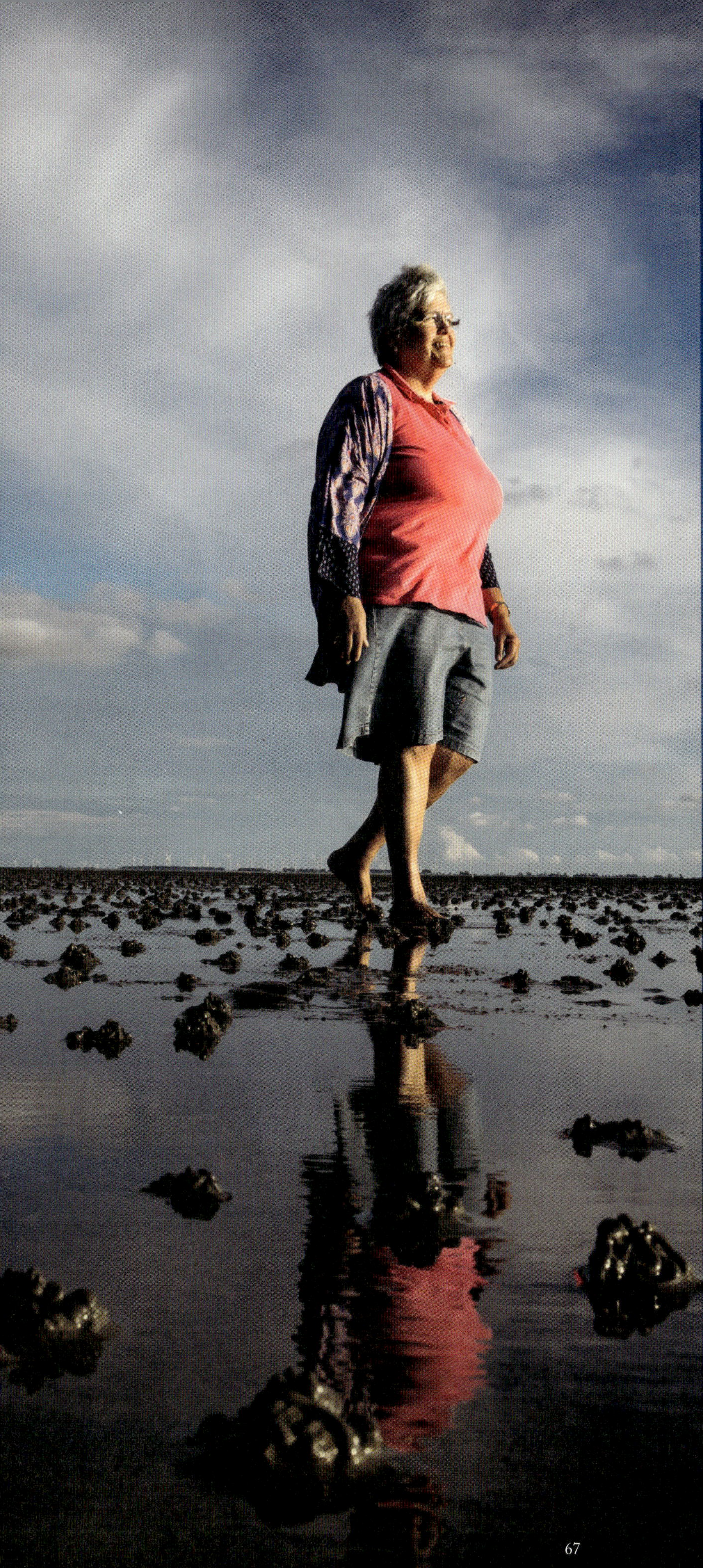

Jahre der Qual

Agnes Retzlaff, 59, Pflegefachkraft aus Schacht-Audorf bei Rendsburg

Den „Werkzeugkasten" habe sie immer dabei, sagt Agnes Retzlaff. Wenn lähmende Dunkelheit in ihr aufsteige, könne sie sich inzwischen selbst helfen. Zu ihren Hilfsmitteln zählt sie ein Medikament, aber auch das Wissen um die Ursachen ihrer Depression und die guten Erfahrungen, die sie mit einer Verhaltenstherapie gemacht hat, sowie Sport. Vor allem aber den Beistand ihres Mannes.

Begonnen hat ihre Schwermut vor sieben Jahren. Damals organisierte Agnes Retzlaff die mobilen Einsatzkräfte eines Pflegedienstes, plante, welcher Mitarbeiter wo und wie oft eingesetzt wird, kümmerte sich um das Qualitätsmanagement. Sobald sie die Vorgaben ihrer Vorgesetzten erfüllte – und das habe sie immer getan, sagt Agnes Retzlaff –, hätten die Chefs die Anforderungen erhöht. „Ich ließ mich ausnutzen", sagt sie, „und gab das an meine Mitarbeiter weiter, indem ich sie weit über das normale Maß hinaus strapazierte." Sie habe lange gegen ihre Überzeugungen gehandelt, auch aus Angst um den Arbeitsplatz.

Ihr seelischer Konflikt äußerte sich in Schlafstörungen, Sodbrennen, Magenschmerzen, Hautausschlag. An manchen Tagen sei sie im Büro so unkonzentriert gewesen, dass sie am Folgetag noch früher zur Arbeit gegangen sei, mitunter schon um vier Uhr morgens. Das wiederum habe ihre Müdigkeit verstärkt.

Sie sei verzweifelt gewesen, sagt Agnes Retzlaff, habe Suizidgedanken gehabt. Schließlich schrieb ihre Hausärztin sie krank: „Sie sind völlig ausgebrannt."

Eine Depression wurde diagnostiziert, es folgte ein Klinikaufenthalt, sie erhielt Medikamente. Schließlich begann sie eine Verhaltenstherapie. Die zielte vor allem darauf ab, ihr mangelndes Selbstwertgefühl zu verbessern. Agnes Retzlaff trainierte Entspannungsübungen, die sie bei Depressionsschüben anwenden kann – und sie beteiligte sich an einer Selbsthilfegruppe.

Trotz allem ist sie bis heute arbeitsunfähig. Ihr Mann hält jeden Stress von ihr fern, kümmert sich um die Kommunikation mit Ämtern und der Krankenkasse. Vor einem Jahr hat Agnes Retzlaff die Medikamente abgesetzt, depressive Phasen sind selten geworden. Geheilt ist sie jedoch nicht.

Nach wie vor kann jede Belastung zu einem Rückfall führen – selbst wenn es nur mehrere E-Mails mit der Bitte um schnelle Antwort sind, die sie in ihrem Postfach vorfindet.

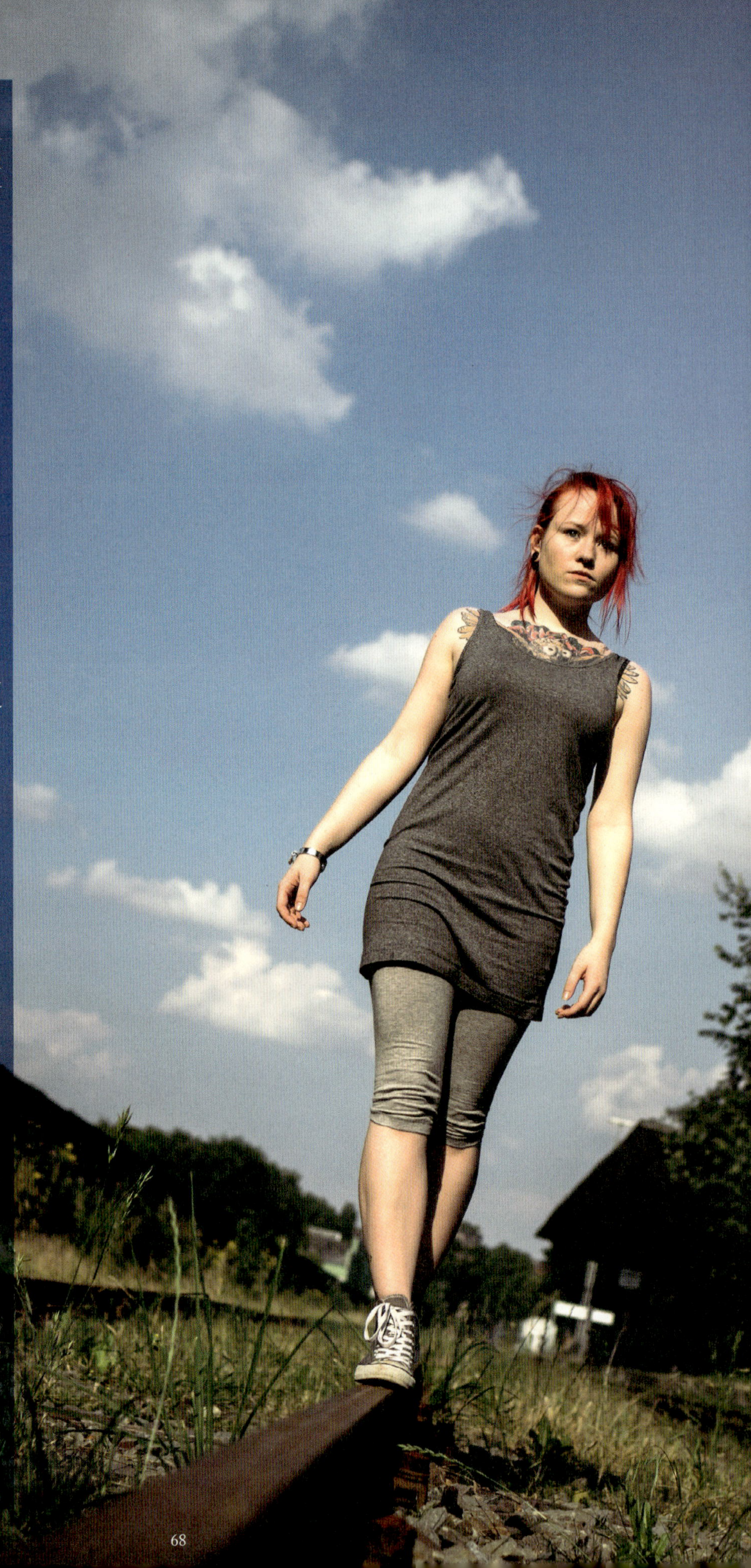

Weg mit der Fassade

Finja Reblin, 25, Studentin aus Wuppertal

Sie ist 14, als ihre Eltern sich trennen. Finja Reblin erinnert sich genau an jenen Moment, als die für sie heile Kinderwelt jäh zerbricht: „Wir sitzen am Esstisch, plötzlich sagt mein Vater: ‚Ich ziehe aus.' Geheult und geschrien habe sie.

Schon wenige Tage später hilft sie ihrem Vater beim Umzug, gar beim Putzen seiner neuen Küche. Im Rückblick erkennt sie später, das sei pure Verdrängung gewesen. Ihren inneren Druck baut sie ab, indem sie sich Beine und Arme aufritzt.

Mit 23 bereitet sie sich auf das Abitur über den zweiten Bildungsweg vor, lebt in einer Beziehung. Aber da ist dieser Verdacht, der sie schon länger quält. „Gehst du fremd?", fragt sie ihren Freund. Der gibt alles zu. Es kommt zur Trennung.

Zur gleichen Zeit leidet sie unter dem Leistungsdruck in der Schule und einer Auseinandersetzung mit dem Vater. In einer Unterrichtspause passiert es plötzlich: Ein Freund gibt ihr ein Stück Schokolade, und sie fängt scheinbar grundlos an zu weinen, hat einen Zusammenbruch. Finja Reblin sucht einen Psychiater auf, und der diagnostiziert eine schwere Depression sowie eine mittelgradige Panikstörung.

Vier Monate lang wartet sie auf einen Therapieplatz. Versteckt ihr Leiden anfangs vor Freunden. „Ich bin im Prüfungsstress", sagt sie, wenn jemand sie treffen will. Bis zu jenem Wendepunkt, als sie allen Mut zusammennimmt und in einem sozialen Netzwerk schreibt: „Ich bin krank. Gehe demnächst in eine psychiatrische Klinik." Die Reaktionen zeigen ihr, dass sie sich nicht zu verstecken braucht mit ihrem Leiden.

Der zehnwöchige Klinikaufenthalt heilt sie nicht, aber sie lernt, besser mit der Depression umzugehen. Erkennt, dass der Wunsch, die Fassade aufrechtzuerhalten, sich durch ihre Familiengeschichte zieht.

Diese Fassade hat sie nun eingerissen: Auch wenn es ihr mal wieder schlechter geht, schreibt sie im Internet (auf der Seite „Panikattacken – mein Weg zurück ins Leben") über die Gründe. So konkret wie möglich.

Vor allem aber: schonungslos offen. „Denn so wie das Verdrängen mich krank gemacht hat, soll die Offenheit mich gesund machen. Dauerhaft."

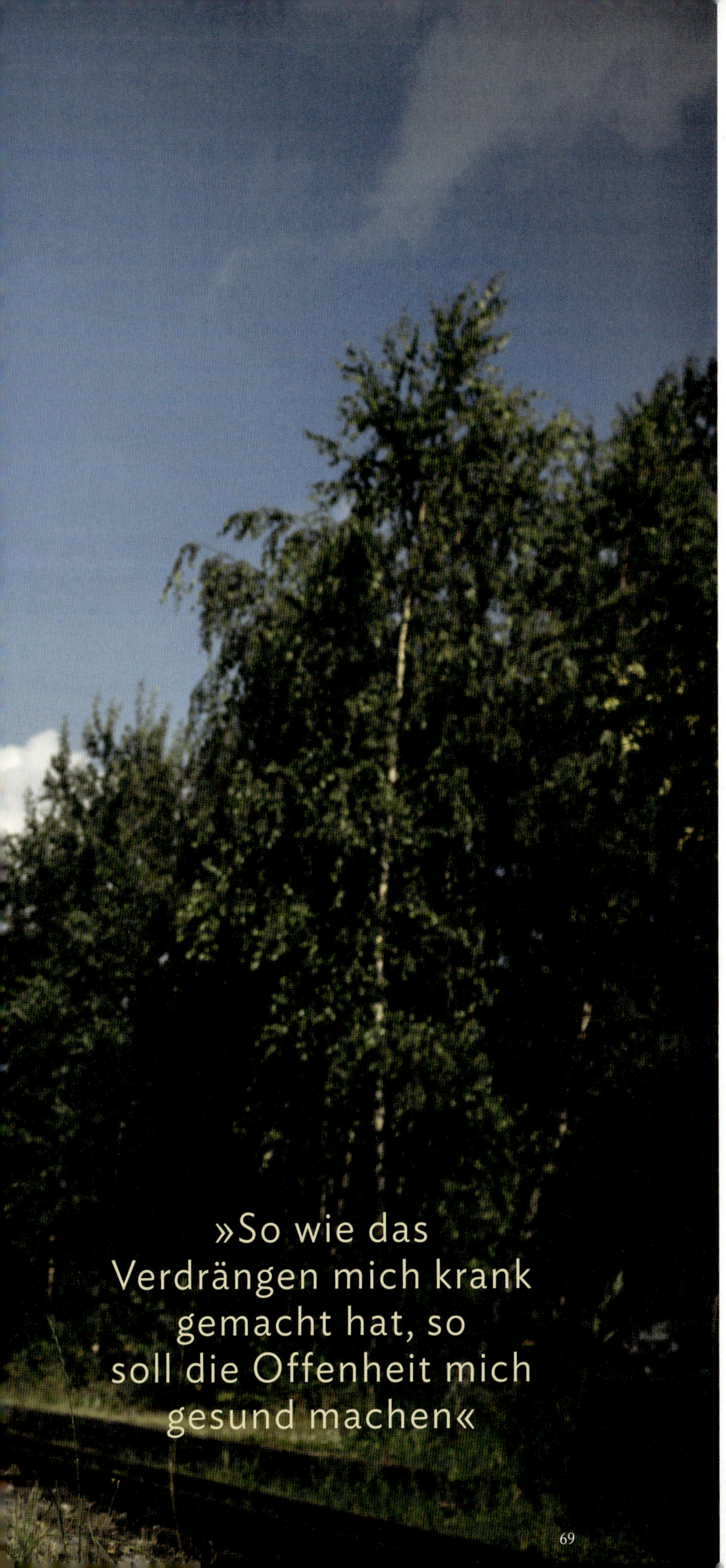

»So wie das Verdrängen mich krank gemacht hat, so soll die Offenheit mich gesund machen«

schreiben viele Menschen die Anzeichen der Depression – eines Leidens, das zu den schwerwiegendsten überhaupt zählt. In Deutschland besteht derzeit bei jedem zehnten Erwachsenen eine aktuelle depressive Symptomatik.

Mindestens jeder siebte Bewohner einer Industrienation muss damit rechnen, irgendwann im Laufe des Lebens in eine ernsthafte Depression zu fallen, gleich ob jung oder alt, arm oder reich, erfolgreich im Job oder arbeitslos.

Häufig ist ein Schicksalsschlag der Auslöser, bisweilen anhaltender Stress. Und manchmal gibt es keine Erklärung

Auch der Verlauf der Krankheit ist höchst individuell. Bei manchen setzt die Seelenfinsternis schleichend ein, andere haben das Gefühl, von einem Moment auf den anderen in ein tiefes schwarzes Loch zu stürzen.

Doch was die meisten Betroffenen eint: Sie fühlen sich nicht mehr fähig, am Leben teilzunehmen. Sie sind ständig müde, haben keinen Appetit mehr, verlieren das Interesse an den Dingen, die ihnen vorher wichtig waren, sind freud- und lustlos. Als würde ein bleiernes Gewicht sie zu Boden ziehen, können sich depressive Menschen zu nichts mehr aufraffen. Ihre Lebensenergie wirkt wie erloschen.

Viele leiden unter quälenden Ängsten, schlafen nachts oft schlecht, können sich kaum noch konzentrieren.

Um ihren Zustand nicht länger ertragen zu müssen, gehen manche Betroffene in Gedanken diverse Möglichkeiten durch, ihr Leben zu beenden.

Und nicht wenige setzen ihr Vorhaben auch in die Tat um: Mindestens 10 000 Menschen sterben in Deutsch-

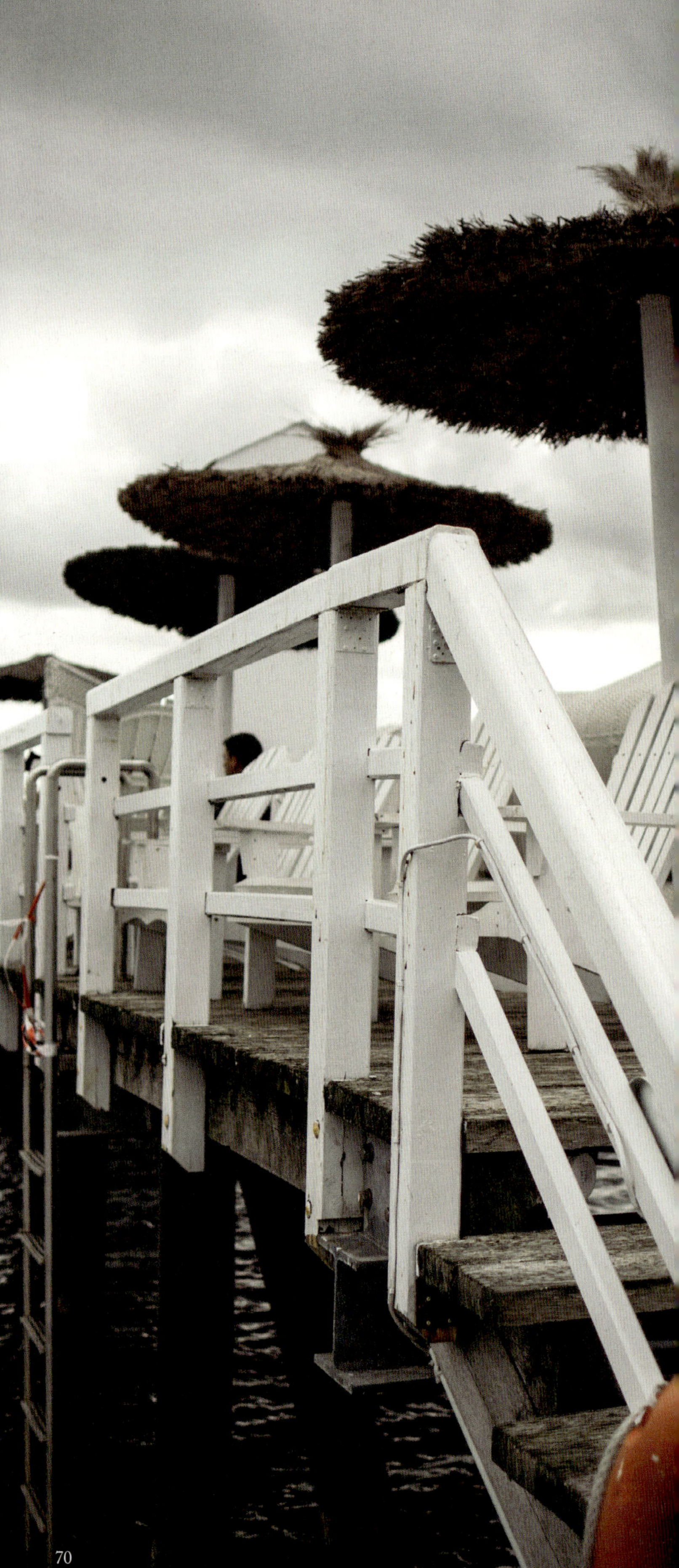

Übergroße Ansprüche

Arne Reese, 54, Ingenieur aus Kiel

Arne Reese ist auf der Heimfahrt von einem Geschäftstermin, als er auf einem Parkplatz anhalten muss, weil ihm die zehn Kilometer bis nach Hause plötzlich unfassbar anstrengend erscheinen. Ich brauche nur eine kurze Pause, denkt er. Doch er kommt dort nicht mehr weg, kann einfach nicht mehr weiter, schläft schließlich ein, verbringt die Nacht auf dem Parkplatz.

Und dann ist da, wenig später, dieser Morgen, an dem er auf der Bettkante sitzt und auf seine Hausschuhe blickt. Keinen Meter entfernt vom Bett stehen sie. Das schaff ich nicht, denkt er. Erst nach quälend langen Minuten gelingt es ihm, aufzustehen und sich anzuziehen.

Mehrere Dinge kommen damals, vor 16 Jahren, zusammen. Der 38-jährige selbstständige Ingenieur ist zweieinhalb Jahre zuvor Vater von Zwillingen geworden. Für die will er alles tun, übernimmt das nächtliche Füttern mit der Flasche, alle zwei Stunden, weil seine Partnerin nur schlecht einschlafen kann.

Dann bricht seine Frau aus der Beziehung aus. Die Kinder bleiben bei ihm. Reese muss nach einer Kita suchen, in der Firma sind zur gleichen Zeit zwei wichtige Auftraggeber weggefallen, er muss dringend neue finden. Sein Nacken, ein Schwachpunkt seit einem Sportunfall in jungen Jahren, schmerzt heftig, zuweilen kann er kaum den Kopf drehen.

„Du hast einen Burnout", sagt sein Hausarzt. Und schickt ihn zu einem Psychotherapeuten.

Die Sitzungen verschaffen Reese schon bald eine vorher nicht gekannte Klarheit. Vor allem, dass ihn seine hohen Ansprüche nicht zur Ruhe kommen ließen: „Ich muss, ich muss, ich muss ... Ich konnte kaum noch etwas anderes denken", sagt er. Als Ingenieur, der beruflich erfolgreich sein will, und als Vater, dem das Wohl seiner Kinder wichtig ist. In der Therapie realisiert er, dass Eltern, die sich in der Aufopferung selbst vergessen, in Gefahr geraten, innerlich auszubrennen.

Reese erinnert sich, wie wichtig Sport immer für ihn gewesen ist. Fortan nimmt er sich die Zeit, zwei- bis dreimal pro Woche ins Fitness-Studio zu gehen. In der Rückschau kommt es ihm wie eine Initialzündung vor. Mit der Mutter seiner Kinder kann er sich schon bald auf eine gemeinsame Betreuung der Kleinen einigen, die Existenzängste erweisen sich als unbegründet, es kommen neue Aufträge. Zwar ist sein Arbeitspensum weiterhin enorm, doch Reese hat das Vertrauen wiedergewonnen, selbst schwierige Situationen meistern zu können. Dazu gehört auch das Wissen, dass seine Kraft endlich ist – und der Körper ihm notfalls die Grenzen aufzeigen wird. Die Erkenntnis hilft ihm seit vielen Jahren, und bewahrt ihn auch heute noch davor, sein Limit zu überschreiten.

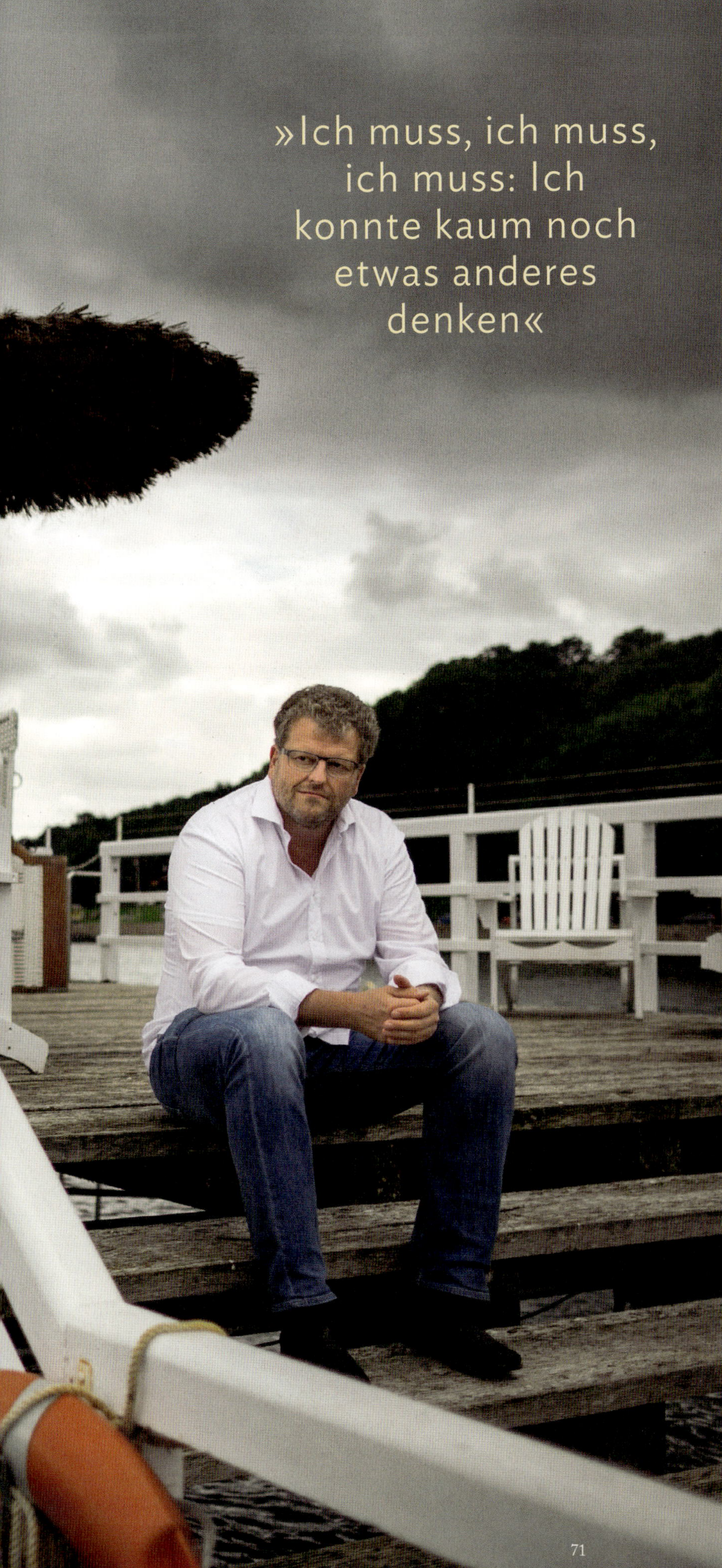

»Ich muss, ich muss, ich muss: Ich konnte kaum noch etwas anderes denken«

land alljährlich durch eigene Hand. In den meisten Fällen ist eine tiefe Depression der Grund.

So schwer das Leiden für die Betroffenen wiegt, so schwer begreiflich ist es für Außenstehende und oft selbst für die nächsten Angehörigen.

Sicher: Niedergeschlagenheit, Traurigkeit und Antriebslosigkeit hat wohl jeder schon erlebt. Eine echte Depression ist aber kein kurzzeitiges Stimmungstief, sondern eine dumpfe Hoffnungslosigkeit, die ständig zu spüren ist, wochen-, ja monatelang.

Die Übergänge von einer vorübergehenden Bedrückung hin zur Depression sind allerdings fließend.

Gemeinhin gilt: Halten tiefe Traurigkeit, Interessenverlust und Energielosigkeit länger als 14 Tage an und beeinträchtigen sie das Leben der Betroffenen so massiv, dass sie ihren Alltag nur noch eingeschränkt oder überhaupt nicht mehr bewältigen können, spricht man von einer Depression.

Je nach Häufung und Intensität der Symptome unterscheiden Experten zwischen leichter, mittelschwerer und schwerer Depression.

Treten nach zwischenzeitlicher Besserung immer wieder Phasen der Schwermut auf, diagnostizieren sie eine rezidivierende depressive Störung. Hält der Zustand über Jahre an, sprechen sie von chronischer Depression.

I

Lange Zeit nahmen Forscher an, psychische Krankheiten wie die tiefe Schwermut seien keine Leiden des Körpers. Sie hielten sie vielmehr für Erkrankungen des Geistes. Gefühle und Gedanken, so glaubten Gelehrte seit dem 17. Jahrhundert, existierten losgelöst vom Leib gleichsam in einer anderen, nicht fassbaren Sphäre.

Heute dagegen sind Forscher davon überzeugt, dass Gefühle und Denken immer auch das Ergebnis hochkomplexer physiologischer und biochemischer Vorgänge in unserem Kopf sind. Diese Abläufe können durch äußere Einflüsse durcheinandergeraten, etwa durch ein traumatisches Erlebnis, aber auch eine Veränderung im Körper, etwa eine Schilddrüsenstörung.

In jedem Fall betrifft eine Depression stets das komplexeste Organ im Körper: unser Gehirn.

Viele Forscher interessieren sich daher für die biologischen Grundlagen der Schwermut. Während sich vor allem Psychologen und Psychiater schon seit Langem mit den seelischen Aspekten des Leidens beschäftigen, versuchen Neurowissenschaftler heute zudem immer besser zu verstehen, wie Hirnschaltkreise Empfindungen hervorrufen und lenken, wie biochemische Botenstoffe Stimmungen und Verhalten beeinflussen.

Durch ihre Erkenntnisse, so hoffen sie, könnte Betroffenen noch besser geholfen werden, einen Weg aus der Krise zu finden.

Dass bei einer Depression der Stoffwechsel und die Schaltkreise des Denkorgans massiv gestört sind, konnten neurowissenschaftliche Studien bereits zeigen: Spezielle Botenstoffsysteme geraten durcheinander, biochemische Signalketten werden unterbrochen, Nervenverbindungen geschwächt.

Andauernder Stress verändert das Gehirn. Schlafstörungen, Angst, Appetitlosigkeit werden zum Dauerzustand

Doch was da Ursache und was Wirkung ist, ob psychische Probleme organische Veränderungen bewirken oder ein umgekehrter Zusammenhang besteht, konnte Neurobiologen bislang noch nicht entwirren.

Dennoch haben Forscher in den letzten Jahren eine wichtige Erkenntnis gewonnen: Ist ein Mensch depressiv (gleichgültig, welche Umstände sein Erleben zerrüttet haben), scheinen bestimmte Fähigkeiten seines Gehirns gestört zu sein.

Dazu gehört unter anderem die Gabe, in bestimmten Regionen neue Nervenzellen (Neurone) zu bilden oder vorhandene Nervenzellen auf immer neue Weise zu verknüpfen – also geistig frisch zu bleiben. Neurobiologen sprechen davon, dass das Gehirn in einem solchen Fall einen Teil seiner „Plastizität“ verliert. Bisweilen kann es sogar dazu kommen, dass sich das Volumen einiger Hirnbereiche nach langer Krankheit verringert.

W

Wer verstehen will, was genau sich bei einer Depression im Gehirn abspielt, muss sich zunächst mit dessen Anatomie und Arbeitsweise vertraut machen.

Das menschliche Denkorgan umfasst etwa 80 Milliarden Nervenzellen, die unvorstellbar vielfältig miteinander verknüpft sind. Ein einzelnes Neuron hält über feine Fortsätze Verbindung mit anderen Nervenzellen – manche nur zu einer einzigen, manche hingegen zu Zehntausenden. An den Kontaktstellen (Synapsen) übertragen die Neurone Informationen von einer Zelle zur nächsten.

Während die Weiterleitung und Verrechnung der Signale in den Zellen in Form elektrischer Impulse erfolgt, werden die Botschaften an den meisten Synapsen mithilfe bestimmter chemischer Substanzen weitergegeben, der Neurotransmitter.

Diese Botenstoffe werden von einer Nervenzelle ausgeschüttet und gehen eine Verbindung ein mit speziellen Andockstellen (Rezeptoren) der anderen Zelle. Damit lösen sie einen Vorgang aus, der dort wiederum einen elektrischen Impuls entstehen lässt.

Mehrere Dutzend solcher Substanzen (etwa die Botenstoffe Serotonin, Noradrenalin, Dopamin oder Glutamat) übertragen unterschiedliche Botschaften. Sie regulieren unseren

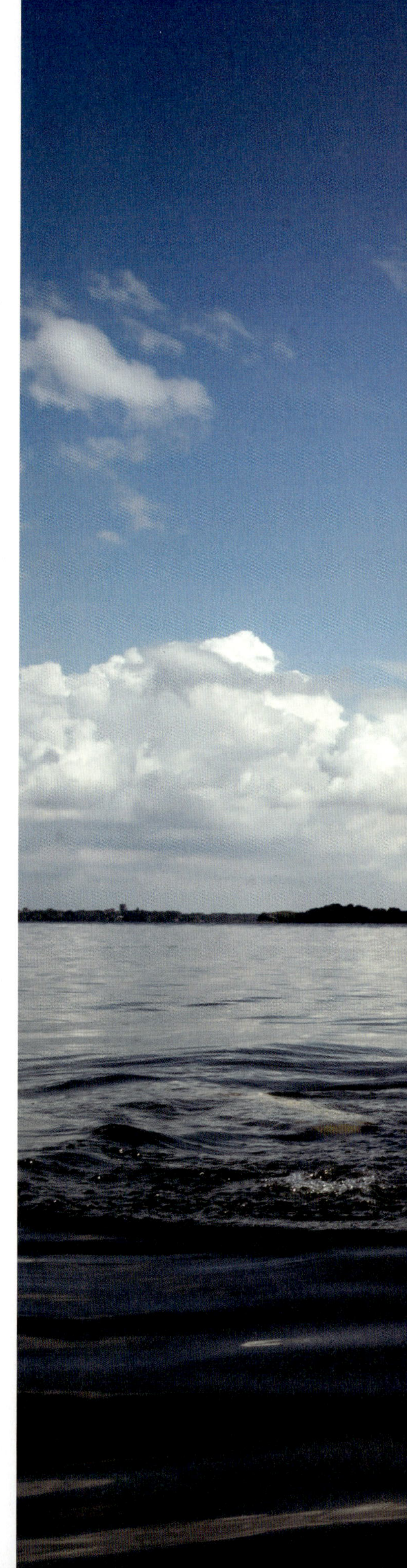

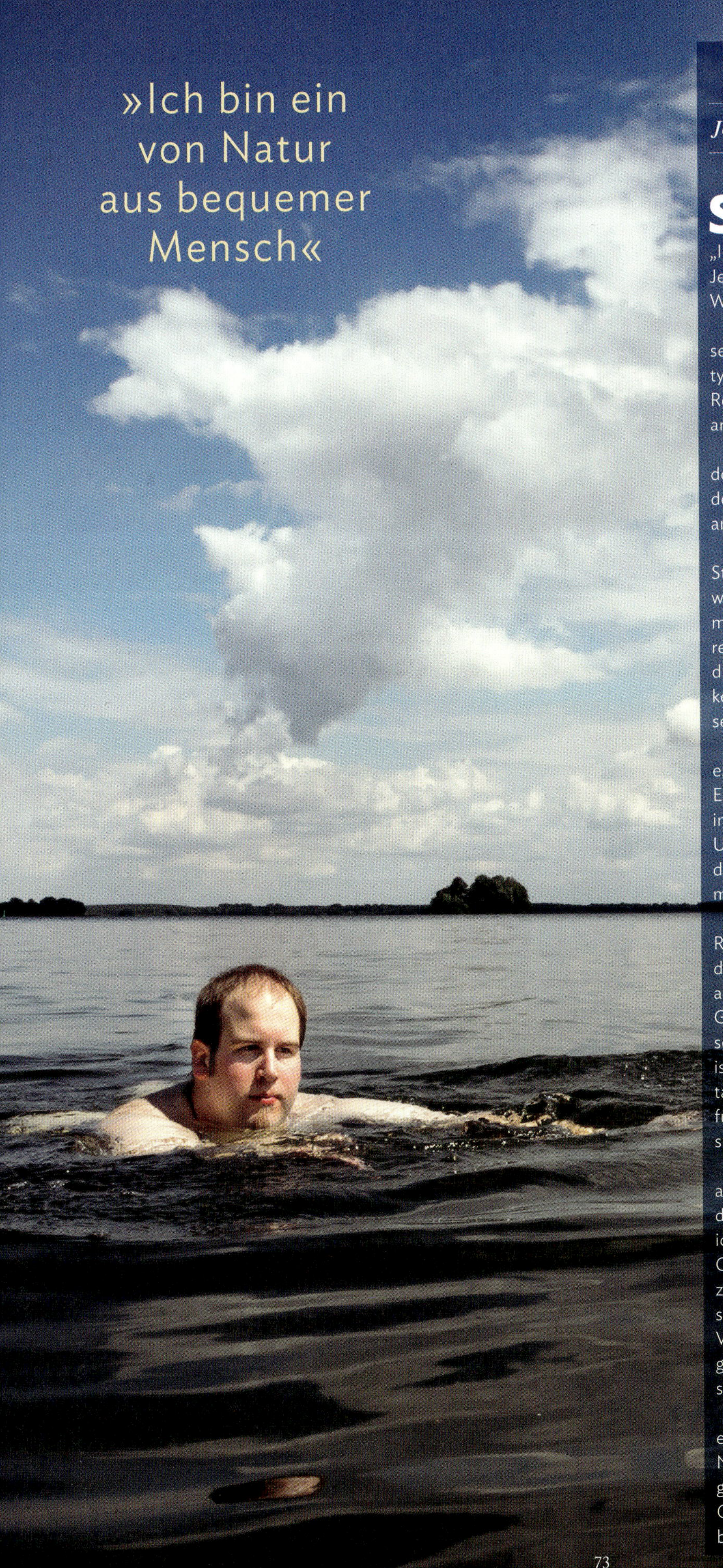

»Ich bin ein von Natur aus bequemer Mensch«

Flucht ins Virtuelle

Jens Schröder, 28, Kundenberater aus Bad Laer

Seine Mutter hat früher vieles versucht, um ihn für eine Sportart zu begeistern – vergebens. „Ich bin ein von Natur aus bequemer Mensch", sagt Jens Schröder. Schon mit acht Jahren besteht seine Welt vor allem aus Computerspielen.

Die Eltern sind getrennt, seine Mutter setzt ihm keine Grenzen. Mit 16 Jahren ist sein typischer Tagesablauf am Wochenende: aufstehen, Rollläden herunterlassen – und bis zum Abend am Bildschirm spielen.

Er beginnt eine Lehre als Heizungsmonteur, doch er hasst es, auf Baustellen zu sein, hasst den Schmutz – sehnt sich nach seinem Schreibtisch, an dem alles so wunderbar geordnet ist.

Mit 23 der Zusammenbruch – nach einem Streit mit den Eltern und weil ihm der Job gekündigt worden ist. Ein Psychiater diagnostiziert eine mittelschwere Depression. Mit den Therapeuten redet er lange über seine Kindheit, nicht aber über die Computerspiele. Wenn die Fachleute dazu keine Fragen stellen, kann es schon nicht so schlimm sein, denkt er.

Zurück zu Hause, wird seine PC-Nutzung noch exzessiver, hinzu kommen zahllose Stunden in Chats. Er nimmt Jobs als Taxifahrer und als Technikexperte in einem Callcenter an. Und erkennt die Tücke im Umgang mit seiner Krankheit: „Alkoholiker können den Alkohol weglassen. Computer sind überall, das macht eine Abstinenz unmöglich."

In einer Suchtberatungsstelle erhält er den Rat, die AHG Klinik Schweriner See aufzusuchen, die auf Abhängigkeitserkrankungen spezialisiert ist – auch auf Computersucht. In therapeutischen Gesprächen erkennt er nach und nach, was hinter seiner maßlosen Mediennutzung steckt: Online ist er erfolgreich und anerkannt, kann Organisationstalent zeigen, fühlt sich integriert, ist Meinungsführer. Positive Gefühle sind bei ihm allein mit seiner virtuellen Rolle verknüpft.

In der Klinik probiert er mehrere Sportarten aus, etwa Bogenschießen. Vor allem aber entdeckt er das Schwimmen. „Beim Ziehen der Bahnen spüre ich mich als Mensch mit Gefühlen und Gedanken." Oft sitzt er mit anderen Patienten zusammen, zum Reden oder bei Gesellschaftsspielen. Wird so aus alten Mustern gerissen, probiert neue Verhaltensweisen aus – was neben den Therapiegesprächen der zweite wichtige Faktor jeder stationären Behandlung ist.

Erstmals seit Langem glaubt Schröder, dass es für ihn wieder einen normalen Alltag geben wird. Nach dem Klinikaufenthalt hat er eine Selbsthilfegruppe für Computersüchtige gegründet, will sein Organisationstalent auch im wirklichen Leben beweisen. Diesmal aber offline.

Schlaf-wach-Rhythmus, sorgen für Aufmerksamkeit oder beeinflussen unsere Stimmungen.

Es erscheint für den Laien fast ungeheuerlich – doch ob wir Heiterkeit, Trübsinn, Freude oder Melancholie empfinden: Letztlich sind alle Gedanken und Gefühle, Eindrücke und Empfindungen, Träume und Erinnerungen das Ergebnis dieser elektrischen und biochemischen Zellkommunikation.

Und vielleicht noch verblüffender: Das eng geknüpfte Netz der Nervenzellen ändert sich auch im Erwachsenenalter noch ständig. Machen wir neue Erfahrungen oder üben wir eine ungewohnte Tätigkeit aus, bilden sich im Gehirn (abermals gesteuert über Kaskaden von Botenstoffen) neue Synapsen aus. Nicht genutzte Verbindungen werden dagegen abgebaut. In bestimmten Hirnregionen wachsen sogar neue Nervenzellen heran. Auf diese Weise passen wir uns zeitlebens Veränderungen an, nehmen ständig neue Eindrücke auf und können selbst schwerwiegende Belastungen wie etwa den Verlust einer geliebten Person bewältigen.

Viele Forscher sehen in dieser erstaunlichen Fähigkeit des Gehirns eine entscheidende Voraussetzung für seelisches Wohlbefinden. Und ebendiese Gabe, so legen zahlreiche Forschungsergebnisse nahe, büßt das Denkorgan offenbar zum Teil ein, wenn ein Mensch an einer Depression leidet.

Ein betroffener Bereich ist der Hippocampus. Diese Region spielt eine wichtige Rolle bei der Verarbeitung unserer Emotionen. Untersuchungen zeigen, dass das Volumen des Hippocampus bei Menschen mit Depression zuweilen um zehn bis 20 Prozent abnimmt – und zwar umso stärker, je länger die Schwermut anhält und je tiefer oder häufiger sie die Betroffenen befällt. Denn jede depressive Episode scheint die Nervenzellen noch anfälliger für den Verlust von Synapsen zu machen. Umso wichtiger ist es daher, dass die Krankheit frühzeitig erkannt und behandelt wird.

Weitere Gehirnregionen, die sich bei Depressionen mitunter in Funktion und Größe verändern, liegen im präfrontalen Kortex hinter unserer Stirn. Er bewertet Sinnesreize, steuert unser Verhalten und dämpft negative Gefühle wie Argwohn oder Angst.

In diesem Areal gehen bestimmte Nervenzellen während der Krankheit weniger Verbindungen ein, womöglich sterben einige Neurone sogar ab.

Auch die Zahl anderer Zellen, die die Neurone stützen und mit Nährstoffen versorgen, nimmt nachweislich ab.

Ob solche organischen Veränderungen im Gehirn nun aber eine Depression auslösen können – oder ob sie nicht vielmehr eine Folge der Schwermut sind –, ist derzeit noch unklar.

Doch als gesichert erscheint, dass sie psychische Probleme noch weiter verstärken können: indem sie jene Schaltkreise in unserem Denkorgan durcheinanderbringen, die im gesunden Zustand unsere Emotionen kontrollieren und unsere Stimmung im Gleichgewicht halten. Denn bei einer Depression wandelt sich auch das Zusammenspiel der verschiedenen Hirnareale, bilden sich veränderte Aktivitätsmuster heraus.

Es gibt keine Einheitstherapie – dafür ist der Verlauf der Krankheit zu individuell

Manche Regionen etwa reagieren kaum noch auf bestimmte Stimuli, andere sind dagegen deutlich aktiver. Damit zusammenhängen könnte die verlagerte Bewertung positiver und negativer Erlebnisse bei depressiven Menschen.

Möglicherweise brechen sich in ihrem Gehirn dunkle Gedanken daher leichter Bahn als bei Gesunden, grübeln Depressive aus genau diesem Grund häufig ergebnislos vor sich hin, hängen sie immer wieder den gleichen zermürbenden Sorgen nach.

Ute **Kehse**

Jg. 1969, ist Wissenschaftsautorin in Delmenhorst.

Gordon **Welters**

Jg. 1974, fotografiert für renommierte Magazine weltweit und ist Spezialist für soziale Themen und Porträts; er lebt in Berlin.

Mitverantwortlich für die neurobiologischen Veränderungen sind vermutlich bestimmte Eiweißstoffe. Eine dieser Substanzen namens BDNF (auf Deutsch: „vom Gehirn stammender nervenzellnährender Faktor“) interessiert Forscher ganz besonders.

Das Eiweiß stärkt die Neurone, sorgt dafür, dass sie wachsen, sich weiter verzweigen, neue Synapsen ausbilden und dass bestehende Synapsen erhalten bleiben. Zugleich trägt BDNF womöglich zur Bildung oder Ausdifferenzierung neuer Nervenzellen im Hippocampus bei. Kurzum: Das Eiweiß scheint ungemein wichtig, damit das Gehirn anpassungsfähig und formbar bleibt – und damit gesund.

Studien deuten darauf hin, dass Hippocampus und Stirnhirn bei depressiven Menschen vergleichsweise wenig BDNF enthalten. Dies könnte erklären, wieso es in diesen Hirnregionen zu einem Rückgang der Verbindungen zwischen den Neuronen kommt.

Doch was lässt den BDNF-Spiegel derart sinken? Eine einfache Antwort auf diese Frage ist nicht zu erwarten: Zu verschlungen sind die damit verbundenen Prozesse. Allerdings gibt es offenbar einen direkten Zusammenhang zwischen einem der wichtigsten Auslöser von Depressionen – nämlich psychischem Druck – und der Menge des im Gehirn produzierten BDNF.

Damit lässt sich erstmals erahnen, weshalb seelisch belastende Situationen mitunter zu Veränderungen im Gehirn führen. Denn ganz gleich, ob jemand ein traumatisches Erlebnis zu verkraften hat oder an Überlastung im Beruf leidet: Der Körper begegnet solchen Nöten mit einem biologischen Programm – einer „Stressreaktion“, wie Mediziner es nennen.

Mehrere Organe sind an einer solchen Reaktion beteiligt. Sie stellen sich auf die als bedrohlich eingeschätzte Lage ein, bewirken die Erhöhung von Puls und Blutdruck, stellen Energie bereit. Ist die Situation schnell geklärt, verebben diese Körperreaktionen wieder. Ist die

Bedrohung aber dauerhaft, beginnt der Organismus, das Stresshormon Kortisol zu produzieren. Das sorgt unter anderem dafür, dass der Körper weiterhin Energiereserven mobilisiert, weniger wichtige Funktionen wie Hunger oder Müdigkeit dagegen unterdrückt.

In der Regel kommt die Stressreaktion nach einiger Zeit zum Erliegen, die Körperfunktionen normalisieren sich wieder. Endet die belastende Situation jedoch nicht, funktioniert die an sich gesunde Stressreaktion nicht mehr so gut. Fortan genügen immer geringere Anlässe, um den Körper kampfbereit zu machen.

Permanent werden nun Stresshormone ausgeschüttet. Die Begleiterscheinungen der Stressreaktion verfestigen sich: Schlafstörungen, Appetitlosigkeit und Angstzustände.

Zudem sinkt infolge des hohen Kortisolwertes der BDNF-Spiegel im Gehirn, wird das Nervenzellwachstum gebremst. Darauf deuten zumindest zahlreiche Tierversuche hin. Und, so zeigen neue Erkenntnisse: Möglicherweise spielen bei der Entstehung depressiver Symptome auch entzündliche Prozesse eine Rolle: Mit dem Kortisol werden bei dauerhaftem Stress auch vermehrt Entzündungsstoffe ausgestoßen, obwohl der Körper selbst gar nicht verletzt wird. Eine deutschlandweite Studie unter Leitung der Charité Berlin erforscht derzeit, ob ein anti-entzündliches Medikament auch depressive Symptome zu lindern vermag.

i

In welcher Weise genau eine psychische Belastung zu einer Depression führt, ist also bei Weitem noch nicht geklärt. Und fraglos müssen weitere Faktoren hinzukommen, beispielsweise eine genetisch bedingte Disposition oder eine durch frühkindliche Erlebnisse erworbene Traumatisierung.

Doch die aus dem Takt geratene Stressreaktion des Körpers scheint – jedenfalls nach dem aktuellen Stand der Forschung – ein möglicher Mechanismus zu sein, der die Krankheit zum Ausbruch bringt.

So bedrohlich die Erkenntnisse der Wissenschaftler mitunter klingen mögen, für Betroffene bergen sie auch eine gute Nachricht: Der Teufelskreis, in dem sich das Gehirn während einer Depression befindet, lässt sich durchbrechen. Denn zwar können bestimmte Hirnareale dabei an Substanz verlieren, doch es ist möglich, diesen Trend umzukehren. Die betroffenen Nervenzellen im Hippocampus und im Stirnhirn lassen sich zum Wachsen anregen und sind dann auch wieder in der Lage, neue Verbindungen zu bilden.

Dabei haben sich unterschiedliche therapeutische Verfahren als wirksam erwiesen, darunter der Einsatz von Antidepressiva (siehe Seite 92).

Aber auch Psychotherapien können helfen – also Heilungsmethoden, die ihre Wirkung einzig durch Gespräche entfalten und die dennoch anschließend oftmals zu erneutem Zellwachstum im Gehirn führen. Gerade darin zeigt sich die untrennbare Verknüpfung von körperlichen und seelischen Phänomenen.

Eines ist bei alldem klar: Depressionen verlaufen in der Regel sehr individuell – was dem einen Betroffenen hilft, bringt für den anderen oft keinerlei Nutzen. Eine Einheitstherapie kann es daher nicht geben. Und um das Ziel einer maßgeschneiderten Behandlung für jeden Patienten zu erreichen, müssen mehrere wissenschaftliche Disziplinen, vor allem Medizin, Psychologie und Neurobiologie, zusammenarbeiten.

Erste Ansätze dazu gibt es bereits. So werden in einigen Kliniken neuerdings Hirnscans eingesetzt, um zu testen, wie gut eine gewählte Therapie wirkt, ob sich also etwa die Aktivität und Plastizität in bestimmten Arealen des Denkorgans verbessert. Denn während bei manchen Patienten insbesondere Medikamente positive Veränderungen herbeiführen, profitieren andere eher von einer Psychotherapie und wieder andere von einer Kombination der beiden Behandlungsansätze.

Und wieder anderen Betroffenen hilft verstärkte körperliche Aktivität: Denn schon seit Langem ist den Wissenschaftlern bekannt, dass auch Sport helfen kann, das Gehirn wieder ins Gleichgewicht zu bringen.

Auch Katrin Hafemann hat inzwischen einen Weg gefunden, mit ihrer Krankheit umzugehen und die Tiefs zu überwinden, und zwar vor allem durch viel Sport und Bewegung. Sie geht regelmäßig spazieren, reitet, nutzt Wassergymnastik und zweimal wöchentlich das Fitness-Studio.

Sie mag es, wenn die Trainerin ihr zuruft: Noch ein bisschen mehr! Und sie noch fünf Minuten dranhängt, obwohl sie nicht mehr kann. Wenn ich mich verausgabe, geht es mir gut“, sagt sie. So beweist sie sich, dass sie zumindest ihren Körper unter Kontrolle hat.

Wenn schon die Gedanken ihr nicht immer gehorchen. ‹

GUT ZU WISSEN

Weit verbreitet

Rund zehn Prozent aller Erwachsenen leiden in Deutschland unter einer Depression.

Geschwächtes Denkorgan

Bei der Erkrankung verlieren Teile des Gehirns an Volumen, Verbindungen zwischen Nervenzellen schwinden.

Umkehrbare Entwicklung

Gehirnareale lassen sich durch erfolgreiche Behandlung der Depression zur Regeneration anregen: mit Medikamenten wie mit Psychotherapie.

Vererbte Veranlagung

Depressionen treten teils familiär gehäuft auf. Die Neigung, das Leiden zu entwickeln, kann vermutlich über das Erbgut weitergegeben werden.

Erfolg messen

Mitunter setzen Ärzte Hirnscans ein, um herauszufinden, wie gut eine Therapie wirkt.

mobile *selbsthilfe*

Patienten mit seelischen Problemen müssen häufig **Monate auf einen Therapieplatz** warten. Um diese Zeit zu überbrücken oder sogar Fernbehandlungen zu ermöglichen, haben Forscher und Therapeuten digitale Programme mit **alltagsnahen Übungen** entwickelt

TEXT:
Ute **Kehse**
•
ILLUSTRATIONEN:
Katrin **Funcke**

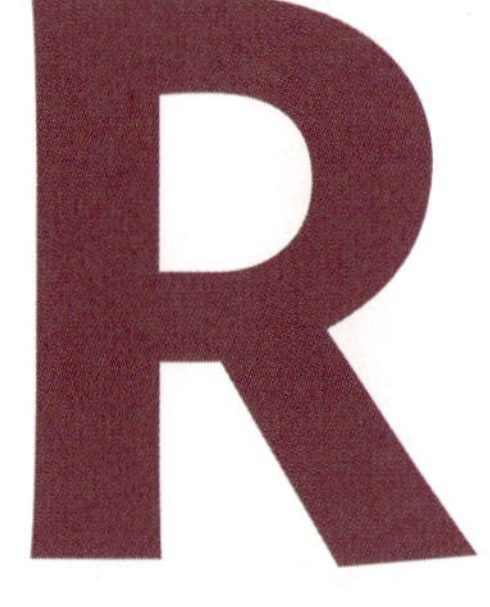

Ruhig und gelassen gibt die Frauenstimme aus dem Lautsprecher des Smartphones Anweisungen: „Legen Sie eine Hand auf den Bauch und eine Hand auf die Brust. Atmen Sie ein, und lassen Sie die Luft tief in den Bauch strömen." Einatmen, ausatmen, entspannen – so geht es vier Minuten lang; auf dem Bildschirm des Mobiltelefons pulsiert ein farbiger Kreis im vorgegebenen Rhythmus des Atmens.

Die Übung ist Bestandteil eines Smartphone-Programms und einer Online-Anwendung, die in den USA für Soldaten mit posttraumatischer Belastungsstörung entwickelt worden sind. Der „PTSD Coach" (von Post Traumatic Stress Disorder) soll Betroffene im Alltag unterstützen, etwa wenn sie von Traurigkeit, Stress, Angst oder Ärger überwältigt werden.

Aufgaben wie diese Atemübung können helfen, Anspannung abzubauen und die Stimmung zu heben. Die Nutzer haben durch das Programm die Möglichkeit, sich Informationen über die Erkrankung und Therapiemöglichkeiten anzuhören – und anhand wöchentlicher Selbsttests zu verfolgen, wie sich ihre Symptome entwickeln.

Den PTSD Coach können aber auch Zivilisten nutzen, die beispielsweise nach einem Missbrauch oder einem Unfall unter einem Trauma leiden. Das Programm ist bereits mehr als 350 000-mal heruntergeladen worden, von Nutzern in mehr als 106 Ländern.

Der PTSD Coach steht für einen bemerkenswerten Trend: Digital gestützte Therapiehilfen sind dabei, die Gesundheitsversorgung psychisch Erkrankter grundlegend zu verändern.

Derartige Selbstmanagement-Programme (die zur besseren Selbststeuerung und eigenständigen Problembewältigung anleiten) können auch bei Depression sehr nützlich sein, so Ulrich Hegerl, Leiter der Klinik und Poliklinik für Psychiatrie und Psychotherapie der Universität Leipzig und Vorsitzender der Stiftung Deutsche Depressionshilfe. Insbesondere gilt das für leichte und mittelschwere Krankheitsverläufe, bei denen Patienten in der Lage sind, selbst etwas für sich zu tun (anders bei schwerer Depression, denn dann fehlt in der Regel jeglicher Antrieb, Hilfsangebote zu nutzen).

Ein umfangreiches internet- und videobasiertes Psychotherapieprogramm bei Depression, Burnout und Essstörungen betreibt etwa die Krankenhausgruppe Schön Klinik, die in Deutschland an mehr als 50 Standorten oder Partnerpraxen präsent ist.

Patienten kommen zunächst für Erstgespräche, die online buchbar sind, in die Klinik. Danach folgt eine sechs bis zwölf Monate andauernde Phase, in der sich die Betroffenen einmal pro Woche in einer 50-minütigen Videositzung mit einem Therapeuten austauschen. An den übrigen Tagen bearbeiten Betroffene daheim eigenständig Aufgaben, dabei können sie sich zwischendurch per Chat mit dem Therapeuten austauschen und so prüfen, ob sie auf dem richtigen Weg sind.

Nach Angaben der Krankenhausgruppe sind mehr als 80 Prozent der Patienten sehr zufrieden mit der Online-Therapie und fühlen sich gut versorgt. Auch lasse sich über die

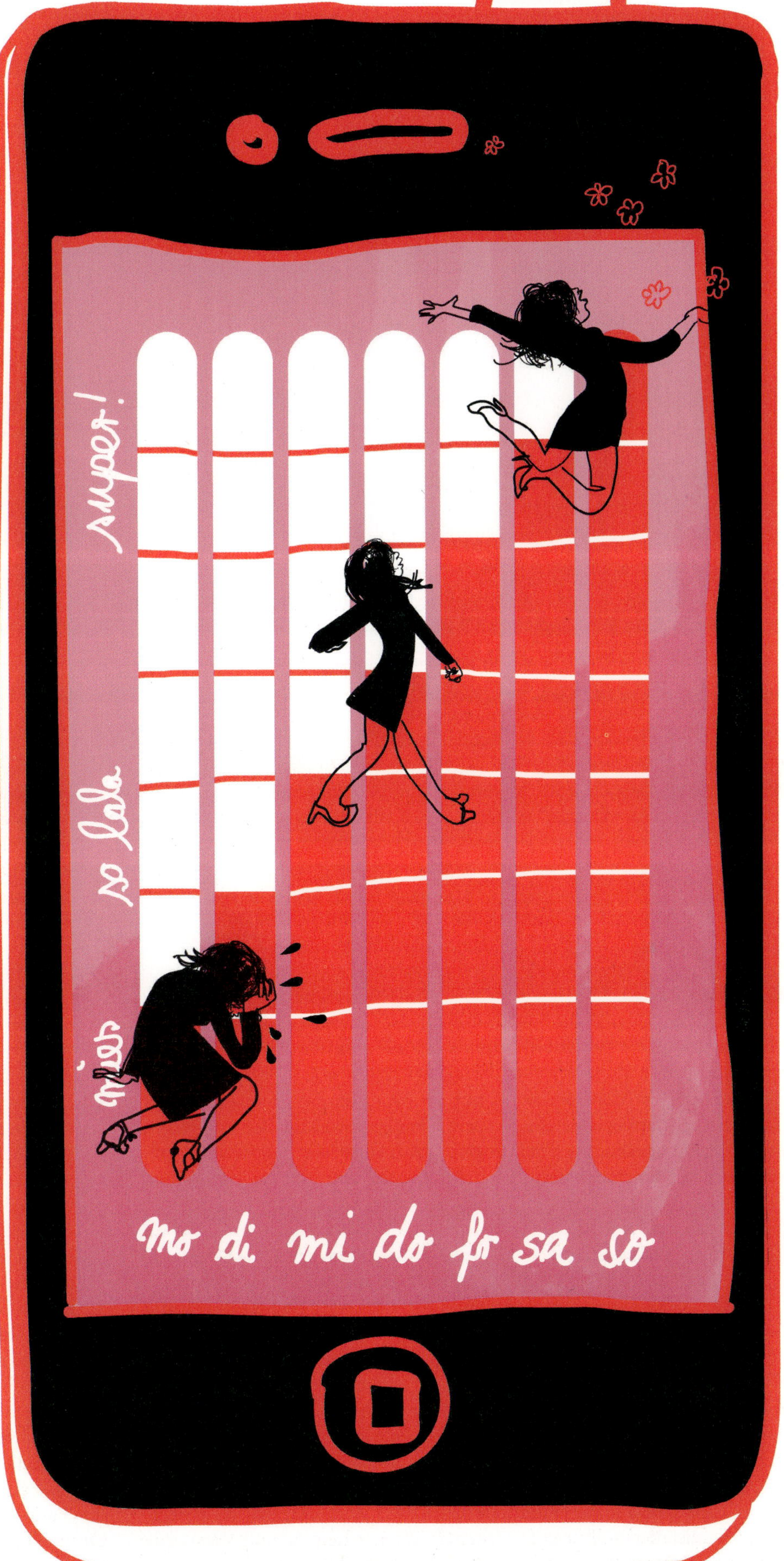

Wie habe ich geschlafen? Fühle ich mich niedergeschlagen? Programme fürs Smartphone können helfen, Muster im Tages- und Wochenverlauf zu erkennen, die zu seelischen Tiefs führen

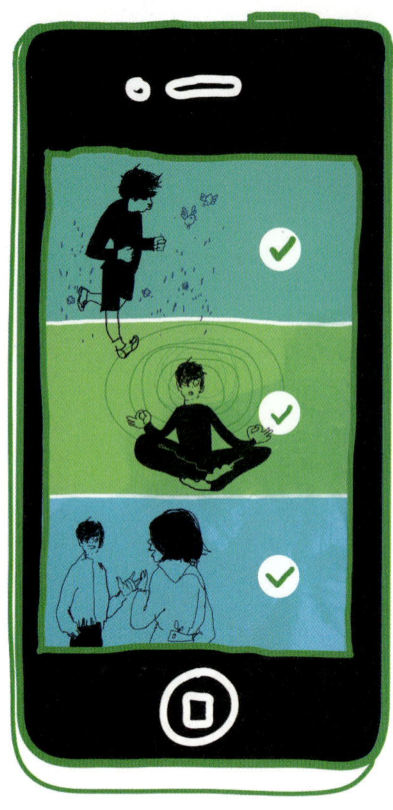

Praktische Tipps wie etwa Atemübungen sollen Betroffenen helfen, Anspannungen zu lösen und Stress abzubauen

Videokonferenzen eine vertrauensvolle Beziehung zwischen Patient und Therapeut aufbauen.

Klinische Studien haben inzwischen belegt, dass Online-Therapien bei Patienten mit leichter und mittelschwerer Depression sowie bei Angststörungen wirksam sind. Zudem können die elektronischen Angebote in allen Stadien der Behandlung zum Einsatz kommen: zur Prävention, als Einstieg, zur Ergänzung einer herkömmlichen Therapie oder zur Nachsorge, etwa nach einem Klinikaufenthalt.

In Deutschland öffnen sich Krankenkassen, Mediziner und Therapeuten zunehmend den neuen digitalen Angeboten. Auf dem Deutschen Ärztetag 2018 wurde inzwischen die Berufsordnung zugunsten unterstützender Kommunikationsmedien geändert. Die Neuregelung beinhaltet, dass unter bestimmten Umständen sogar eine ausschließliche Fernbehandlung möglich ist – auch wenn der persönliche Kontakt zwischen Arzt und Patient im Vordergrund stehen sollte.

Viele Angebote beruhen auf der Verhaltenstherapie, die darauf abzielt, einem Patienten konkrete Strategien zur Bewältigung von Problemen zu vermitteln. Das erfordert intensive Mitarbeit: Übungsblätter müssen ausgefüllt, gestellte Aufgaben erledigt und regelmäßig Nachrichten über den Fortgang an den Therapeuten geschrieben werden. Dies kann bei einer Depression dazu dienen, dem Tag wieder eine festere Struktur zu geben, sich verzerrte Gedanken bewusst zu machen oder die Schlafenszeiten besser zu regulieren.

Ute Kehse

Jg. 1969, ist Autorin in Delmenhorst.

Katrin Funcke

Jg. 1970, ist Illustratorin und lebt in Berlin.

Die Online-Angebote lassen sich zudem mit „Mental Health"-Apps für Smartphones kombinieren, denn viele Menschen haben ihr Telefon ohnehin meist griffbereit. So können sich Patienten mit Depression von den Programmen beispielsweise stimmungsfördernde Aktivitäten vorschlagen oder sich zu Atemübungen und progressiver Muskelentspannung anleiten lassen.

Sogenannte „Mood Tracker" fragen mehrmals am Tag Informationen ab, beispielsweise wie man geschlafen hat, ob man sich schlapp fühlt oder hungrig, niedergeschlagen oder fröhlich. Das soll bei Depressionen helfen, Muster zu erkennen, die zu Tiefs führen. Oder auch herauszufinden, ob ein neues Medikament besser wirkt als das alte.

Denkbar ist, dass es künftig alltäglich sein wird, mit Smartphone-Programmen automatisch Mobilfunkdaten auszuwerten, um die Stimmungslage des Patienten aufzuzeichnen.

Wenn etwa dessen Aktivität in sozialen Medien auffällig abnimmt, er keine Telefonate mehr führt und die GPS-Daten zeigen, dass er die Wohnung nicht mehr verlässt, könnte das ein Alarmsignal für eine fortschreitende Depression sein.

Viele Experten begrüßen die neuen Angebote, da sie:

• Menschen in dünn besiedelten Gebieten erreichen, wo die Wege zum nächsten Therapeuten häufig weit sind;

• auch jene ansprechen, die aus Scham vor dem Stigma einer psychischen Erkrankung nicht persönlich zum Arzt gehen würden;

• Betroffenen mit Depressionserkrankungen helfen, die bislang überhaupt keine Hilfe bekommen – die aber dank der Programme die oft langen Wartezeiten bis zu einem Erstgespräch überbrücken können.

E

Erste wissenschaftliche Erfahrungen mit internetbasierten Selbstmanagement-Programmen in Deutschland stimmen die Experten hoffnungsvoll.

So haben Forscher des Instituts für Sozialmedizin, Arbeitsmedizin und Public Health der Universität Leipzig das in Australien entwickelte Online-Angebot „moodgym" ins Deutsche übertragen. In einer Studie mit mehr als 600 Probanden untersuchten die

Wissenschaftler, ob es Patienten hilft, die noch keinen Therapieplatz haben und durch ihren Hausarzt versorgt werden. „Die Ergebnisse zeigen, dass in der Gruppe, die moodgym nutzt, die Depressivität abnimmt und die Lebensqualität steigt", so die Institutsleiterin Steffi Riedel-Heller.

Weitere Vorteile der digitalen Anwendungen: Sie sind vergleichsweise günstig – und zudem einfach und oft auch anonym zu nutzen. Vor allem Smartphone-Programme sind überall und jederzeit einsetzbar, ohne die Betroffenen an feste Zeiten zu binden.

Da viele Menschen ohnehin häufig ihre Telefone benutzen, glauben Experten, dass die Programme besonders stark dazu motivieren können, Übungen regelmäßig auszuführen.

Doch neben einer Reihe wissenschaftlich geprüfter Programme (siehe Kasten rechts) gibt es auch Angebote, die ganz ohne Qualitätsprüfung auf den Markt kommen und zudem sensible Gesundheitsdaten sammeln.

Seriöse Anbieter zeichnen sich etwa durch ein spezielles Konzept zur Datensicherheit aus. Auch die Beteiligung eines ausgebildeten Psychologen an der Entwicklung des Programms ist ein wichtiges Qualitätsmerkmal. Daher sollte man Online-Angebote stets daraufhin genau prüfen.

Um Nutzern zu helfen, gute Apps zu erkennen, arbeiten die Deutschen Gesellschaften für Psychologie und Psychiatrie gerade an einem Prüfsiegel. Auch große deutsche Krankenkassen fordern aktuell eine Zertifizierung internetbasierter Therapieangebote.

Und: Die Diagnose einer Depression sollte stets von einer Fachperson vorgenommen werden. Experten sehen die elektronischen Angebote daher auch nicht als Arzt-Ersatz, sondern vor allem als eine sinnvolle Ergänzung klassischer Therapieformen.

Verantwortungsvoll eingesetzt, könnten Online-Angebote und Selbsthilfeprogramme die Psychiatrie der Zukunft jedoch maßgeblich mitprägen, so der Depressionsexperte Ulrich Hegerl – und zwar allein schon deshalb, weil sie den Mangel an Therapieplätzen und Psychiatern spürbar mildern können und die Erkrankten nicht Wochen oder Monate gänzlich sich selbst überlassen sind. ‹

Therapie

Digitale Helfer

Internet-Angebote und Apps, die ihre Wirksamkeit unter Beweis gestellt haben

ONLINE-ANWENDUNGEN

HelpID Depressionen

Kostenpflichtiges Unterstützungsprogramm für leichte bis mittelschwere Erkrankungen, das sich in einer Studie der Leuphana Universität Lüneburg bewährt hat. Persönliches Feedback durch einen Psychologen kann dazugebucht werden; ebenso ein Burnout-Programm. **novego.de/programme/depressionen • novego.de/programme/burnout**

iFightDepression Tool

Kostenfreies Selbstmanagement-Programm für Erwachsene und Jugendliche mit leichten Depressionen, entwickelt im Rahmen eines europaweiten Forschungsprojekts. Die Patienten müssen ärztlich begleitet werden. **ifightdepression.com/de**

Deprexis

Als eingetragenes Medizinprodukt zertifiziertes Selbstmanagement-Programm; die Wirksamkeit wurde in einer großen Studie nachgewiesen. Es reagiert individuell auf Antworten der Nutzer, ein Therapeut ist nicht beteiligt. **deprexis24.de**

moodgym

Leicht verständliches, kostenfreies und nachgewiesen wirksames Trainingsprogramm für einen besseren Umgang mit psychischen Belastungen. Es kann auch ergänzend zu einer ärztlichen Behandlung eingesetzt werden. **moodgym.de**

Icare Prevent

Durch wissenschaftliche Studien gestütztes, kostenfreies siebenwöchiges Online-Selbsthilfe-Training zur Stärkung des psychischen Wohlbefindens. Bietet Wahlmodule zu Schwerpunktthemen. **icareprevent.com**

GET.ON

Insgesamt elf Trainings bieten Programme aus acht Problembereichen, etwa Stressbewältigung oder depressive Verstimmungen und regelmäßigen Kontakt zu einem Psychologen. International wissenschaftlich basiert. **geton-institut.de**

SMARTPHONE-APPS

Arya Mood Tracker

Von der Deutschen DepressionsLiga unterstützte, kostenlose App. Weitere Funktionen sollen hinzukommen, etwa eine Übertragung der erfassten Daten zum Therapeuten. **aryaapp.co**

7Mind

Meditationsapp, die etwa die Konzentration steigern, Stress reduzieren oder den Schlaf verbessern soll. Kostenloser Grundkurs mit täglich siebenminütigen Einheiten. **7mind.de**

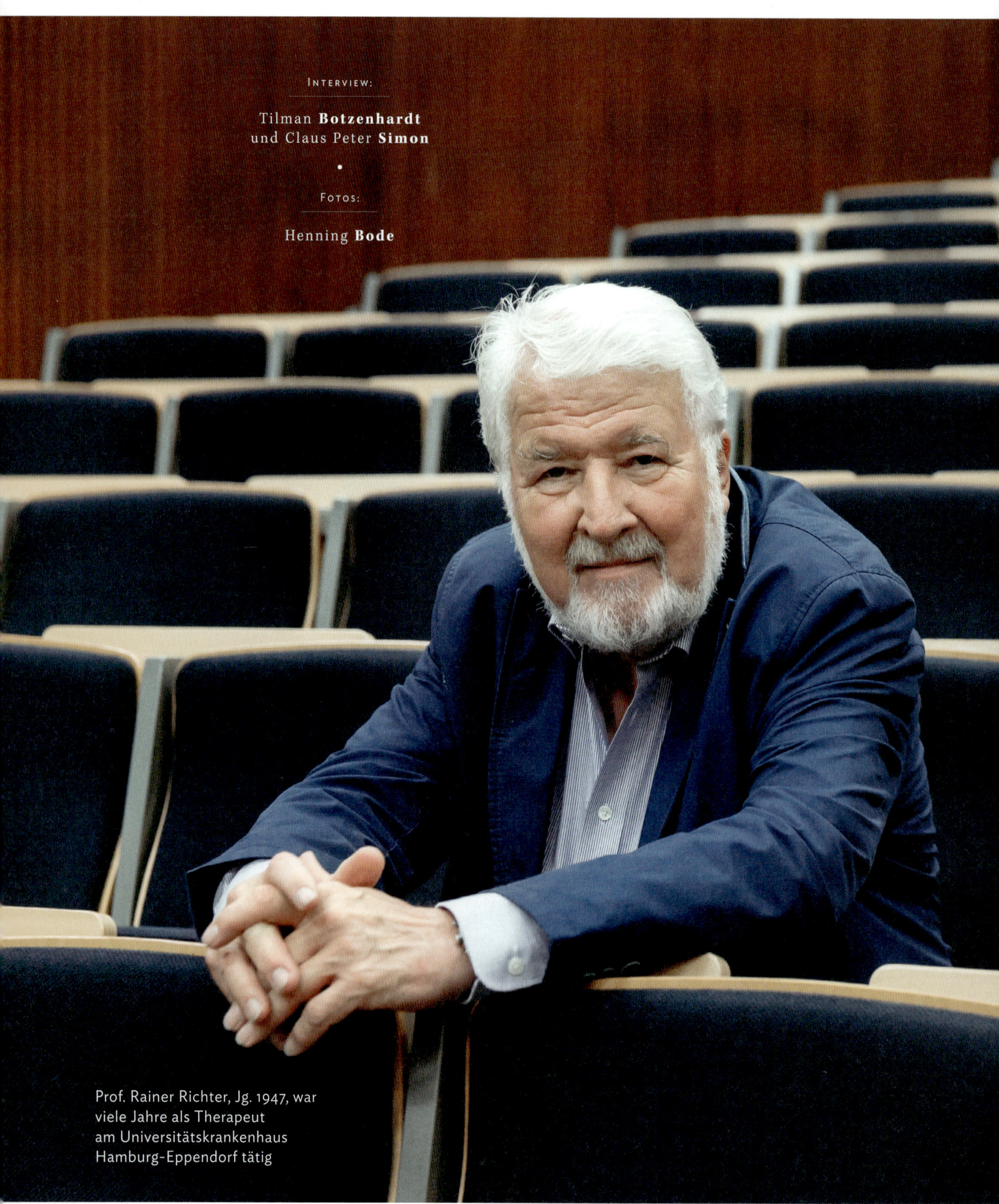

INTERVIEW:

Tilman **Botzenhardt**
und Claus Peter **Simon**

•

FOTOS:

Henning **Bode**

Prof. Rainer Richter, Jg. 1947, war viele Jahre als Therapeut am Universitätskrankenhaus Hamburg-Eppendorf tätig

wie die biografie *uns* prägt

Die Trennung von einem geliebten Menschen, der Verlust des Arbeitsplatzes oder die Schwermut eines Elternteils sind dramatische Erfahrungen, die unsere Existenz überschatten und eine Depression auslösen können. Der **Psychologe Rainer Richter** erklärt, wie das Wissen um die eigene Vergangenheit das Leiden lindern kann – und weshalb manche Erinnerungen besser im Verborgenen bleiben

GEO WISSEN: *Herr Professor Richter, können Brüche in der Biografie zu Auslösern einer Depression werden?*

PROF. RAINER RICHTER: Ja, denken Sie an so typische Situationen, wenn Menschen sich in einer Krise befinden – etwa wenn eine Liebesbeziehung endet oder der Arbeitsplatz verloren geht. Dann stoßen sie oft auf emotionale Belastungen im Zusammenhang mit dem, was Psychologen als Brüche in der Entwicklung bezeichnen.

Es gibt zwei Grundmuster, die in der Biografie von depressiven Patienten immer wieder auftreten. Das erste sind Erfahrungen von zu geringer emotionaler Zuwendung, das zweite betrifft Erlebnisse, bei denen der Selbstwert des Patienten gekränkt wurde. Viele Menschen, die an einer Depression leiden, haben solche Situationen, oftmals in Kombination, durchlebt.

Und die lassen sich bis in die Kindheit zurückverfolgen?

Zumindest sehr oft. Viele Patienten berichten, dass ihre Eltern ihnen in ihrer Kindheit nur wenig Liebe entgegengebracht haben. Die Mütter und Väter haben sie zwar nicht physisch vernachlässigt; sie waren „satt und sauber“, wie Psychologen sagen. Aber über das reine Versorgen hinaus haben die Eltern ihren Nachwuchs kaum Nähe und Anerkennung spüren lassen.

Was könnte der Grund für so ein Verhalten gewesen sein?

Gerade Mütter waren in früheren Zeiten oft schlicht überarbeitet. Und sie haben sich nicht getraut zu sagen: „Ich brauche jetzt Zeit für mein Kind.“ Manche dieser Frauen waren auch selber depressiv und bekamen damals nur selten eine Therapie. Der Vater war in vielen Fällen nicht anwesend oder hatte keine Zeit. Solche Kinder haben ein deutlich erhöhtes Risiko, später im Leben eine Depression zu entwickeln.

Was genau muss da vor sich gegangen sein, wenn derartige Erfahrungen in der Kindheit Jahrzehnte später zu solch massiven psychischen Störungen führen?

Kinder beginnen in einer solchen Situation Gefühle zu unterdrücken, vor allem ihre Aggressionen: weil sie Angst haben, von den Eltern verlassen zu werden. Solche Ängste begleiten viele M enschen ein Leben lang. Auch als Erwachsene zeigen sie starke Aggressionshemmungen und eine große Sehnsucht nach Zuwendung. Manche können dennoch keine enge Beziehung zu anderen Menschen eingehen, weil jede emotionale Nähe aufs Neue die Furcht auslöst, verlassen zu werden.

Prof. Rainer **Richter**

ist in analytischer und tiefenpsychologisch fundierter Psychotherapie ausgebildet.

Was geschieht, wenn sie die Ursache solcher Ängste entdecken?

Für viele Betroffene ist das eine wichtige Einsicht, ein Aha-Erlebnis. Ich behandelte einen Patienten, der ständig Angst verspürte, allein gelassen zu werden, und daher enorme Partnerschaftsprobleme bekam. Der Mann hatte keine schlechte Kindheit, aber abends war er immer allein zu Hause, weil die Eltern eine Gastwirtschaft betrieben. Des Nachts saß er oft einsam wach im Bett und weinte. Dieses Gefühl hat ihn wie ein negatives Leitmotiv durch sein Leben begleitet. Und ließ ihn Jahrzehnte später in eine tiefe Depression fallen.

Weshalb erst so spät im Leben?

In der Kindheit holte er sich die emotionale Zuwendung bei seinem Großvater. Jahre später starb dessen Frau – und mein Patient musste mit ansehen, wie einsam der Großvater sich nun fühlte. Dadurch kehrte auch bei ihm die Angst, verlassen zu werden, mit Macht zurück und stürzte ihn in eine tiefe Krise.

»Viele Patienten berichten, dass sie sich als Kind **wenig geliebt gefühlt haben«**

Wie wichtig ist die Auseinandersetzung mit der eigenen Biografie für die jeweilige Therapie?

Der Mensch ist vermutlich das einzige Lebewesen, das über sich selbst nachdenken kann. So fragen sich die meisten von uns irgendwann, warum sie so geworden sind, wie sie sind. Wer eine Antwort sucht, den führt die Frage zwangsläufig zurück in die eigene Lebensgeschichte: Was hat meine gegenwärtige Situation damit zu tun, was ich bisher in meinem Leben getan und mitgemacht habe?

Hilft Betroffenen die Einsicht in biografische Zusammenhänge, um ihr Leid zu überwinden?

Die Einsicht allein bewirkt meist noch wenig – aber sie schafft eine große Motivation, den eigenen Zustand zu verändern. Der Patient muss sich dann in der Beziehung zu seinem Therapeuten über seine gestörte Emotionalität auseinandersetzen – etwa indem er Situationen, unter denen er früher gelitten hat, mit dem Therapeuten erneut durchlebt. Wir sprechen in dem Fall von einer Übertragung: Dem Therapeuten gegenüber können dann Einstellungen, Wünsche und Gefühle gelebt werden, die ansonsten unterdrückt sind.

Was geschah im konkreten Fall Ihres Patienten mit der Depression?

Er geriet in eine sehr schwierige Situation, als ich während der Therapie in einen angekündigten Urlaub fuhr.

Sie haben ihn allein gelassen – so wie es früher seine Eltern taten.

Die Parallelität war offensichtlich; er hat das kaum ausgehalten. Aber nach meinem Urlaub konnte er mir immerhin sagen, wie wütend er auf mich ist.

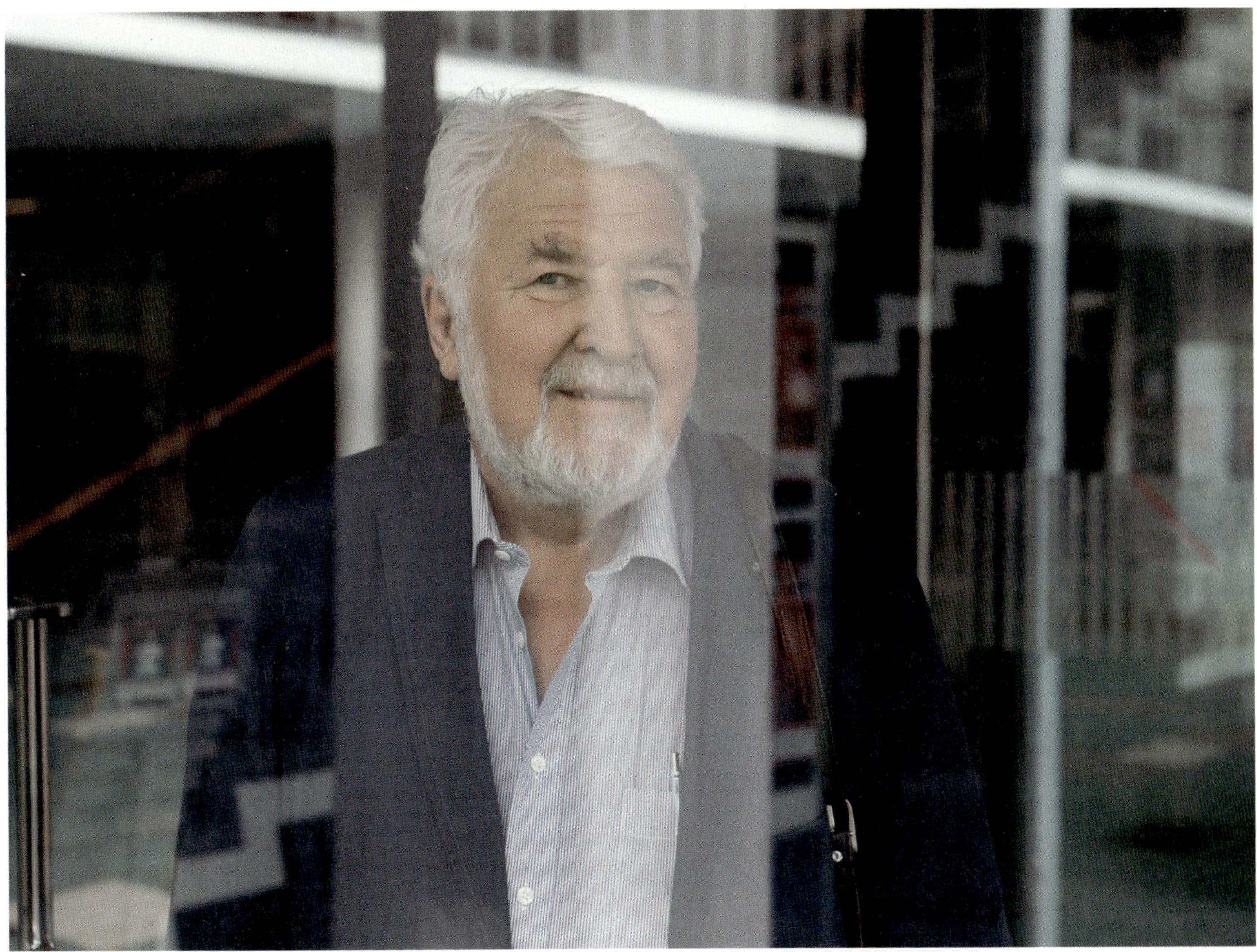

Die neurowissenschaftliche Forschung hat gezeigt, so Rainer Richter, dass Psychotherapien zu strukturellen Veränderungen im Gehirn führen

Dadurch hat er erfahren: Ich darf Aggressionen zeigen, und mein Gegenüber verstößt mich trotzdem nicht. Wenig später erzählte mir derselbe Patient, dass er seinen Ärger erstmals auch der Partnerin gegenüber zeigen konnte – als die über ein Wochenende mit Freundinnen verreisen wollte. Sie ist trotzdem gefahren, war aber erleichtert, dass ihr Freund seinem Ärger Luft gemacht hatte. Denn nun war ihr klar, warum er zuvor häufig so angespannt und verletzt wirkte. Und sie entwickelte mehr Verständnis für ihn.

Sie sprachen davon, dass eine Kränkung des Selbstwertgefühls zu depressiven Zuständen führen kann.

Viele Menschen erleben die Trennung von ihrem Partner als Kränkung, als Beeinträchtigung ihres Selbstwertgefühls. Noch wichtiger ist dieser Auslöser aber im Beruf. Arbeit schafft nicht nur Sicherheit und Auskommen, sondern stabilisiert, über die Anerkennung, auch das Selbstwertgefühl. Schon ein kleiner Misserfolg bei der Arbeit fühlt sich für viele Menschen daher schlecht an, der Verlust des Arbeitsplatzes wirft manche völlig aus der Bahn.

Wie spüren Sie als Therapeut solchen Kränkungen nach?

Zum Teil erzählt der Patient aus seinem Leben, häufig frage ich nach und versuche dadurch die emotionale Bedeutung dieser Lebenserfahrungen zu klären, gelegentlich deute ich das Gesagte auch. Das soll ermöglichen, für scheinbar nicht zusammenhängende Ereignisse einen neuen Sinn, eine Verbindung zu finden. Ob so eine Deutung zutrifft, entscheidet der Patient.

Außerdem versuche ich „korrigierende emotionale Erfahrungen" zu ermöglichen. So nennen Psychotherapeuten es, wenn neue Erfahrungen in der therapeutischen Beziehung biografisch verfestigte Ängste überlagern und ersetzen – wie bei dem Patienten mit den Verlassensängsten, der meinen Urlaub überstehen musste und dabei feststellte, dass er seinem Ärger in Beziehungen ohne schlimme Folgen Ausdruck verleihen kann.

Kann ich als Patient meiner Erinnerung an Vergangenes trauen?

Natürlich erinnert ein Mensch sich oft ungenau, unvollkommen und auch

»Bisweilen kann es sinnvoll sein, bedrohliche Erlebnisse **aus der Erinnerung zu streichen«**

falsch. Aber als Therapeut zählt für mich zuerst einmal die subjektive Vergangenheit – so wie der Patient sie mir schildert. Wenn er mir erzählt, wie schlimm sein Vater oder seine Mutter ihn behandelt haben, dann interessiert mich weniger, ob das wirklich so war. Sondern nur das innere Bild, das der Patient von seinen Eltern hat, denn das macht ihm Probleme – nicht eine womöglich objektiv andere Vergangenheit.

Deshalb nehme ich meist auch nicht Kontakt zu Angehörigen auf, denn Psychotherapeuten sind keine Suchenden nach einer objektiven Wahrheit – und erst recht keine Schiedsrichter.

Gibt es Vorgänge aus der Vergangenheit, an die man nicht rühren sollte – die man besser verdrängt?

Verdrängung gehört zu den hilfreichen Abwehrmechanismen der Psyche und ist daher an sich erst einmal etwas Gesundes. Nicht selten hängen mit einem Ereignis extrem bedrohliche, beängstigende Fantasien und Emotionen zusammen – mit Gefühlen, die man meint nicht aushalten zu können. In dem Fall kann es hilfreich sein, so etwas aus der Erinnerung zu streichen, es dem Bewusstsein unzugänglich zu machen. Das geschieht nicht willentlich, sondern muss als unbewusste seelische Leistung verstanden werden, die der Stabilisierung dient. Psychische Abwehrmechanismen wie die Verdrängung sind also per se nicht negativ oder gar pathologisch.

Es muss also in einer analytischen Therapie nicht alles aus der Vergangenheit auf den Tisch kommen?

Keineswegs. Allerdings haben diese verdrängten Einstellungen, Emotionen und Wünsche die unangenehme Eigenschaft, aus der Tiefe des Unbewussten an die Oberfläche, also ins Bewusstsein zu drängen und dabei Symptome und Beschwerden zu verursachen.

In so einem Fall muss der Therapeut klug entscheiden, ob er dem Verdrängten nachspüren und dem Patienten dabei helfen soll, entsprechende Probleme zu lösen – oder ihn eher dabei unterstützt, mit den Symptomen zu leben. Das kann für einen stabilen Lebensalltag förderlicher sein, als sich die Auseinandersetzung mit extrem belastenden Lebensereignissen und damit verbundenen unerträglichen Gefühlen zuzumuten.

Lassen sich verdrängte Erinnerungen tatsächlich für immer vor dem Bewusstsein verschließen?

Wenn ein Erlebnis verdrängt ist, dann ist es dem Bewusstsein erst einmal nicht zugänglich. Daran ändert oft nicht einmal die Konfrontation mit der Realität etwas. Verdrängt ein Mensch beispielsweise – warum auch immer –, dass er als Kind ein rotes Spielzeugauto besessen hat, ist diese Erinnerung dem Bewusstsein nicht mehr zugänglich. Sie können ihm dann ein Foto zeigen, auf dem er dieses Auto in der Hand hält: Er wird sich dennoch nicht erinnern, es je besessen zu haben. Das ist der Unterschied zum Vergessen.

Aber muss bei einst erlittener Gewalt oder gar Missbrauch nicht die Wahrheit geklärt werden?

Nicht in jedem Fall; viele Menschen leben besser mit der Verdrängung. Zudem sollte man nicht erwarten, dass durch Aufdecken und Erinnern quasi wie von selbst ein seelischer Knoten platzt und es dem Betreffenden danach besser geht. Anders ist es, wenn der Patient über eine Erinnerung sprechen

Verdrängung gehört zu den hilfreichen Abwehrmechanismen der Seele, sagt Professor Rainer Richter

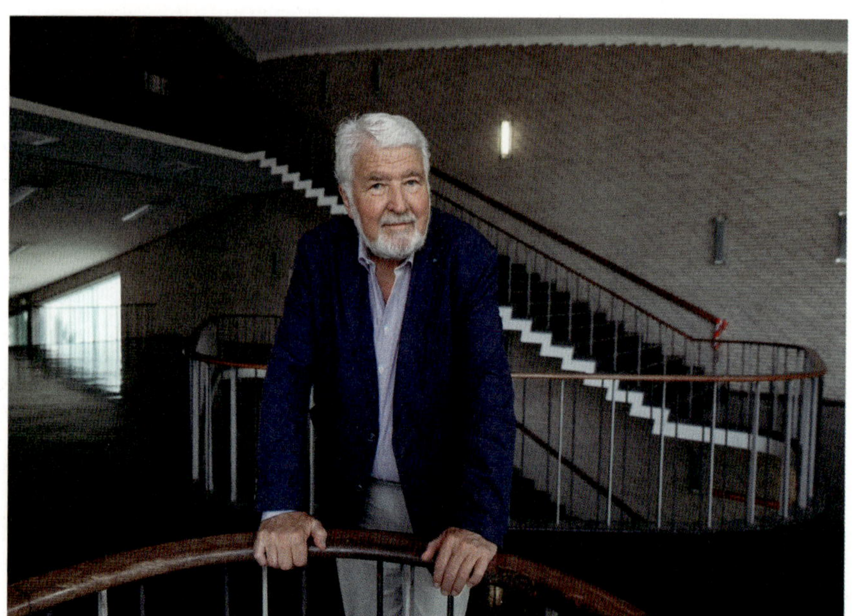

will, dann nähert er sich im Gespräch meist ohnehin an sie an, beginnt Andeutungen zu machen. Ein guter Therapeut erkennt das und geht darauf ein.

Lässt sich eine Depression durch eine Psychotherapie vollständig heilen?

Dass das immer gelingt, wäre eine zu hohe Erwartung, das können weder Medikamente, noch vermag das eine Psychotherapie. Denn sie kann ja nicht die Lebensgeschichte des Patienten rückwirkend verändern, seine Kindheit und damit belastende Erlebnisse bleiben, wie sie waren.

Bestenfalls lässt sich erreichen, dass die leidvollen Erfahrungen aus dieser Zeit das Leben des Betreffenden nicht mehr derart negativ bestimmen, sich beispielsweise die Symptome reduzieren oder sie sogar verschwinden. Doch der Patient wird weiterhin eine wunde Stelle haben, die immer mal wieder Probleme bereiten kann.

Das ist nicht anders als bei vielen körperlichen Leiden: Auch nach einer Knieoperation bleibt beispielsweise eine Schwachstelle; und bei vielen chronischen körperlichen Erkrankungen kann der Arzt auch nur die akuten Symptome lindern. Aber nach einer erfolgreichen Psychotherapie wird der Patient für aktuelle Belastungen besser gewappnet sein als zuvor.

Könnte man das nicht auch schlicht mit Psychopharmaka erreichen?

Da bin ich skeptisch. Faszinierend ist vielmehr, dass die neurowissenschaftliche Forschung gezeigt hat, dass längere Psychotherapien nachweislich strukturelle Veränderungen im Gehirn nach sich ziehen.

Eine ausschließliche Behandlung mit Medikamenten geht dagegen von einem biologistischen Menschenbild aus. Ich erlebe mich aber doch nicht als Individuum, das durch Neurotransmitter gesteuert wird, sondern als sich selbst steuerndes Lebewesen, das sich selbstreflexiv fragt, warum es so geworden ist, wie es ist.

Bei der Antwort kann mir kein Medikament helfen – die finde ich nur in meiner ganz individuellen, einmaligen Lebensgeschichte. ◂

IMPRESSUM

Gruner + Jahr GmbH, Druck- und Verlagshaus, Am Baumwall 11, 20459 Hamburg. Postanschrift der Redaktion: Brieffach 24, 20444 Hamburg Telefon 040/37 03-0, Telefax 040/37 03 56 48 Internet: www.geo-wissen.de

CHEFREDAKTEUR
Michael Schaper
STELLVERTRETENDE CHEFREDAKTEURE
Claus Peter Simon; Rainer Harf
ART DIRECTION
Torsten Laaker
TEXTREDAKTION
Tilman Botzenhardt, Maria Kirady, Bertram Weiß, Sebastian Witte
BILDREDAKTION
Ulrike Jürgens, Carolin Küst, Jochen Raiß
VERIFIKATION
Bettina Süssemilch; Regina Franke, Dr. Götz Froeschke, Susanne Gilges, Stefan Sedlmair
LAYOUT
Lena Uphoff
CHEF VOM DIENST/ SCHLUSSREDAKTION
Ralf Schulte
TECHNISCHER CHEF VOM DIENST
Rainer Droste
REDAKTIONSASSISTENZ
Ümmük Arslan; Anastasia Mattern, Thomas Rost
HONORARE/SPESEN
Angelika Györffy
GESCHÄFTSFÜHRENDE REDAKTEURIN
Maike Köhler
VERANTWORTLICH FÜR DEN REDAKTIONELLEN INHALT
Michael Schaper

PUBLISHER
Dr. Gerd Brüne, Frank Thomsen
EXECUTIVE DIRECTOR DIRECT SALES
Heiko Hager, G+J Media Sales
VERANTWORTLICH FÜR DEN ANZEIGENTEIL
Daniela Porrmann, Director Brand Solutions, G+J e|MS, Am Baumwall 11, 20459 Hamburg. Es gilt die jeweils aktuelle Preisliste. Infos hierzu unter: www.gujmedia.de
SALES DIRECTOR
Franziska Bauske, DPV Deutscher Pressevertrieb
MARKETING
Pascale Victoir
HERSTELLUNG
G+J Herstellung, Heiko Belitz (Ltg.), Oliver Fehling
BANKVERBINDUNG
Deutsche Bank AG Hamburg, IBAN DE30200700000032280000, BIC DEUTDEHH.
Heft-Preis: 10 Euro (mit DVD: 16,50 Euro), ISBN 978-3-652-00863-1 (978-3-652-00867-9) ISSN 0933-9736

Litho: 4mat Media, Hamburg
Druck: appl druck GmbH, Senefelderstr. 3–11, 86650 Wemding

USA: GEO WISSEN is published by Gruner + Jahr GmbH. K.O.P.: German Language Pub., 153 S Dean St, Englewood NJ 07631. Periodicals Postage is paid at Paramus NJ 07652. Postmaster: Send address changes to GEO WISSEN, GLP, PO Box 9868, Englewood NJ 07631.
Kanada: Sunrise News, 47 Silver Shadow Path, Toronto, ON, M9C 4Y2, Tel.: +1 647-219-5205, E-Mail: sunriseorders@post.com.

Der Export der Zeitschrift GEO WISSEN und deren Vertrieb im Ausland sind nur mit Genehmigung des Verlages statthaft. GEO WISSEN darf nur mit Genehmigung des Verlages in Lesezirkeln geführt werden.

GEO-LESERSERVICE

Fragen an die Redaktion
Tel.: 040/37 03 20 84 Fax: 040/37 03 56 48
E-Mail: briefe@geo.de

Abonnement- und Einzelheftbestellung
Online-Kundenservice: www.geo.de/kundenservice
Postanschrift: GEO WISSEN-Kundenservice, 20080 Hamburg, Tel.: 0049/40/55 55 89 90
Service-Zeiten: Mo–Fr 7.30–20 Uhr, Sa 9–14 Uhr.
Preis Jahresabonnement: 40,00 € (D), 45,60 € (A), 74,40 sfr (CH), Preise für weitere Länder auf Anfrage erhältlich.

Bestelladresse für GEO-Bücher, GEO-Kalender, Schuber etc.:
GEO-Versand-Service, 74569 Blaufelden
Tel.: 0049/40/422 36 427

BILDNACHWEIS/COPYRIGHT-VERMERKE

Anordnung im Layout: l. = links, r. = rechts, o. = oben, m. = Mitte, u. = unten

TITEL Elektrons 08/plainpicture

EDITORIAL Benne Ochs für GEO WISSEN: 3 o.; Ramon Haindl für GEO WISSEN: 3 u.

INHALT siehe entsprechende Seiten

WAS DIE SEELE ZUR RUHE KOMMEN LÄSST Armin Smailovic: 6/7, 8/9, 18; Tobias Kruse: 10–17

WENN STRESS KRANK MACHT Stephanie Jung: 20/21, 25, 27, 29, 30; Illustrationen: Tim Wehrmann: 22–24, 26, 27, 28

DAS ERSCHÖPFTE ICH Katia Chausheva: 32–44

GENERATION ANGST Peter Rigaud für GEO WISSEN: 46–51

WENN ALLES VERLOREN SCHEINT Illustrationen: Sonia Alins: 54/55, 56/57, 58; Goto-Foto/plainpicture: 59; Joan/Sanchez/Getty Images: 60

GEZEICHNET VOM SEELENLEID Gordon Welters für GEO WISSEN: 62–73

MOBILE SELBSTHILFE Illustrationen: Katrin Funcke für GEO WISSEN: 77–78

WIE DIE BIOGRAFIE UNS PRÄGT Henning Bode: 80–84

ICH WOLLTE MEIN LEBEN BEENDEN Anne-Sophie Stolz: 86–91

PILLEN GEGEN DIE SCHWERMUT Illustrationen: Orlando Hoetzel für GEO WISSEN: 92–97

WIE DER WALD UNS KRAFT SCHENKT Ramon Haindl für GEO WISSEN: 124–130

ENTSPANNUNG FÜR DIE SEELE Francesco Mastalia: 132–137, 140

WAS AM BESTEN VOR STRESS SCHÜTZT Eléonore Henry de Frahan: 142/143; Wavebreak/Plainpicture: 144; Andre Zelck/laif: 145; Cultura/gallery stock: 146; Hero Images/Getty Images: 147; Karsten Schoen/laif: 148; Rebecca Marshall/laif: 149; Francine Fleischer: 150; Andia/Visum: 151; Gordon Welters/laif: 152; Marianna Massey/Digital Vision/Getty Images: 153; Eva Gründemann/Westend61/gallery stock: 154; Hinterhaus Production/Digital Vision/Getty Images: 155; Julien Pebrel/MYOP/laif: 156; Andreas Hub/laif: 157; Stephanie Lacombe: 158; BSIP/UIG/Getty Images: 159; Gilles Coulon/Tendance Floue: 160; Pascal Lafay: 161

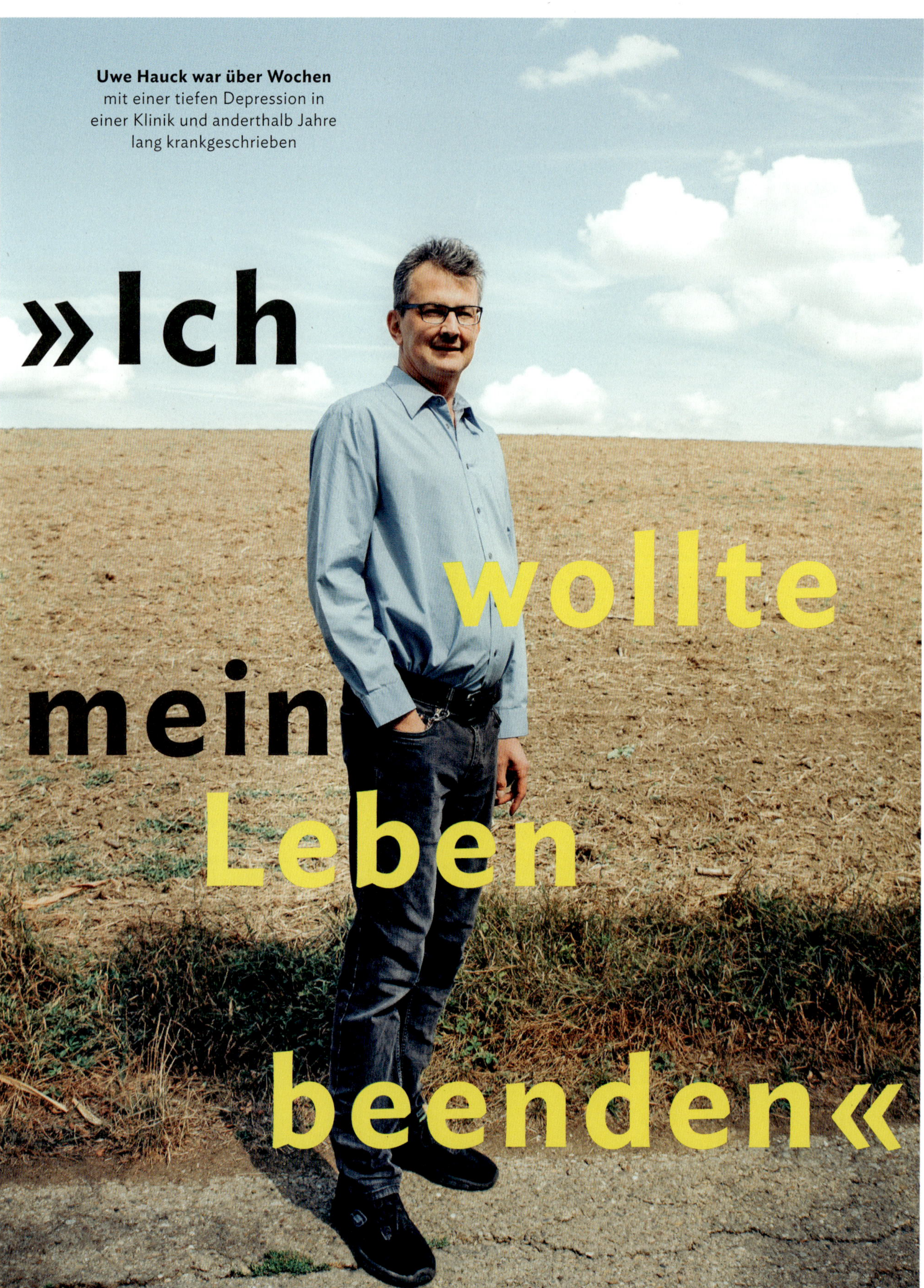

»Ich wollte mein Leben beenden«

Uwe Hauck war über Wochen mit einer tiefen Depression in einer Klinik und anderthalb Jahre lang krankgeschrieben

Eine scheinbares Idyll: **Uwe Hauck hat Frau und drei Kinder**, ein Haus mit Garten, einen guten Beruf. Doch versucht er, sich umzubringen. Wie konnte es so weit kommen? Und wo steht die Familie heute?

Protokoll:

Ariane **Heimbach**

•

Fotos:

Anne-Sophie **Stolz**

Uwe Hauck, 51

Es geschah an einem ganz normalen Arbeitstag. Mehr als dreieinhalb Jahre ist das her. Gegen elf Uhr rannte ich aus meinem Büro auf die Straße. Ich hatte nur noch einen Gedanken: Schluss mit allem. Am Morgen hatte ich einen Brief von meinem Chef bekommen, den ich wie eine Abmahnung empfand. Jahrelang hatte ich schon mit dem Gefühl gekämpft, nichts wert zu sein, niemals genug zu leisten. Dabei hatte ich einen guten Job als Informatiker bei einer Versicherung. Aber mit Kritik konnte ich noch nie gut umgehen.

Der Brief versetzte mich in Panik. Ich zitterte, meine Arme brannten, die Gedanken kreisten: Ich werde entlassen, verdiene kein Geld mehr, wir verlieren das Haus, meine Familie verarmt. Diesen Gedankenstrudel kannte ich schon. Diesmal riss er mich in einen Abgrund.

Ich wollte nicht sterben, aber ich wollte dieses Leben beenden, das so schmerzt. Ich wollte, dass die brennende Angst aufhört. Es war so, als würde ich in einem Auto gegen eine Wand rasen. Ich wusste, ich würde zerschellen.

In solchen Situationen handelt man völlig kopflos. Ich rannte durch die Stadt bis zur Kirche und wollte den Kirchturm hoch. Aber ich fand den Eingang nicht. Also lief ich wieder zurück zur Firma, wo es auch einen Turm gibt. Da bin ich hoch. Aber wenn man dort rausgeht, wird ein Alarm ausgelöst. Und ich dachte, bevor ich mich traue, runterzuspringen, sind die Kollegen schon da.

Und mir wurde klar: Ich kann nicht gehen, ohne mich von meiner Frau zu verabschieden. Ich schrieb ihr eine Kurznachricht: dass ich nicht mehr kann, dass es mir leid tut. Sibylle wollte wissen, wo ich bin. Ich schrieb: in der Firma.

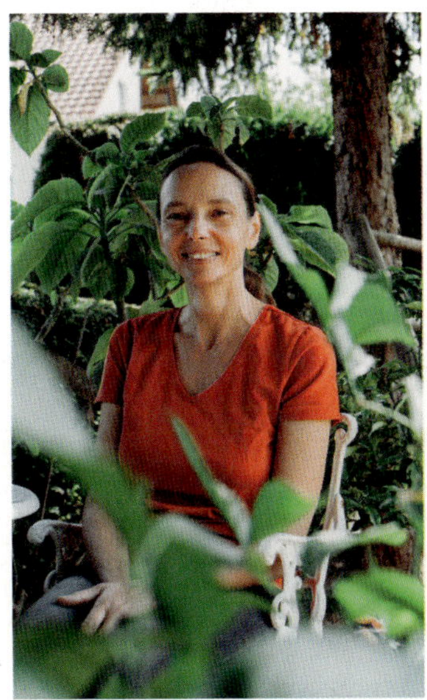

Sibylle Hauck: »Uwes Depression führte dazu, dass er sehr angespannt war. Irgendwann sind wir ihm alle nur noch aus dem Weg gegangen.«

Sibylle Hauck, 47

Ich hatte schon den ganzen Morgen über ein komisches Gefühl. Seit Wochen war Uwes Zustand immer schlimmer geworden. Er war mehrmals umgekippt, erschöpft und zugleich unruhig, dann musste er aus dem Haus raus, nur laufen, und ich habe ihn irgendwo eingesammelt, weil er es nicht mehr allein zurückschaffte.

2010 hatten die Ärzte schon einmal einen Burnout bei ihm diagnostiziert. Er hat dann Antidepressiva bekommen, war sechs Wochen krank geschrieben und hat sich so gut erholt, dass er die Medikamente schnell wieder abgesetzt hat – zu schnell, wie wir später erfuhren. Aber zu der Zeit hat ja keiner an eine Krankheit gedacht. Im Nachhinein kann ich das selbst nicht verstehen. Man will es nicht wahrhaben, diesen Gedanken: Mein Mann ist krank. Man will nicht das Schlimmste sehen.

Dabei war seine Depression schon viele Jahre zu spüren. Heute weiß ich das. Damals dachte ich, dass ich irgendetwas falsch mache und er deshalb so angespannt ist. Nie konnte man es ihm recht machen, und wenn es ein Problem mit den Kindern gab, sie schlechte Noten hatten oder wir uns am Küchentisch stritten, ging er gleich in die Luft. Aber er sagte nie, dass er ein Problem hatte und manchmal völlig verzweifelt war. Für mich sah das so aus: Oh Gott, ich schaffe es nicht, eine Familie zu organisieren, das war ja eher mein Part, der häusliche und alles drum herum.

Irgendwann war es so, dass wir ihm alle aus dem Weg gingen. Die

Familie ging schon in Deckung, wenn er aus dem Büro kam. Er ist ja recht groß, und wenn ich von drinnen seinen Fahrradhelm über der Gartenhecke sah, wusste ich, gleich ist er da. Dann rief ich: Kinder, Vater kommt. Und schwupp, waren sie weg in ihren Zimmern. Wir haben, glaube ich, viele Jahre nebeneinanderher gelebt.

Uwe Hauck

Depressive sind Meister im Verstecken und Rationalisieren. Damit habe ich mich und andere lange getäuscht. Man will ja, dass es perfekt läuft, im Job und zu Hause. Und kann sich nicht eingestehen, überfordert zu sein. Da war immer die Diskrepanz: Ich kann nicht mehr, aber ich will doch auch zu Hause alles richtig machen, da sein für die anderen.

Stattdessen wurde mir schnell alles zu viel. Ich erledigte meine Aufgaben und zog mich dann in mein Zimmer zurück. Zu Hause ging das, aber nicht im Büro. Jede Kritik löste bei mir eine Angstspirale aus. Doch das konnte ich mir nicht eingestehen. Dann wäre die Angst ja noch stärker geworden. Also setzte ich die Maske auf: Ich habe alles im Griff. Solange ich alles plane und organisiere, kann der Familie nichts geschehen.

Sibylle Hauck

Lange dachte ich, das wird schon wieder. Uwe hat ja auch andere Seiten. Er kann charmant und offen sein. Und wir haben zwischendurch immer viel gelacht. An diesen Momenten hält man sich fest und sagt sich: Geht doch, ist alles okay. Doch es wurde nicht besser. Alles musste er kontrollieren. Mal nichts tun und sich treiben lassen? Unmöglich.

Selbst die Urlaube waren Stress. Wir sind nach Salzburg gefahren und im Sprint durch die Stadt gehetzt: bloß nicht trödeln. Es gab ein Programm zu erfüllen und abzuhaken. Als er dann häufig zusammenbrach, war klar, es muss etwas geschehen.

Ich habe ihn zum Arzt geschleppt, und wir haben einen Therapieplatz in einer Tagesklinik bekommen. Drei Wochen später sollte er da hin. Das hat mich erst mal beruhigt. Doch in den Tagen vor dem Suizidversuch sagte er oft: Das macht alles keinen Sinn mehr. Es wäre besser für euch, wenn ich nicht mehr da wäre. Ich war alarmiert, ich spürte, dass er sich etwas antun könnte.

Als dann seine Nachricht auf dem Telefon kam, war ich im Grunde nicht überrascht und bin sofort zu seiner Firma gefahren. Dort hatte ihn eine Kollegin gefunden. Er lebte, aber er war bewusstlos, und es war nicht klar, ob sein Gehirn durch die Tabletten geschädigt war. Der Rettungswagen kam. Und dann bin ich zusammengeklappt. Uwes Chef brachte mich in die Schule, damit ich die beiden jüngeren Kinder abholen konnte. Ich wusste ja nicht, wie es weitergeht, und ich wollte, dass die Familie zusammen ist.

»In den Tagen vor dem Suizidversuch sagte er: ›Es wäre besser für euch, wenn ich nicht mehr da wäre.‹«

Katja, 16

Mein kleiner Bruder und ich wurden aus dem Unterricht geholt. Euer Vater ist umgekippt, sagte meine Mutter. Das konnte nicht stimmen – denn das war schon öfter geschehen, und dafür wird man nicht aus der Schule geholt. Auch saß im Wagen eine andere Person hinter dem Lenkrad, alles sehr merkwürdig. Der erste Gedanke war, dass man selbst etwas angestellt hat. Oder mein Bruder.

Klar habe ich schon länger gemerkt, dass mein Vater anders war als

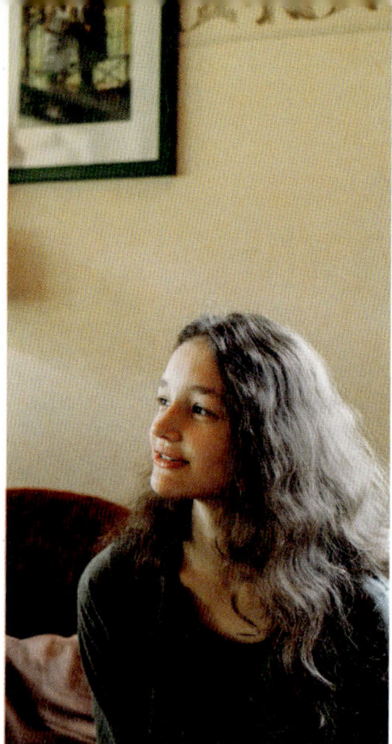

Katja Hauck: »Er schrieb einen Brief, und darin stand, dass wir Kinder nicht schuld sind an dem, was ihm passiert ist. Das war das Wichtigste für uns.«

andere Väter. Wenn er nach Hause kam, war er immer gleich genervt. Und wenn man mit ihm geredet hat, hat er nicht richtig zugehört. So war er halt. Für mich war das eine ganz normale Familie, nur ein bisschen anders als alle. Ich bin auch nicht so ein typisches Mädchen. Ich schminke mich nicht, ich gehe nicht gern shoppen.

Mein Vater kam dann in eine psychiatrische Klinik. Ich hatte mir das ganz anders vorgestellt. Was man darüber hört, klingt immer so schrecklich, große Häuser, alles steril. Aber es war schön dort, viel Wiese, ein Park, eher wie in einem Hotel.

Uwe Hauck

Erst nach dem Suizidversuch habe ich begriffen, dass ich krank bin. Schwere Depression und Angststörung lautet die Diagnose. Wobei die Angststörung erst später erkannt wurde und ich dann erst die richtigen Medikamente bekam.

In der Klinik ging es mir anfangs schlecht. Ich hatte Angst um meine Kinder, dass sie nicht verkraften würden, was ich angerichtet hatte. Dass meine Frau mich verlässt. Und gleichzeitig dachte ich: Mist, das habe ich auch wieder vermasselt. Aber die Therapien, die Medikamente und vor allem die Gespräche mit den anderen Patienten haben mir sehr geholfen. Ich musste mich vor denen nicht rechtfertigen, keine Maske tragen. Ich habe keine Rolle mehr gespielt.

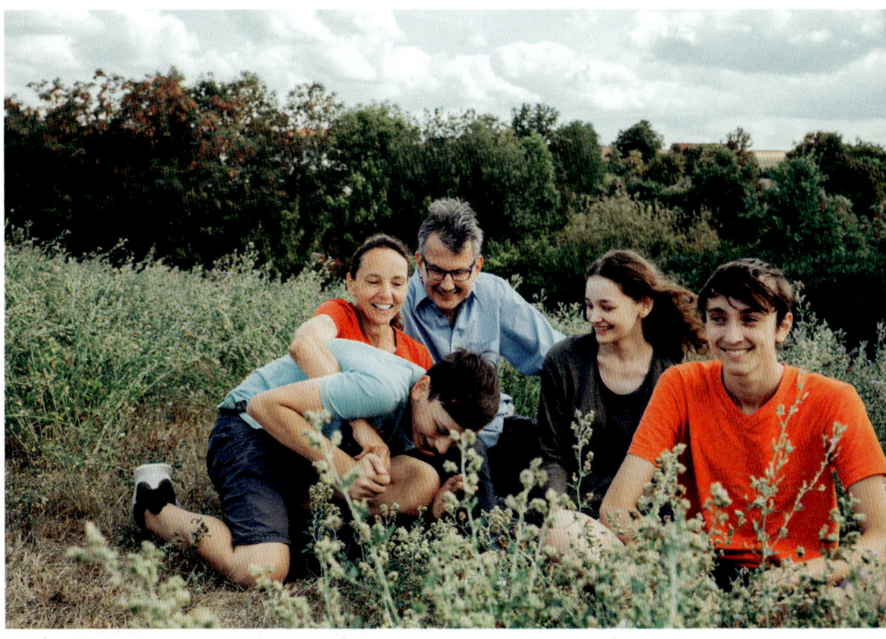

Die Familie hat sich durch die Erkrankung des Vaters verändert; Eltern und Kinder sagen, sie redeten heute offener darüber, was jeden von ihnen persönlich beschäftigt

Jan, 18

Als mein Vater nach zwei Monaten aus der Klinik kam, hat er uns direkt gesagt, dass er einen Selbstmord versucht hat. Wir Geschwister standen alle drei im Wohnzimmer. Er wollte nicht, dass wir es von anderen erfahren. Er hat es klar ausgesprochen, ohne es zu beschönigen. Er hat gesagt, wie er es getan hat und wie er sich gefühlt hat. Dass er keinen Ausweg mehr gesehen hat. Und dass wir ihn jetzt alles fragen könnten.

Ich war nicht schockiert. Endlich war klar, was mit ihm los war. Keiner von uns wusste vorher, was eine Depression ist. Ich habe dann viel darüber gelesen. Man kann nicht einfach sagen: Reiß dich mal zusammen!

Zu jemandem, der einen Beinbruch hat, sagt man das ja auch nicht. Und wenn man helfen will, kann man nicht einfach hingehen und sagen: Wird schon wieder. Man kann nur zeigen, dass man den anderen immer noch liebhat. Aber man darf auch nicht übernett reagieren, sonst sieht das so aus, als würde man etwas vorspielen und den Depressiven nicht ernst nehmen.

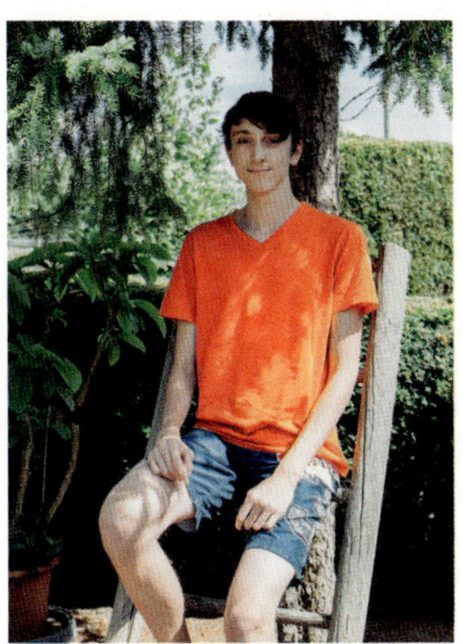

Jan Hauck: »Mein Vater hat uns erzählt, wie er versucht hat, sich das Leben zu nehmen. Er hat gesagt, wie er es getan hat und wie er sich gefühlt hat.«

In meiner Realschulklasse habe ich ein Referat darüber gehalten im Fach Mensch und Umwelt. Dabei habe ich auch über meinen Vater gesprochen. Niemand in der Klasse hat blöde Sprüche gemacht. Aber es hat auch keiner gefragt: Wie kommt man damit klar, dass sich der eigene Vater umbringen wollte? Das haben sie sich nicht getraut.

Ich hätte dann gesagt: Das Ding ist, dass ich das nicht auf mich selbst bezogen habe. Früher habe ich immer alle Probleme in der Familie auf mich bezogen. Wenn ich schlechte Noten hatte, und die hatte ich oft, dachte ich, mein Vater ist deshalb so schlecht drauf.

Mein Vater aber hat gesagt: Du hast nichts mit meiner Krankheit zu tun, und ich habe es ihm geglaubt.

Katja

Er hat uns einen Brief aus der Klinik geschrieben. Den habe ich aufbewahrt. Das Wichtigste, was er darin sagt, ist, dass wir Kinder nicht schuld daran sind, was mit ihm geschehen ist.

Und dass wir so, wie wir sind, perfekt sind. Ich habe den Brief in eine Folie gepackt, damit er geschützt ist, und abgeheftet.

Er soll mich immer an die Zeit erinnern, als es schlimm war. Und dass der Vater uns und mich gesehen hat, auch wenn er nicht da war.

Uwe Hauck

Natürlich habe ich mich gefragt, warum ich so geworden bin, immer so unter Druck war, woher der Kontrollwahn kam. Es hat viel mit meiner Mutter zu tun, der ich es nie recht machen konnte, und mit meinem Vater, der so krank war, dass er all ihre Aufmerksamkeit brauchte.

Ich habe als Kind früh gelernt, dass es besser ist, wenn ich nicht auffalle. Am besten war es, wenn mich keiner wahrnahm, oder wenn, dann musste ich Leistung bringen. Aber eigentlich kann ich mich an das meiste in meiner Kindheit nicht erinnern. Ein Therapeut hat mir gesagt: „Es hat schon seinen Grund, dass Sie sich vor diesen Erinnerungen schützen. Da müssen wir jetzt nicht dran rühren. Mir ist wichtig, wie Sie in der Gegenwart klarkommen."

Sibylle Hauck

Als Uwe wieder zu Hause war, begann eigentlich erst die schwerste Zeit. Man denkt, jetzt geht es aufwärts, aber im

Gegenteil. Sechs Monate musste er auf einen Reha-Platz warten. Er lag auf der Couch und fühlte sich überflüssig. Wie ein Möbelstück, das im Weg stand, und das Leben ging um ihn herum weiter.

Ich habe mir dann Beschäftigungen für ihn ausgedacht, im Garten oder in der Küche, was eigentlich sinnlos war – und das war am schlimmsten für ihn, das war ja genau das, wovor er sich fürchtete: nichts leisten zu können, nutzlos zu sein. Diese sechs Monate waren ein Rückfall. Alles schien wie vorher, wieder auf null. Er sagte dauernd, das bringt alles nichts. Ich bin nur eine Last für euch. Ich habe ihn dann am Ende förmlich in die Reha geschleppt.

Mir ging es oft schlecht in dieser Zeit. Ich war immer schlapp, fühlte mich schon morgens nach dem Aufstehen kaputt. Die Kinder haben das mitbekommen, aber zum Glück waren inzwischen alle in Therapie und haben sich da gut aufgehoben gefühlt.

Jan

Am meisten habe ich mir Sorgen um meine Mutter gemacht. Schlimm war, wenn sie auf dem Telefon wieder eine Nachricht von meinem Vater aus der Reha bekam, dass er aufgibt. Sie fühlte sich dann so hilflos, weil sie nicht bei ihm war – und doch am liebsten sofort zu ihm wollte.

Einmal habe ich zu ihr gesagt: Du musst ihn lassen. Ruf in der Klinik an, aber fahr nicht hin. Er gewöhnt sich sonst daran, dass immer jemand kommt, wenn er um Hilfe ruft. Und das war gut. Ich hatte selbst erfahren, dass es nicht gut ist, immer meine Mutter zu bitten, mich von der Schule abzuholen, wenn es mir dort nicht gut ging. Ich merkte, dass ich auch allein klarkomme.

Dieses Gefühl, ich schaffe mein Leben schon, ist noch ziemlich neu für mich. Zum ersten Mal habe ich das gespürt, als ich vom Gymnasium auf die Realschule gewechselt bin. Das war kurz vor dem Selbstmordversuch von meinem Vater. Auf einmal hatte ich gute Noten. Ich hatte morgens keine Angst mehr, zur Schule zu gehen. Ich bin viel selbstbewusster geworden.

»Als er die Depression besiegt hatte, kam eine andere Person aus ihm hervor, netter, hilfsbereiter und cooler.«

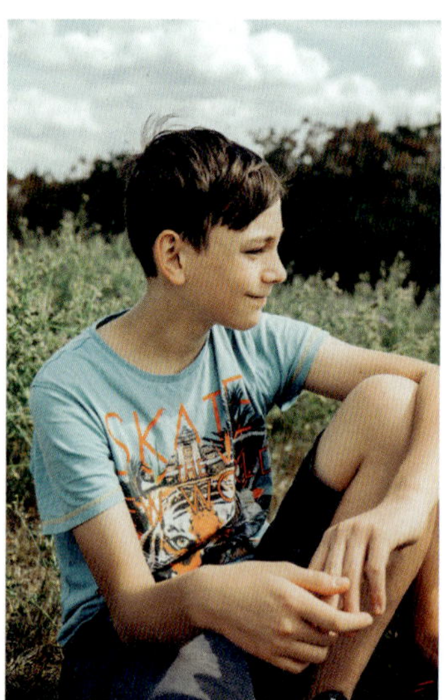

Marc Hauck: »Für mich war es am schwersten, wenn meine Eltern sich gestritten haben. Dann habe ich sofort gedacht, die lassen sich scheiden.«

Ich glaube, das war meine Rettung, denn sonst wäre ich vielleicht auch depressiv geworden. Man liest ja, dass die Krankheit die anderen in einer Familie wie in einem Strudel mit hinabziehen kann. Das Gymnasium war für mich eine dunkle Phase. Als ich dann in die helle Phase kam, hat mich das mit meinem Vater nicht so erschüttert. Ich dachte, für ihn kommt bestimmt auch wieder eine helle Phase.

Marc, 13

Mein Bruder konnte mir gut helfen, das mit meinem Vater zu verkraften, dem konnte ich alles sagen. Manchmal gehen wir spazieren, eine Runde durch die Äcker und Wiesen. Oder wir gehen zu Fuß zum Supermarkt. Dabei können wir gut reden.

Mein Bruder hat gesagt, das wird schon gut ausgehen. Und ich habe ihm vertraut. Als mein Vater in der Klinik war, war ich mal drei Wochen am Stück krank, ich hatte Bauchweh, mir war schlecht. Ich bin zu einem Therapeuten gegangen, der war cool. Wir haben viel gespielt und geredet. Das Bauchweh ging mit der Therapie weg. Und ich habe dann auch die Schule gewechselt und bin wie meine Geschwister auf die Realschule gegangen.

Für mich war am schwersten, wenn ich mitbekommen habe, dass sich meine Eltern streiten. Dann habe ich sofort gedacht, die lassen sich scheiden. Das wäre das Schlimmste gewesen.

Sibylle Hauck

Es gab Momente, da dachte ich, ich kann nicht mehr, meine Kraft ist am Ende. Aber dann reißt man sich zusammen und sieht wieder: Jetzt haben wir schon so einen langen Weg gemeinsam geschafft. Das kann doch nicht alles vergeblich gewesen sein. Meine Eltern waren für mich dabei ganz wichtig. Sie haben mich immer unterstützt, auch darin, zu Uwe zu halten.

Uwe Hauck

Nach anderthalb Jahren Krankschreibung habe ich wieder angefangen zu

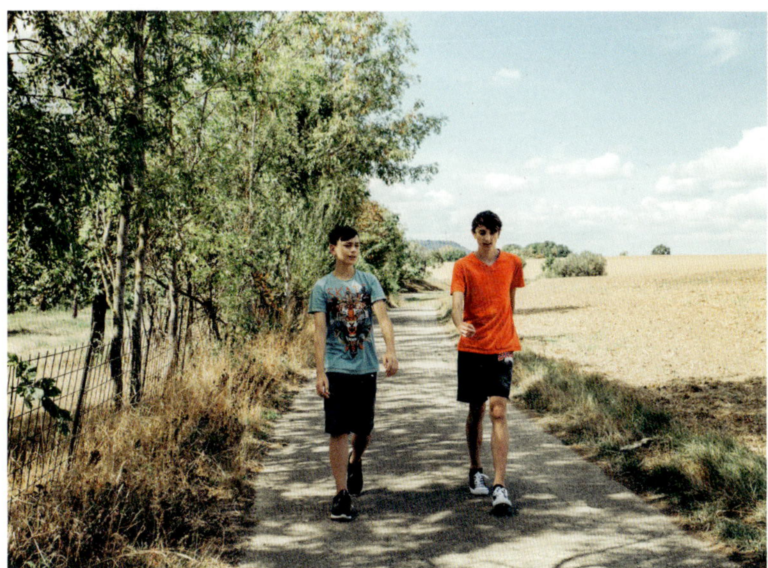

Die Brüder Marc und Jan reden miteinander über das Geschehene. Und seit sie auf die Realschule gewechselt sind, fühlen sie sich nicht mehr so belastet

arbeiten. Doch schon am ersten Tag hatte ich einen Rückfall. Ich dachte, ich schaffe das nicht, niemand nimmt mich hier mehr ernst.

Die Angststörung ist nicht so, dass ich permanent Angst habe, aber wenn ich Angst habe, dann ist sie massiv. Inzwischen habe ich immer eine Pillendose für Notfälle in der Hosentasche. Darin habe ich ein sehr starkes Beruhigungsmittel, meine Antidepressiva – und vor allem ein Stück Chilischote: Wenn ich spüre, dass die Panik anschwillt, kaue ich die. Das tut weh, und mit diesem heftigen Reiz trickst man seinen Körper aus, der sich nicht mehr mit der Angst, sondern erst mal mit dem Schmerz beschäftigen muss.

Ich habe das einmal auf der Arbeit gebraucht, und es hat gewirkt. Wenn ich die Angst bremsen kann, kommt auch die Depression nicht. Beides hängt zusammen. Eine Depression kann man nicht heilen, aber man kann lernen, wie man sie unter Kontrolle bringt – und darin bin ich inzwischen ziemlich gut.

Ich brauche bis heute die Stütze durch die Tabletten. Und es ist wichtig, sich diese Schwäche auch einzugestehen.

Sibylle Hauck

Die Krankheit meines Mannes hat uns alle verändert. Wir reden heute offener darüber, was jeden beschäftigt. Und ich kann mich mehr durchsetzen als früher. Das fing damit an, dass ich die Kinder auf der Realschule angemeldet habe. Für Uwe musste es das Abitur sein, drunter ging es nicht. Was er von sich erwartet hat, galt auch für sie. Aber er hat nicht gesehen, dass sie unter dem Leistungsdruck litten.

Ich fühle mich heute stärker als früher, nicht körperlich, aber innerlich. Ich lasse mir vieles nicht mehr gefallen, zu Hause nicht, aber auch nicht, wenn ich woanders bin.

Wir haben als Familie in Abgründe geschaut, in die viele andere wahrscheinlich nicht blicken. Zu erleben, dass man das gemeinsam übersteht, ist auch eine positive Erfahrung. Wir sind nicht daran kaputt gegangen. Und Uwe? Er ist spontaner, nicht mehr so kontrollierend. Er ist wieder mehr der Mann, in den ich mich verliebt habe vor 24 Jahren. Ich wusste immer, der ist noch da, der ist nur sehr lange in ihm verschwunden.

Uwe Hauck

Ich habe inzwischen einen anderen Job: beim gleichen Arbeitgeber, aber nicht mehr als Softwareentwickler, sondern in der Hotline. Das tut mir gut, ich habe kleine Erfolge jeden Tag, kann Leuten helfen, und abends setze ich mein Headset ab und lasse alles hinter mir.

Das spürt auch die Familie. Ich kann mich wieder wertschätzen und bin lockerer geworden. Früher war mein Leben ein ständiges Abhaken von Erledigtem und wieder Neues Planen. Kästchen für Kästchen. Heute genieße ich mehr den Moment.

Ich spüre tatsächlich, was nur meiner Seele guttut, was mir einfach Freude macht – wie das neue Teleskop, das ich mir gekauft habe. Ein Riesending. Damit kann ich sehr weit ins Weltall schauen, zu Nebeln und Galaxien, das ist ungeheuer beruhigend.

Früher habe ich mir ja selbst keine Fehler erlaubt. Und dann habe ich so einen Mist gebaut. Jetzt sage ich zu meinen Kindern: Dazu stehe ich. Ich hoffe, dass ihr mir verzeiht.

Katja

Ich sehe das so: Eine blöde Krankheit hatte meinen Vater übernommen, und als er die Depression besiegt hatte, ist eine andere Person aus ihm hervorgekommen, netter, hilfsbereiter und cooler.

Er ist jetzt der, der er eigentlich ist, aber den man noch gar nicht kannte. Und jetzt kann man sehen, was für ein toller Vater er eigentlich ist.

Es wird ja immer gesagt, die Krankheit wird nie ganz weggehen, die ist ein Teil von ihm. Aber wir kennen uns jetzt damit aus. Wir können als komplette Familie zeigen, wie man mit Depression umgeht und dass man sich helfen lassen muss, ehe es zu spät ist. ‹

Wenn auch Sie oder ein Angehöriger oder Freund sich in einer scheinbar ausweglosen Situation befinden, zögern Sie nicht, Hilfe anzubieten bzw. anzunehmen – zum Beipiel durch Berater der Telefonseelsorge: 0800/111 01 11 oder 0800/111 02 22 (kostenlos)

pillen gegen die schwermut

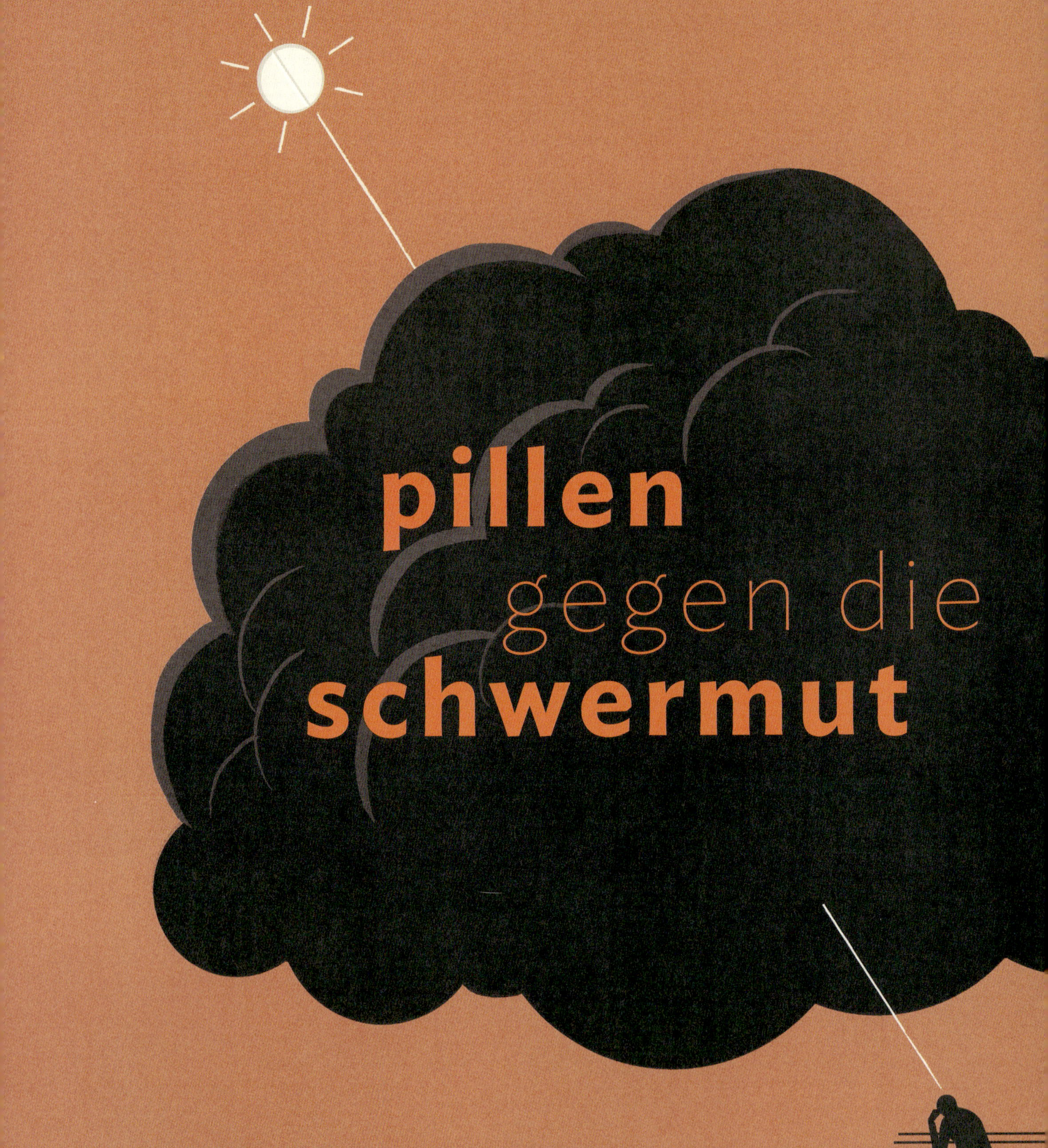

Arzneimittel gegen Depression geben vielen Betroffenen Hoffnung auf Linderung ihres Leidens – doch eine Besserung garantieren können sie nicht

Psychopharmaka gehören zur Standardtherapie bei Depression. **Gleichwohl ist ihr Nutzen umstritten, und viele Betroffene haben Angst vor Nebenwirkungen.**

Was also können die **Präparate tatsächlich** leisten?

TEXT:

Ute **Eberle**

•

ILLUSTRATIONEN:

Orlando **Hoetzel**

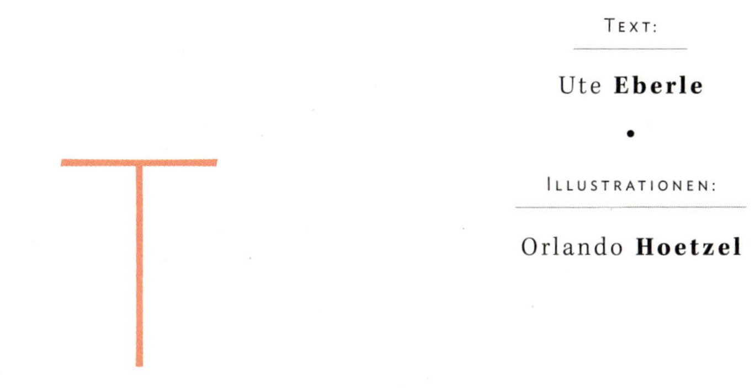

Tag für Tag nehmen in Deutschland mehr als drei Millionen Menschen ein Antidepressivum ein – und viele haben sich vermutlich mit einem unguten Gefühl dafür entschieden.

Zwar zählen Psychopharmaka zur Standardtherapie gegen Depressionen. Und es ist unbestritten, dass sie das Leben Betroffener erleichtern können. Aber es wird ihnen auch viel Negatives nachgesagt: Sie sollen mitunter schwere körperliche Schäden verursachen, süchtig machen und aggressiv, die Persönlichkeit verändern – und womöglich sogar zu Suiziden führen.

Experten debattieren daher intensiv über Pro und Kontra. Ihnen geht es vor allem um zwei zentrale Fragen:

• Wie groß genau ist der Nutzen der Antidepressiva?

• Welchen Schaden können die Medikamente womöglich anrichten?

Die meisten heute verschriebenen Präparate enthalten Wirkstoffe, die noch auf dem gleichen Grundprinzip basieren wie die ersten Mittel gegen Depressionen, die vor rund 60 Jahren entdeckt wurden – und zwar zufällig.

So wurde das Antidepressivum Iproniazid ursprünglich als Tuberkulosemittel entwickelt – bis Therapeuten auffiel, wie fröhlich die Patienten nach der Einnahme waren.

Imipramin, ein weiteres frühes Antidepressivum, gleicht chemisch einem schon zuvor bekannten Mittel für Menschen, die an Psychosen leiden. Daher verabreichte ein Psychiater in der Schweiz seinen Patienten mit Schizophrenie Imipramin, um sie friedlicher zu stimmen. Doch statt sich zu beruhigen, waren viele besonders aufgeregt, zeigten teils gesteigerten Antrieb und gehobene Stimmung.

In den 1960er Jahren gelangen Forschern auch die ersten Schritte, der Wirkweise der Medikamente auf die Spur zu kommen – vor allem, indem sie die Gehirn-Rückenmark-Flüssigkeit von Probanden untersuchten. Darin lassen sich die Abbauprodukte von körpereigenen Substanzen wie Serotonin, Dopamin oder Noradrenalin nachweisen. Mithilfe dieser Botenstoffe (Neurotransmitter) erfolgt im Gehirn die Weiterleitung elektrischer Impulse von einer Nervenzelle zu einer anderen.

Die Untersuchungen zeigten: Die Psychopharmaka erhöhen über spezifische Mechanismen die verfügbare Menge oder die Wirkung eines oder mehrerer Neurotransmitter. Dieser Wirkmechanismus gilt für die meisten bis heute entwickelten Antidepressiva.

Die Beobachtungen führten zu der nach wie vor sehr verbreiteten Theorie, dass ein Mangel an diesen Botenstoffen die Grundlage für die Entstehung einer Depression ist – und Antidepressiva dadurch wirken, dass sie diesen Mangel ausgleichen.

Aufgrund jüngerer, zum Teil widersprüchlicher Erkenntnisse gehen viele Wissenschaftler inzwischen aber davon aus, dass die tatsächlichen Zusammenhänge weitaus komplexer sind – und in weiten Teilen noch nicht verstanden. Daher ist auch die Frage, auf welche Weise genau die Medikamente Symptome einer Depression lindern, nur in Ansätzen geklärt.

Mehr noch: Seit geraumer Zeit mehren sich zudem Zweifel, wie gut die Mittel überhaupt helfen.

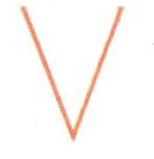

Vor einigen Jahren überprüfte der Psychologe Irving Kirsch von der Harvard Medical School in Boston etliche Studien zur Wirkung von Antidepressiva. Zu mehreren neu zugelassenen Medikamenten wertete er Untersuchungen aus, die von Pharmaunternehmen finanziert und bei der Zulassungsbehörde eingereicht worden waren – und zwar nicht nur jene, die veröffentlicht wurden, sondern auch solche, die bei der Behörde unter Verschluss geblieben waren. Deren Herausgabe erwirkte

Kirsch dank eines Gesetzes zur Informationsfreiheit.

In der Gesamtheit der Studien schnitten die Präparate klar schlechter ab als in den publik gemachten Untersuchungen. Stets hatten die Forscher die Wirkung an Patienten, die das jeweilige Antidepressivum schluckten, mit der an Probanden verglichen, denen stattdessen ein Scheinmedikament verabreicht wurde.

Ute **Eberle**

Jg. 1971, ist Autorin in Baltimore, USA.

Orlando **Hoetzel**

Jg. 1971, arbeitet für namhafte Magazine weltweit; er lebt in Berlin.

Erwartungsgemäß waren auch in den Placebo-Gruppen antidepressive Effekte zu bemerken: Bei einer Krankheit, zu deren wichtigsten Symptomen die Hoffnungslosigkeit zählt, bringt oft schon die vermeintliche Aussicht auf Hilfe tatsächliche Besserung.

Kirschs Auswertung aber zeigte: In den meisten Studien war die Linderung der Beschwerden bei Depressiven, die echte Medikamente einnahmen, überhaupt nicht oder allenfalls marginal besser als bei jenen, die wirkstofffreie Zuckerpillen bekamen.

Über alle Untersuchungen gerechnet, so Kirsch, sei ein Anteil von 82 Prozent der durch die Antidepressiva erreichten Besserung auch durch Placebo erzielt worden. Und der durchschnittlich verbleibende Rest sei klinisch nicht signifikant. Andere Studien kamen zu ähnlichen Ergebnissen.

Allerdings belegen die Untersuchungen auch, dass Kirschs Erkenntnisse vor allem für jene Menschen gelten, die unter einer leichten bis mittelschweren Depression leiden.

Bei Kranken mit schwerer Depression erwies sich der Unterschied zwischen echten Antidepressiva und Placebo dagegen als merklich größer. Für sie gibt es also gute Gründe, sie mit Medikamenten zu behandeln.

Wichtiger als die Studienlage ist dabei allerdings wohl die praktische Erfahrung vieler Ärzte: dass Antidepressiva in schweren Fällen zunächst oft die einzige sinnvolle Option sind.

Denn ohne ihren Einsatz sind die Patienten häufig gar nicht in der Lage, auf andere Behandlungsmöglichkeiten überhaupt anzusprechen. „Man muss nur kurze Zeit den klinischen Alltag miterleben, um sich davon zu überzeugen, welch mächtige therapeutische Werkzeuge Antidepressiva sind", so der US-Psychiater Stephen Stahl.

Bei leichten Depressionen hingegen sollen die Medikamente nur noch in Ausnahmefällen verordnet werden – und Verschreibungsstatistiken belegen, dass die Ärzte in Deutschland dieser Empfehlung von Fachgesellschaften überwiegend folgen.

Aber unabhängig davon, wann Patienten aus welchen Gründen Antidepressiva nehmen, wie deren Wirkung genau entsteht und in welchem Maße sie sich von Scheinmedikamenten unterscheidet: Außer Frage steht, dass die Mittel unerwünschte Nebenwirkungen haben.

Zwar machen Antidepressiva, entgegen vielen Vorurteilen, nicht süchtig. Aber sie können, je nach Präparat, sexuelle Störungen, Gewichtszunahmen, Schlaflosigkeit und Übelkeit auslösen – sowie in selteneren Fällen weitere, zum Teil ernsthafte Probleme.

Aufgeschreckt reagierten Ärzte, als vor einigen Jahren Berichte aufkamen, wonach die Medikamente neben den bekannten Begleiterscheinungen zwei weitere unerwünschte Folgen haben können. Zum einen sollen Antidepressiva Menschen aggressiv machen – manchmal so sehr, dass sie gewalttätig werden und Mitmenschen angreifen. Zum anderen scheinen sie in manchen Fällen Suizidgedanken auszulösen.

Die Informationen muten so bestürzend wie paradox an: Ausgerechnet depressionslindernde Mittel sollen Patienten dazu treiben, sich selbst töten zu wollen? Oder sie zu einer Gefahr für andere machen?

Eine Erklärung besteht darin, dass Antidepressiva verschiedene Teilwirkungen haben. So erhöhen viele den Antrieb eines Kranken, der dadurch unruhig und erregt werden kann (und manchmal tatsächlich aggressiv).

Suizidgedanken wiederum sind in sehr vielen Fällen ohnehin Teil der depressiven Symptomatik, und die Antriebssteigerung kann dazu führen, dass ein Betroffener sie nach Beginn der Einnahme entschlossener verfolgt – zumal die stimmungsaufhellende Wirkung der Antidepressiva in der Regel erst später einsetzt: Gerade in der Zwischenphase, die sich nicht selten über mehrere Wochen erstreckt, ist eine Zunahme der Suizidalität denkbar (weshalb die Behandlung gerade zu Beginn unter engmaschiger ärztlicher Kontrolle erfolgen sollte).

Dass es tatsächlich zu Gewaltausbrüchen oder Selbsttötungsabsichten kommt, ist vermutlich sehr selten.

Wie hoch das Risiko genau einzuschätzen ist, bleibt allerdings umstritten: Manche Forscher haben den Verdacht, dass in Studien zur Antidepressiva-Wirkung Suizidversuche von Probanden nicht ausreichend dokumentiert oder gar bewusst verschwiegen werden. Und zur Aggressivität unter Einnahme der Medikamente liegen kaum wissenschaftlich belastbare Untersuchungen vor.

Eine Rolle spielt offenbar auch das Alter der Patienten: Bei Kindern, Jugendlichen und jungen Erwachsenen, deren Gehirne noch nicht vollständig ausgereift sind, scheinen die Mittel zum einen weniger gut zu wirken. Und

Nach Meinung der meisten Experten **überwiegt** der **Nutzen der Medikamente** die potenziellen Gefahren

zum anderen in stärkerem Ausmaß die unerwünschten Effekte auszulösen.

So ergaben mehrere Auswertungen von Studien, dass Kinder und Jugendliche bei Einnahme von Antidepressiva tatsächlich ein höheres Risiko für Suizidversuche hatten als Probanden, die Placebos bekamen.

Und aus den Daten von mehr als 850 000 Schweden, die Antidepressiva erhalten hatten, konnten Wissenschaftler errechnen, dass 15- bis 24-jährige Patienten während der Einnahme der Mittel vergleichsweise häufiger in Verbrechen wie Tätlichkeiten, Nötigung, Raub, Vergewaltigung, Totschlag und Mord verwickelt gewesen waren als in Zeiten, zu denen sie keine Medikamente bekommen hatten.

Doch selbst bei jungen Depressionskranken – und erst recht in allen anderen Altersgruppen – überwiegt nach Meinung der meisten Experten der Nutzen von Antidepressiva diese potenziellen Gefahren. Es sei, so ihre Argumentation, viel wahrscheinlicher, dass sich ein Mensch selbst tötet, weil er an einer unbehandelten Depression leidet und kein Medikament nimmt, als dass ihn die Arznei zum Suizid treibt.

Dafür spräche auch, dass seit dem Aufkommen der Antidepressiva in fast allen Industrienationen die Suizidziffern sinken.

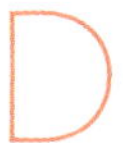

Doch ob gesteigerte Aggressivität oder andere Nebenwirkungen: Die unerwünschten Effekte der Antidepressiva sind ein ernstes Problem. Und wie bei jeder anderen ernsthaften Krankheit gilt es auch bei der Depression, nüchtern und gewissenhaft den potenziellen Nutzen und die Risiken einer Therapie einzuschätzen, verschiedene Präparate ebenso wie alternative Behandlungsmöglichkeiten abzuwägen und in jedem einzelnen Fall auf den individuellen Patienten einzugehen.

Nach sorgfältiger Prüfung kann der Arzt durchaus die wohlbegründete Entscheidung treffen, ein Medikament einzusetzen – wobei sich alle Beteiligten im Klaren sein müssen, dass damit keine Garantie für einen wunschgemäßen Behandlungsverlauf gegeben ist.

Ungelöst ist aber ein weiteres Problem der Medikamente: Etwa jedem dritten Depressionskranken helfen die bislang verfügbaren Wirkstoffe nur wenig oder gar nicht. Eine Erklärung dafür haben Experten bislang nicht.

Bei anderen Patienten schlagen die Mittel zwar an, aber die Wirkung schwindet nach einigen Monaten wieder. Und bei Langzeiteinnahme über Jahre treten mitunter sogar verstärkte Krankheitssymptome auf.

Forscher vermuten, dass die Ursache solcher Phänomene eine Gegenreaktion des Körpers ist: Die Psychopharmaka verändern das komplexe Gleichgewicht der Botenstoffe im Gehirn, der Organismus aber versucht, diesen Eingriff auszugleichen – mit teilweise paradoxen Resultaten.

Und noch eine Eigenheit der bekannten Antidepressiva ist ebenso problematisch wie ungeklärt: Obwohl die Substanzen nachweislich schon Stunden nach der ersten Einnahme die Neurotransmitter-Konzentration im Gehirn beeinflussen, setzt die antidepressive Wirkung fast immer erst nach einigen Wochen ein.

Neue Wirkstoffe könnten da möglicherweise Abhilfe schaffen, doch

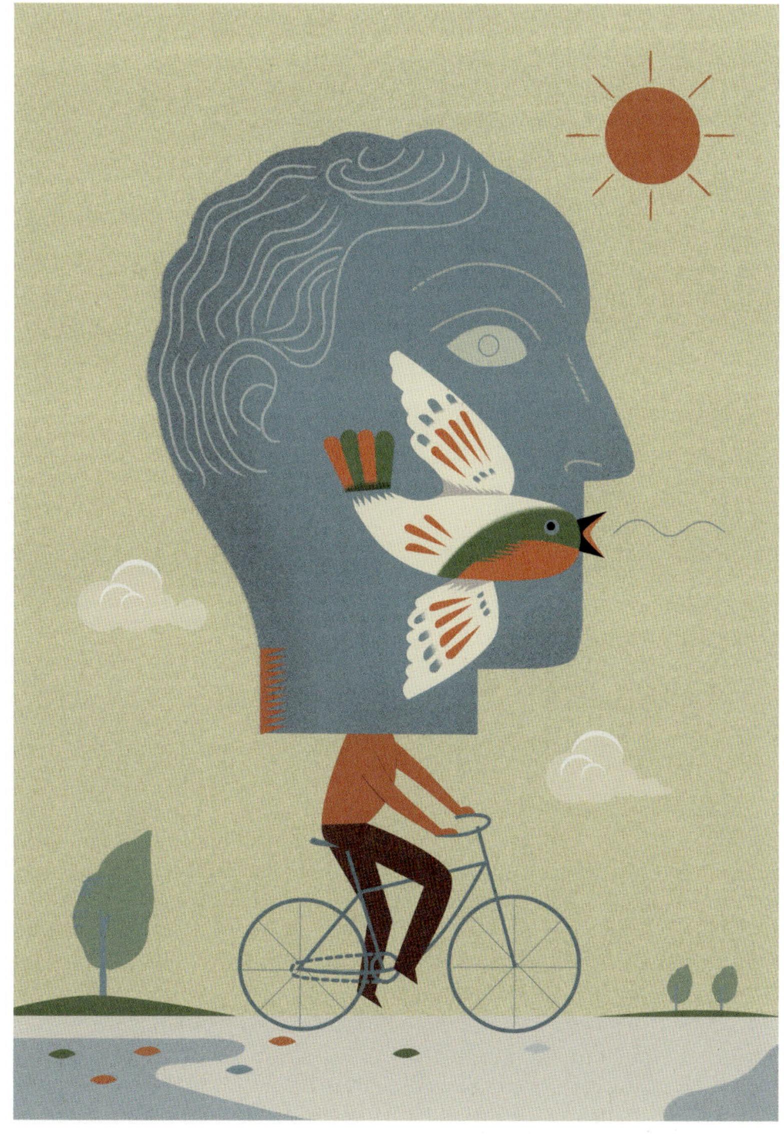

Die Mittel wirken meist in Phasen: Zunächst helfen sie, die Antriebsschwäche zu überwinden; mit Verzögerung bessert sich dann die Stimmung

Wirkprinzipien

Das Zusammenspiel der **Botenstoffe**

Ärzte müssen genau hinsehen: Nicht jedes Mittel eignet sich für jeden Patienten

Medikamente gegen Depression lassen sich nach ihren Wirkstoffen in mehrere Gruppen einteilen. Gemein ist allen, dass sie die Konzentration wichtiger Botenstoffe (Neurotransmitter) im Gehirn beeinflussen. Da sich nicht vorhersagen lässt, welches Antidepressivum wem hilft, müssen Patienten oft nach und nach verschiedene Präparate ausprobieren.

• **Selektive Serotonin-Wiederaufnahmehemmer** (etwa die Wirkstoffe Citalopram, Sertralin, Fluoxetin) erhöhen den Spiegel des Neurotransmitters Serotonin im Gehirn. Sie sind aktivierend, stimmungsaufhellend und angstlösend und gelten als relativ gut verträglich. Mögliche Nebenwirkungen: Übelkeit, Appetitstörungen, Unruhe, Schlafprobleme, Kopfschmerzen, Sexualstörungen, Mundtrockenheit.

• **Serotonin-Noradrenalin-Wiederaufnahmehemmer** (z. B. Venlafaxin, Duloxetin) beeinflussen die Neurotransmitter Serotonin und Noradrenalin. Sie wirken stimmungsaufhellend und leicht antriebssteigernd. Ähnliche Nebenwirkungen wie bei selektiven Serotonin-Wiederaufnahmehemmern.

• **Trizyklische und tetrazyklische Antidepressiva** (z. B. Amitriptylin, Doxepin, Trimipramin) hemmen ebenfalls die Wiederaufnahme von Serotonin und Noradrenalin, verändern aber weitere Stoffwechselvorgänge im Gehirn. Sie wirken stimmungsaufhellend und je nach Substanz antriebssteigernd oder sedierend. Nebenwirkungen: Gewichtszunahme, Gedächtnisstörungen, Erregungsleitungsstörungen am Herzen, Blutdruckabfall. Da diese häufiger und gravierender auftreten als bei neueren Wirkstoffen, werden diese Medikamente speziell für ältere Patienten nur noch selten eingesetzt.

• **Alpha-2-Rezeptor-Antagonisten** (z. B. Mirtazapin) erhöhen die Ausschüttung von Serotonin und Noradrenalin. Anders als die meisten Antidepressiva wirken sie sedierend, was bei Schlafstörungen und Unruhe genutzt wird. Geringe Nebenwirkungen (aber häufige Gewichtszunahme).

• **Monoaminooxidase-Hemmer** (z. B. Tranylcypromin, Moclobemid) erhöhen die Verfügbarkeit von Serotonin und Noradrenalin im Gehirn, indem sie ein Enzym blockieren, durch das die Neurotransmitter abgebaut werden. Tranylcypromin wird trotz erheblicher Neben- und Wechselwirkungen (etwa mit vielen Lebensmitteln) bei schwerer Depression verschrieben, wenn kein anderes Medikament anschlägt.

• **Lithium-Präparate** nehmen eine Sonderstellung ein: Sie werden in Kombination mit einem Antidepressivum eingesetzt, wenn dieses allein nicht anschlägt; das führt oft zur gewünschten Wirkung. Zudem reduziert Lithium die Suizidneigung.

die Pharmaindustrie tut sich schwer damit, Substanzen zu entwickeln, die Depressionen völlig anders lindern als die etablierten Mittel. Stattdessen werden immer neue Stoffe untersucht, die dem bekannten Grundprinzip folgen.

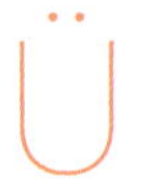

Über Jahrzehnte haben Forscher zudem versucht, den Zusammenhang zwischen der Konzentration der Neurotransmitter im Gehirn und Depression tiefer zu ergründen.

Letztlich zeigte sich bei diesen Experimenten vor allem, dass die biochemischen Vorgänge im Gehirn noch viel komplexer sind als angenommen. Inzwischen vermuten viele Experten, dass nicht unmittelbar die veränderte Botenstoffkonzentration zur Wirkung der Antidepressiva führt, sondern ein anderer Mechanismus.

Womöglich spielt ein Eiweißstoff namens BDNF (Brain-Derived Neurotrophic Factor) eine wichtige Rolle.

Diese Substanz sorgt im Gehirn für eine Stärkung des Nervengeflechts, fördert Erhalt und Wachstum der Neurone, regt die Bildung neuer Verbindungen (Synapsen) zu anderen Zellen an; bei depressiven Menschen ist sein Spiegel im Blut aber abgesunken.

Zudem ist nachgewiesen, dass Antidepressiva die BDNF-Konzentration ansteigen lassen. Das lässt vermuten, dass der Stoff nach Einnahme von Antidepressiva vermehrt produziert wird – was das Gehirn anpassungsfähig, formbar und damit gesund bleiben (oder wieder werden) lässt.

Einige Wissenschaftler vermuten daher, dass die lange Phase zwischen Einnahme und Wirkung der Antidepressiva darauf zurückzuführen ist, dass die Substanzen indirekt den Zustand der Nervenzellen verbessern und die Bildung neuer Verbindungen anregen – ein Prozess, der nun mal mehrere Wochen dauert. Ob sich solche Vorgänge mittels neuer Wirkstoffe irgendwann zielgerichtet schneller und zuverlässiger anstoßen lassen, kann aber noch niemand sagen.

Und der Weg zu neuen Präparaten ist äußerst mühsam und seit Jahren offenbar derart ergebnislos, dass sich mehrere Pharmakonzerne bereits aus der Antidepressiva-Forschung zurückgezogen haben oder sie zumindest stark

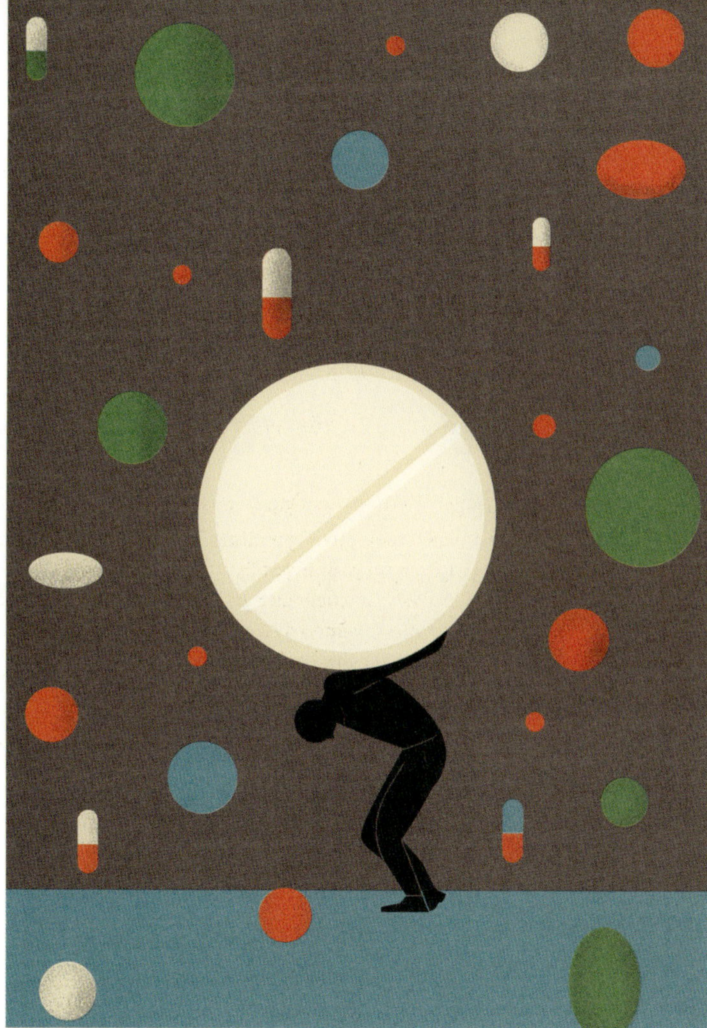

Gewichtszunahme, Schlaflosigkeit und sexuelle Störungen zählen zu den häufigsten Nebenwirkungen

reduzieren. Dennoch gibt es Hoffnungsschimmer. So haben Wissenschaftler entdeckt, dass ein Narkosemittel namens Ketamin die Symptome depressiver Patienten bessert, wenn es ihnen in geringerer Dosis als in der Anästhesie gespritzt wird.

Anders als bei bislang bekannten Antidepressiva verfliegt die Schwermut der mit Ketamin Behandelten bereits binnen weniger Stunden, der Effekt einer einzigen Gabe hält zudem rund eine Woche lang an. Und die Substanz scheint auch vielen Kranken zu helfen, bei denen andere Mittel versagt haben.

Der Stoff selbst ist als Medikament allerdings nur bedingt geeignet, da er halluzinationsartige Erscheinungen auslösen kann (weshalb er von manchen als Rauschdroge zweckentfremdet wird) und Suchtpotenzial birgt. Zudem sind die Nebenwirkungen bei langfristigem Gebrauch nur unzureichend erforscht, vermutlich aber erheblich. Daher suchen Wissenschaftler seit einigen Jahren fieberhaft nach verträglicheren Varianten mit einem ähnlichen Mechanismus.

Ketamin blockiert bestimmte Rezeptoren des Neurotransmitters Glutamat – und mehrere Substanzen mit entsprechenden Eigenschaften werden bereits in klinischen Studien erprobt. Im Mai 2016 aber veröffentlichte ein US-Forscherteam die Resultate von Untersuchungen, wonach nicht Ketamin selbst, sondern ein Stoffwechselprodukt (das also erst durch chemische Umwandlungen im Körper entsteht) den antidepressiven Effekt auslöst.

Die Substanz beeinflusst auch einen anderen Typ von Glutamat-Rezeptoren und aktiviert diesen, statt ihn zu blockieren. Dabei entwickelt sie offenbar weder die narkotische Wirkung von Ketamin noch die unerwünschten Begleiterscheinungen. Sollten sich die Erkenntnisse, die bislang nur auf Tierversuchen basieren, am Menschen bestätigen, wäre dies möglicherweise ein echter Durchbruch auf dem Weg hin zu neuen, besseren Antidepressiva.

Das gilt auch für einen weiteren Wirkstoff, der derzeit in einer klinischen Studie der Berliner Charité und anderer Kliniken in Deutschland untersucht wird. Im Gegensatz zu allen bisherigen Mitteln greift er nicht in den Botenstoffhaushalt ein, sondern dämpft entzündliche Prozesse im Gehirn, die vermutlich im Zusammenhang mit depressiven Erscheinungen stehen. Die Forscher testen dazu das Antibiotikum Minocyclin, das schon seit Jahren zur Bekämpfung von Bakterien bei verschiedenen Krankheitsbildern eingesetzt wird. Darüber hinaus wirkt es aber auch entzündungshemmend und schützt Nervenzellen. Bestätigt sich der antidepressive Effekt, könnte Minocyclin womöglich schon relativ bald ergänzend bei schweren, ansonsten therapieresistenten Depressionen zum Einsatz kommen.

Auf absehbare Zeit werden aber die bekannten Mittel die Standardmedikamente gegen Schwermut und den Verlust der Lebensfreude bleiben.

Und so wird sich auch der Trend der letzten Dekaden vermutlich fortsetzen: In Deutschland hat sich die Zahl der verordneten Tagesdosen an Antidepressiva seit 2000 verdreifacht. ‹

GUT ZU WISSEN

Erste Hilfe

Bei schweren Depressionen ermöglichen Antidepressiva oft erst die Aufnahme einer Psychotherapie.

Zeitverzögerung

Die Wirkung der Medikamente setzt meist erst nach einigen Wochen ein.

Aufwendige Suche

Die Pharmaindustrie tut sich mit der teuren Forschung nach neuen Antidepressiva schwer.

Die Welt von GEO

Ein Blick in weitere Hefte

GEO WISSEN GESUNDHEIT

Besser schlafen

So wird die Nacht erholsam

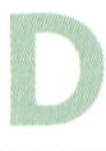

Die neue Ausgabe von GEO WISSEN GESUNDHEIT präsentiert einen aktuellen Überblick über hilfreiche Therapien gegen Schlafprobleme, besondere Entspannungstechniken und wirksame Naturheilmittel. Ein großer Sonderteil befasst sich mit den vielfältigen Ursachen, die den Schlaf stören können. Außerdem enthält das Heft umfangreiche Informationen zu Matratzentypen, Lattenrosten und Bettzeug. Und klärt auf, ob Vollmond, Wasseradern und elektromagnetische Felder tatsächlich Auswirkung auf die Nachtruhe haben.

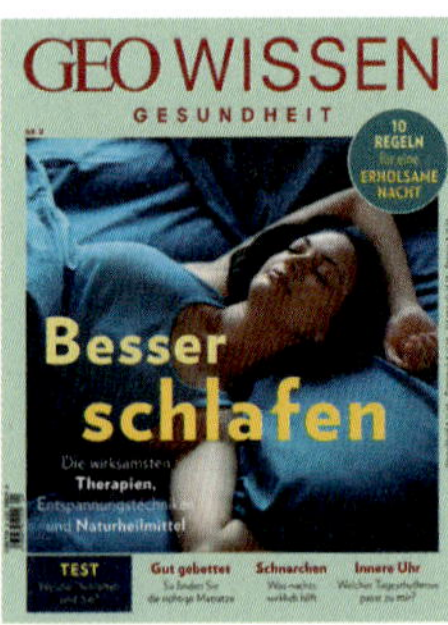

GEO WISSEN GESUNDHEIT hat 172 Seiten Umfang und kostet 11,50 Euro, mit DVD (»Rätsel der Nacht«) 16,50 Euro. Weitere Themen: Schnarchen • Paarschlaf • Chronotypen

GEO KOMPAKT

Das starke Ich

Wer wir sind, was uns Kraft gibt

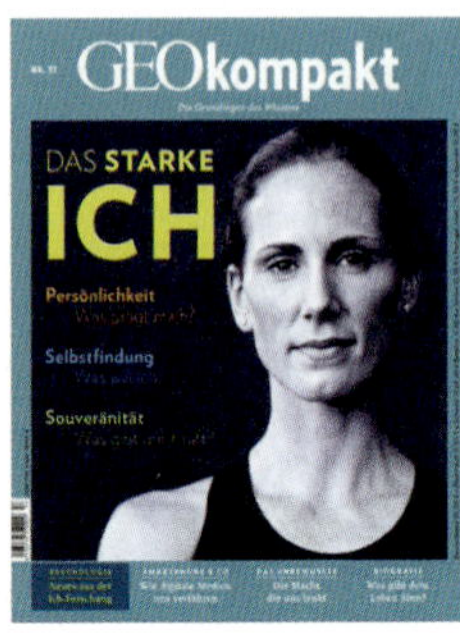

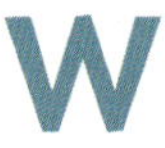

Wieso sind wir überhaupt in der Lage, den eigenen Gedanken und Gefühlen zu folgen? Was ist es, das da hört und sieht und riecht und schmeckt, die Welt nicht bloß nüchtern wahrnimmt, sondern stets auch etwas dabei empfindet – und dadurch seine eigene, subjektive Welt erschafft?

GEOkompakt widmet sich der Erforschung des Ich, erklärt, wie das Gehirn unsere Persönlichkeit erschafft, auf welche Weise uns das Unterbewusstsein durchs Leben steuert, aber auch: wie wir zu uns selbst finden können und mehr Souveränität erlangen.

GEOkompakt »Das starke Ich« ist 156 Seiten dick und kostet 10 Euro, mit DVD (»Die Kraft der Intuition«) 16,50 Euro. Weitere Themen: Digitales Leben • Gedächtnis • Biografie

GEO WISSEN ERNÄHRUNG

Richtig essen

Wie gesunde Ernährung gelingt

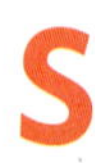

Ständig stehen wir vor der Wahl, welche Speisen und Getränke wir verzehren sollen, sind verwirrt von sich oft widersprechenden Empfehlungen. In seiner aktuellen Ausgabe hält GEO WISSEN ERNÄHRUNG den derzeitigen gesicherten Stand der Forschung fest: etwa mit Antworten auf die zehn jeweils wichtigsten Fragen zu den Themen Fett, Zucker, Fleisch und Vegetarismus. Darüber hinaus verrät ein Ernährungspsychologe, wie die Vorzüge der gesunden Mittelmeerküche auch mit heimischen Lebensmitteln genossen werden können.

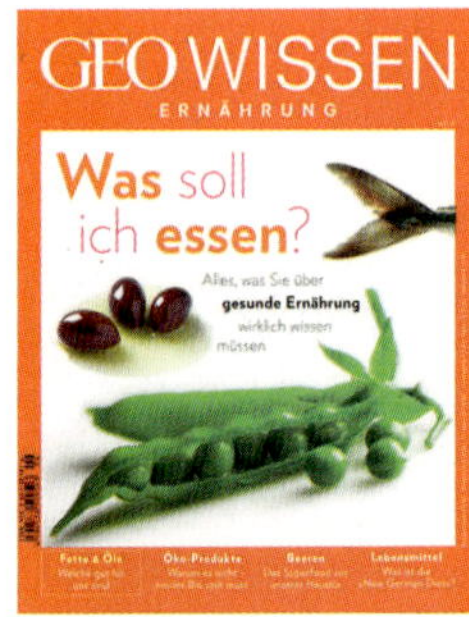

GEO WISSEN ERNÄHRUNG »Was soll ich essen?« hat 164 Seiten und kostet 9,50 Euro, mit DVD (»Das Beste aus der Region«) 16,50 Euro. Weitere Themen: Ist Bio wirklich besser? • Essen für gesunde Haut

Wie steht es um Ihr seelisches *Wohlbefinden?*

Die Fragebögen auf den Folgeseiten geben Aufschluss darüber, wie stabil Ihre Psyche ist. Alle Tests sind von Wissenschaftlern entwickelt und in der Praxis vielfach überprüft worden. Aber selbstverständlich können sie nicht die Diagnose eines Psychologen oder Mediziners ersetzen

INHALT

2

Redaktionelle Bearbeitung: Jochen Paulus

ANLEITUNG

Jeden der Tests können Sie einzeln bearbeiten; ein umfassendes Bild erhalten Sie jedoch erst, wenn Sie alle Fragebögen ausfüllen. Wichtig ist, dass Sie dies nach bestem Gewissen tun – nur dann erhalten Sie auch ein korrektes Ergebnis. Die Tests sind von Experten der Eidgenössischen Technischen Hochschule Zürich und Sciencetransfer (Berlin) zusammengestellt und an einer Vielzahl von Probanden überprüft worden (jene zur Angst sind von führenden Angstforschern konzipiert worden).

Wie Burnout-gefährdet sind Sie?

Eine ausgeprägte geistige und körperliche Erschöpfung kann unterschiedliche Ursachen haben. Testen Sie hier Ihre individuelle Belastung

Wissenschaftler unterscheiden mitunter zwischen verschiedenen Quellen eines Burnout (umgangssprachlich auch „Erschöpfungsdepression" genannt). Demnach ist ein Burnout nicht immer ausschließlich auf das reine Ausmaß der Arbeitsbelastung zurückzuführen, sondern kann auch aus Problemen mit Kollegen, Kunden und Patienten resultieren – oder auf einer allgemein persönlichen Ebene den Grad an psychischer und physischer Erschöpfung eines Menschen beschreiben.

1.1 Persönlicher Burnout

Geben Sie bitte an, wie sehr die folgenden allgemeinen Aussagen auf Sie persönlich zutreffen.	sehr oft	oft	manchmal	selten	nie/ sehr selten	Ihr Wert
Wie oft fühlen Sie sich müde?	4	3	2	1	0	
Wie oft sind Sie körperlich erschöpft?	4	3	2	1	0	
Wie oft sind Sie emotional erschöpft?	4	3	2	1	0	
Wie oft denken Sie: „Ich halte es nicht mehr aus"?	4	3	2	1	0	
Wie oft fühlen Sie sich ausgelaugt?	4	3	2	1	0	
Wie oft fühlen Sie sich kränklich oder anfällig für eine Erkrankung?	4	3	2	1	0	
Summe						

AUSWERTUNG

Bitte übertragen Sie bei jeder Frage Ihren Wert in die letzte Spalte. Zählen Sie dann die Werte der letzten Spalte zusammen. Die Summe ergibt Ihr Ergebnis für diesen Test:

0–6 Punkte Sie empfinden in Ihrem Leben insgesamt sehr wenige körperliche und psychische Belastungen. Nur ein Viertel der Getesteten erreicht ähnlich niedrige Werte. Ein Burnout ist daher nicht zu befürchten.

7–10 Punkte Sie empfinden in Ihrem Leben insgesamt wenige körperliche und psychische Belastungen, zumindest liegen Sie unter dem Durchschnitt. Sie sollten darauf achten, dass es so bleibt.

11–13 Punkte Sie empfinden in Ihrem Leben insgesamt relativ viele körperliche und psychische Belastungen. Diese müssen nicht zwangsläufig von der Arbeit herrühren – die Skala misst Erschöpfung ganz allgemein. Falls sich Ihr Empfinden in absehbarer Zeit nicht ändert, sollten Sie professionellen Rat suchen. Für den Moment könnten Sie überlegen: Was erschöpft mich zurzeit am meisten? Welche Belastungen kann ich reduzieren?

14–24 Punkte Sie empfinden in Ihrem Leben weitaus mehr körperliche und psychische Belastungen als die meisten Menschen; Ihr Wert liegt im oberen Viertel. Das bedeutet, dass Sie ein erhöhtes Risiko haben, das Burnout-Syndrom zu entwickeln.

Die Ursachen können vielfältig sein. Hinweise, welche Faktoren bei Ihnen eine Rolle spielen könnten, geben Ihnen die Ergebnisse der weiteren Tests. Sie sollten sich medizinisch beraten lassen. Eine erste Anlaufstelle kann der Hausarzt sein, auch um mögliche körperliche Erkrankungen auszuschließen, die Burnout-Symptome hervorrufen können.

1.2 Arbeitsbezogener Burnout

Geben Sie bitte an, in welcher Ausprägung die folgenden Belastungen im Zusammenhang mit Ihrer Arbeit auftreten.	**sehr oft**	**oft**	**manchmal**	**selten**	**nie/ sehr selten**	**Ihr Wert**
Fühlen Sie sich am Ende eines Arbeitstages ausgelaugt?	4	3	2	1	0	
Fühlen Sie sich schon morgens beim Gedanken an einen neuen Arbeitstag erschöpft?	4	3	2	1	0	
Empfinden Sie jede Arbeitsstunde als ermüdend?	4	3	2	1	0	
Haben Sie zu wenig Energie für Familie und Freunde in Ihrer Freizeit?	4	3	2	1	0	
	in sehr hohem Maß	**in hohem Maß**	**etwas**	**in geringem Maß**	**in sehr geringem Maß**	
Ist Ihre Arbeit emotional erschöpfend?	4	3	2	1	0	
Frustriert Sie Ihre Arbeit?	4	3	2	1	0	
Fühlen Sie sich aufgrund Ihrer Arbeit ausgebrannt?	4	3	2	1	0	
Summe						

AUSWERTUNG

Bitte übertragen Sie zunächst bei jeder Frage Ihren Wert in die letzte Spalte, und zählen Sie die Werte dann zusammen.

0–6 Punkte Ihre Arbeitsbelastung erleben Sie als sehr niedrig. Sie können sie mit den Stärken, die Sie haben, sehr gut bewältigen.

7–9 Punkte Ihre Arbeitsbelastung erleben Sie als eher niedrig. Sie können sie mit den Stärken, die Sie haben, gut bewältigen.

10–13 Punkte Ihre Arbeitsbelastung empfinden Sie als eher hoch. Beobachten Sie sich einmal selbst: Welche Aufgaben und Aspekte empfinden Sie als besonders belastend? Welche bereiten Ihnen Freude? Lassen sich womöglich die positiven Aufgaben vermehren und andere vermindern? Ziehen Sie in Betracht, dass womöglich auch Dinge außerhalb der Arbeitswelt einen Teil Ihrer Belastung verursacht haben könnten. Lassen Sie sich nicht zu überstürzten Maßnahmen verleiten, etwa einer Kündigung.

14–28 Punkte Sie erleben Ihre Arbeit als physisch und psychisch sehr belastend. Das bedeutet, dass Sie ein erhöhtes Risiko haben, das Burnout-Syndrom zu entwickeln. Damit es nicht so weit kommt, sollten Sie professionelle Hilfe suchen. Vorab könnten Sie sich fragen: Welche Aspekte Ihrer Arbeit empfinden Sie als extrem belastend? Gibt es die Chance, diese zu reduzieren? Überlegen Sie auch, ob Ihre Probleme neben der Berufstätigkeit noch andere Ursachen haben könnten.

1.3 Kunden- und kollegenbezogener Burnout

Geben Sie bitte an, wie Sie den Umgang mit den Menschen empfinden, mit denen Sie beruflich zu tun haben.	**in sehr hohem Maß**	**in hohem Maß**	**etwas**	**in geringem Maß**	**in sehr geringem Maß**	**Ihr Wert**
Finden Sie es schwierig, mit den Menschen zusammenzuarbeiten, mit denen Sie beruflich zu tun haben?	4	3	2	1	0	
Kostet es viel Ihrer Energie, mit den Menschen zusammenzuarbeiten, mit denen Sie beruflich zu tun haben?	4	3	2	1	0	
Frustriert Sie die Zusammenarbeit mit den Menschen, mit denen Sie beruflich zu tun haben?	4	3	2	1	0	
Haben Sie das Gefühl, dass Sie den Menschen, mit denen Sie beruflich zu tun haben, mehr geben, als Sie zurückbekommen?	4	3	2	1	0	
	sehr oft	**oft**	**manchmal**	**selten**	**nie/ sehr selten**	
Sind Sie es leid, mit den Menschen zusammenzuarbeiten, mit denen Sie beruflich zu tun haben?	4	3	2	1	0	
Fragen Sie sich manchmal, wie lange Sie noch fähig sein werden, mit den Menschen zusammenzuarbeiten, mit denen Sie beruflich zu tun haben?	4	3	2	1	0	
Summe						

AUSWERTUNG

Bitte übertragen Sie zunächst bei jeder Frage Ihren Wert in die letzte Spalte, und zählen Sie die Werte dann zusammen.

0–3 Punkte Es kann sehr belastend sein, freundlich zu bleiben, wenn Kunden oder Klienten sich beschweren oder es Probleme mit Kollegen gibt. Falls Sie solchen oder ähnlichen Situationen häufig ausgesetzt sind, kommen Sie bemerkenswert gut damit zurecht, denn Burnout-Symptome empfinden Sie kaum oder gar nicht. Es kann natürlich auch sein, dass solche Belastungen an Ihrem Arbeitsplatz nicht auftreten.

4–6 Punkte Auch wenn Sie es des Öfteren mit schwierigen Kunden oder Kollegen zu tun haben, so werden Sie mit den Belastungen recht gut fertig. Vielen Menschen gelingt das weniger gut, manchen allerdings auch noch ein bisschen besser. Falls die Anforderungen an Sie wachsen, könnten Sie Ihre Widerstandsfähigkeit verbessern, indem Sie eine Entspannungstechnik lernen oder mit Kollegen über Probleme reden.

7–9 Punkte Sie fühlen sich überdurchschnittlich belastet von Menschen, mit denen Sie bei Ihrer Arbeit zu tun haben. Wahrscheinlich fällt es Ihnen nicht immer leicht, sich beim Umgang mit anspruchsvollen oder verärgerten Kunden nicht zu verausgaben oder – falls Sie in einem sozialen Beruf arbeiten – sich vom Leid Ihrer Klienten oder Patienten nicht anstecken zu lassen. Das kann ein erhebliches Maß an Stress mit sich bringen und im Extremfall zu einem Burnout führen. Gerade Menschen in Dienstleistungsberufen gelten als gefährdet, denn sie sollen immer freundlich bleiben, selbst wenn ihnen nicht danach ist. Beobachten Sie sich im Alltag: Wenn Sie erste Anzeichen eines Burnouts spüren wie innere Unruhe, Gereiztheit, negative Gefühle und Schlaflosigkeit, sollten Sie sich professionelle Hilfe suchen.

10–24 Punkte Sie fühlen sich weit überdurchschnittlich belastet von Menschen, mit denen Sie bei Ihrer Arbeit zu tun haben. Das bedeutet, dass Sie ein erhöhtes Risiko haben, das Burnout-Syndrom zu entwickeln.

Damit es nicht so weit kommt, sollten Sie dringend überlegen, wie Sie mit den Belastungen besser umgehen können – und sich beispielsweise fragen: Welche Menschen in Ihrem Arbeitsumfeld empfinden Sie als besonders belastend? Mit welchen Menschen würden Sie gern intensiver zusammenarbeiten? Und was ließe sich an der derzeitigen Situation ändern? Wenn Sie allein nicht weiterkommen, sollten Sie professionelle Hilfe in Erwägung ziehen. Das gilt auch für den Fall, dass Sie bereits deutliche Burnout-Symptome bei sich verspüren.

2

Leiden Sie an Depression?

Die krankhafte Schwermut ist eines der häufigsten psychischen Leiden und kann die Lebensqualität stark beeinträchtigen. Oft wird eine Depression zu spät oder gar nicht erkannt. Dieser Test gibt Hinweise darauf, ob eine Erkrankung vorliegen könnte

Etwa elf Prozent der Frauen und fünf Prozent der Männer in Deutschland leiden innerhalb eines Zeitraums von zwölf Monaten an einer Depression. Die Erkrankung äußert sich in Gefühlen von Traurigkeit, Niedergeschlagenheit, Verzweiflung und Leere. Sie führt zu Grübelei, Selbstzweifeln, Ängstlichkeit und beeinträchtigt zudem Konzentrationsfähigkeit und Gedächtnis. Hinzu kommen körperliche Symptome wie Müdigkeit, mangelnde Energie, Schlafprobleme und Appetitlosigkeit. Mitunter setzt die Erkrankung schleichend ein, sie kann aber auch praktisch über Nacht auftreten. Unbehandelt dauert eine depressive Episode meist mehrere Monate. Manche Betroffene erleiden nur eine einzelne Phase, die meisten werden jedoch mehrfach oder immer wieder von depressiven Episoden eingeholt, und bei etwa jedem Sechsten verläuft die Erkrankung chronisch, es tritt also keine zwischenzeitliche Besserung ein. Behandlungsmöglichkeiten gibt es viele – von verschiedenen Psychotherapien bis zu etlichen Medikamenten (siehe Seite 92). Vor der Wahl der geeigneten Therapie muss eine Depression allerdings erst einmal erkannt werden. Dabei kann der folgende Test helfen.

2.1 Wie ist Ihr Befinden?

Die Depression ist eine komplexe Krankheit. Doch schon wenige Fragen können relativ gesichert erfassen, ob eine ärztliche Abklärung nötig ist

Unsere Stimmungslage sagt eine Menge über unsere psychische Verfassung aus. Bitte beurteilen Sie nun, inwieweit die folgenden Aussagen in den letzten zwei Wochen auf Sie zutrafen. Wichtig ist es, die Fragen wahrheitsgemäß zu beantworten.

Wie oft fühlten Sie sich in den letzten zwei Wochen durch folgende Beschwerden beeinträchtigt?	überhaupt nicht	an einzelnen Tagen	an mehr als der Hälfte der Tage	beinahe jeden Tag	Ihr Wert
Wenig Interesse oder Freude an Ihren Tätigkeiten	0	1	2	3	
Niedergeschlagenheit, Schwermut oder Hoffnungslosigkeit	0	1	2	3	
Schwierigkeiten, ein- oder durchzuschlafen, oder vermehrter Schlaf	0	1	2	3	
Müdigkeit oder das Gefühl, keine Energie zu haben	0	1	2	3	
Verminderter Appetit oder übermäßiges Bedürfnis zu essen	0	1	2	3	
Schlechte Meinung von sich selbst; Gefühl, ein Versager zu sein oder die Familie enttäuscht zu haben	0	1	2	3	
Schwierigkeiten, sich auf etwas zu konzentrieren, zum Beispiel beim Zeitunglesen oder Fernsehen	0	1	2	3	
Verlangsamte Bewegungen oder Sprache, sodass es auch anderen auffallen würde; oder im Gegenteil „zappeliges" oder ruheloses Verhalten bei stärkerem Bewegungsdrang als sonst	0	1	2	3	
Gedanken, dass Sie lieber tot wären oder sich Leid zufügen möchten	0	1	2	3	
Summe					

AUSWERTUNG

Bitte übertragen Sie zunächst bei jeder Frage Ihren Wert in die letzte Spalte, und zählen Sie die Werte dann zusammen.

Allgemeine Auswertung:
0–4 Punkte Ihr Wert liegt in einem sehr günstigen Bereich. Es gibt keinen Anlass zur Beunruhigung.

5–9 Punkte Ihr Wert ist leicht erhöht. Falls die Symptome über einen längeren Zeitraum bestehen bleiben, sollten Sie sich beraten lassen. Das empfiehlt sich dringend, wenn die Symptome bereits seit zwei oder mehr Jahren bestehen. In diesem Fall ist eine chronische Depression möglich, was Sie durch einen Arzt oder Psychologen ausschließen lassen sollten.

10–14 Punkte Ihr Wert ist erhöht. Bleiben die Symptome über mehr als einen Monat bestehen, sollten Sie psychologischen oder ärztlichen Rat suchen und sich behandeln lassen, falls tatsächlich eine Depression vorliegt.

15–19 Punkte Ihr Wert ist deutlich erhöht. Sie sollten psychologischen oder ärztlichen Rat suchen und sich behandeln lassen, falls sich der Verdacht auf eine Depression bestätigt. Depressionen können weitreichende Folgen haben, daher sollten Sie nicht versuchen, einfach „die Zähne zusammenzubeißen". Sie belasten auf diese Weise beispielsweise auch die Beziehung zum Partner und zu anderen nahestehenden Menschen.

20–27 Punkte Ihr Wert ist stark erhöht. Sie sollten sich dringend beraten und bei Bedarf behandeln lassen. Eine Depression ist keineswegs einfach eine Phase schlechter Stimmung, die ohne große Folgen wieder vorübergeht, sondern eine ernste Krankheit. Zudem ist bei Depressiven das Risiko für körperliche Leiden wie Diabetes, Schlaganfall, Herzerkrankungen, Parkinson und Demenz erhöht. Die körperlichen Krankheiten können dann wiederum die Depression verschlimmern.

Zusatzauswertung Suizidgedanken:
Bei der letzten Frage ein Wert über null: Sie haben angegeben, während der vergangenen zwei Wochen Gedanken gehabt zu haben, sich Leid zuzufügen. Bitte suchen Sie unbedingt professionelle Hilfe. Die Mehrzahl der Suizide gehen auf psychische Erkrankungen zurück, wobei Depression die Hauptursache ist. Etwa vier Prozent der depressiven Menschen suizidieren sich. Oftmals tun sie es aus Verzweiflung und um einen unerträglichen Zustand zu beenden, aber nicht weil sie wirklich sterben wollen. Eine rechtzeitige Behandlung kann lebensrettend sein.

Quellen für alle Tests:

Burnout: Hanebuth et al.: Burnout and related conditions in managers: a five-year longitudinal study. Psychologie des Alltagshandelns Vol. 5/2 (2012). **Depression:** Löwe et al.: Diagnosing ICD-10 depressive episodes: superior criterion validity of the Patient Health Questionnaire. Psychotherapy and Psychosomatics Vol. 73/6 (2004). **Ängste:** Boerner/Gülsdorff/Margraf et al.: Die Panikstörung, Schattauer 1997 und Linden/Muschalle/Olbrich: Die Job-Angst-Skala (JAS), in: Zeitschrift für Arbeits- und Organisationspsychologie, 2008 (52). **Psychische Ressourcen**: Anforderung, Anerkennung, Arbeitsbalance: Johannes Siegrist et al.: The measurement of effort-reward imbalance at work: European comparisons. Social Science & Medicine Vol. 58/8 (2004) 9. **Schlaf:** Jenkins et al.: A scale for the estimation of sleep problems in clinical research. Journal of Clinical Epidemiology Vol. 41/4 (1988). **Soziale Unterstützung, Bewegung:** Dr. Dirk Hanebuth

3

Leiden Sie an Ängsten?

Angststörungen treten häufig in Verbindung mit einer Depression auf, oft sind sie dabei die Auslöser der Schwermut. Die folgenden Test geben Auskunft darüber, ob Sie gefährdet sind

Oft lässt sich nicht leicht sagen, ob Ängste noch ein normales, völlig natürliches Ausmaß haben oder ob sie krankhaft sind. Internationale Gremien haben daher festgelegt, welche Symptome wie häufig auftreten müssen, damit von einer Angststörung gesprochen werden kann.

Diese Fragebögen orientieren sich an internationalen Systemen zur Diagnose von Krankheiten und psychischen Störungen. Sie können helfen zu ermitteln, ob Sie eine Angsterkrankung haben und unter welcher Form Sie möglicherweise leiden. Ob dieser Verdacht tatsächlich begründet ist, kann jedoch nur ein Psychiater, Psychologe oder Psychotherapeut klären. Falls Sie Ihre Ängste und Beschwerden als unangemessen und erheblich störend empfinden, jedoch nach Ausfüllen des Fragebogens feststellen, dass keine der Angststörungen auf Sie persönlich zutrifft, ist es empfehlenswert, mit einem Arzt darüber zu sprechen.

ANLEITUNG

Die nachfolgenden Fragen sind durch Ankreuzen von „Ja“ oder „Nein“ zu beantworten. Bei manchen Fragen werden Sie, falls Sie mit Nein geantwortet haben, gebeten, einige der darauf folgenden Fragen zu überspringen und zum nächsten Fragebogen überzugehen. Die Auswertung finden Sie am Ende der jeweiligen Fragebögen.

3.1 Generalisierte Angststörung

		Ja	Nein
1.	**Haben Sie sich jemals sechs Monate oder länger fast unablässig ängstlich, angespannt und besorgt gefühlt?**		

Wenn Sie diese Frage verneint haben, gehen Sie bitte weiter zum nächsten Fragebogen.

		Ja	Nein
2.	**Machten Sie sich über verschiedene Dinge (Kinder, Familie, Gesundheit) Sorgen?**		
3.	**In diesen Zeiten, wenn Sie sich ängstlich und besorgt fühlten,**		
	waren Sie da leicht ermüdbar?		
	waren Sie sehr aufgeregt, nervös und schreckhaft?		
	zitterten Sie oder bebte Ihr Körper?		
	fühlten Sie sich rast- und ruhelos?		
	hatten Sie Muskelverspannungen oder -schmerzen?		
	hatten Sie große Konzentrationsprobleme?		
	waren Sie besonders leicht reizbar?		
	schwitzten Sie sehr stark?		
	litten Sie unter Herzklopfen oder Herzrasen?		
	hatten Sie kalte, feuchte Hände?		
	fühlten Sie sich schwindelig oder benommen?		
	hatten Sie einen trockenen Mund?		
	litten Sie unter Übelkeit oder Durchfall?		
	mussten Sie zu oft Wasser lassen?		
	hatten Sie Hitzewallungen oder Kälteschauer?		
	hatten Sie Atemnot oder das Gefühl zu ersticken?		

	Ja	Nein
hatten Sie Schluckbeschwerden?		
hatten Sie Magenbeschwerden?		
fühlten Sie sich einer Ohnmacht nahe oder unwirklich?		
hatten Sie das Gefühl, die Kontrolle zu verlieren?		

AUSWERTUNG

	Ja	Nein
Haben Sie Frage 1 mit Ja beantwortet?		
Haben Sie Frage 2 mit Ja beantwortet?		
Haben Sie bei Frage 3 bei mindestens fünf Beschwerden Ja angekreuzt?		

Wenn Sie alle Fragen der Auswertung mit Ja beantwortet haben, leiden Sie möglicherweise an einer Generalisierten Angststörung. Eine ausführliche Beschreibung dieser Erkrankung finden Sie auf Seite 59. Sie sollten einen Arzt oder Psychotherapeuten aufsuchen, um dem Problem nachzugehen.

3.2 Panikstörung

		Ja	Nein
1.	**Hatten Sie schon einmal einen Angstanfall, das heißt, wurden Sie ganz plötzlich und unerwartet von starker Angst oder Beklommenheit überfallen, und zwar in einer Situation, in der die meisten Menschen nicht ängstlich sind?**		

Wenn Sie diese Frage verneint haben, gehen Sie bitte weiter zum nächsten Fragebogen.

		Ja	Nein
2.	**Solche Angstanfälle treten manchmal auf, wenn man wirklich in ernster Gefahr ist oder wenn man im Mittelpunkt der Aufmerksamkeit anderer steht. Treten Ihre Angstanfälle auch unabhängig von solchen Situationen auf?**		

Wenn Sie diese Frage verneint haben, gehen Sie bitte weiter zum nächsten Fragebogen.

		Ja	Nein
3.	**Versuchen Sie, sich an einen Ihrer schwersten Angstanfälle zu erinnern. Hatten Sie während dieses Angstanfalls**		
	Atemnot oder Schwierigkeiten, Luft zu bekommen?		
	Herzklopfen?		
	Schwindel, Benommenheitsgefühle?		

3.	**Versuchen Sie, sich an einen Ihrer schwersten Angstanfälle zu erinnern.**	Ja	Nein
	ein Engegefühl oder Schmerzen in Brust oder Magen?		
	Kribbeln oder Taubheitsgefühle?		
	Erstickungsgefühle?		
	das Gefühl, einer Ohnmacht nahe zu sein?		
	geschwitzt?		
	gezittert oder gebebt?		
	Hitzewallungen oder Kälteschauer?		
	die Dinge um Sie herum als unwirklich empfunden?		
	die Befürchtung, dass Sie sterben könnten?		
	die Befürchtung, verrückt zu werden?		
	einen Brechreiz verspürt?		
	Beklemmungsgefühle?		
	einen trockenen Mund?		
4.	**Traten diese Beschwerden sehr plötzlich auf, und verschlimmerten sie sich dann innerhalb von Minuten?**		
5.	**Hatten Sie jemals vier Angstanfälle innerhalb von vier aufeinanderfolgenden Wochen?**		
6.	**Hatten Sie nach einem solchen Angstanfall wochenlang ständig Angst davor, wieder einen solchen Angstanfall zu bekommen?**		

AUSWERTUNG

Haben Sie Frage 1 mit Ja beantwortet?		
Haben Sie Frage 2 mit Ja beantwortet?		
Haben Sie bei Frage 3 bei mindestens einer Beschwerde Ja angekreuzt?		
Haben Sie Frage 4 oder 5 mit Ja beantwortet?		
Haben Sie Frage 6 mit Ja beantwortet?		

Wenn Sie alle Fragen der Auswertung mit Ja beantwortet haben, leiden Sie möglicherweise an einer Panikstörung. Eine ausführliche Beschreibung dieser Erkrankung finden Sie auf Seite 59. Sie sollten einen Arzt oder Psychotherapeuten aufsuchen, um dem Problem auf den Grund zu gehen.

3.3 Soziale Phobie

		Ja	Nein
1.	**Hatten Sie jemals starke Ängste,**		
	vor anderen, Ihnen bekannten Personen zu sprechen?		
	auf die Toilette gehen zu müssen (Restaurant, Kino)?		
	in der Öffentlichkeit zu essen oder zu trinken?		
	mit anderen zu sprechen, weil Sie möglicherweise nichts zu sagen hätten oder „Unsinn“ von sich geben könnten?		
	zu schreiben, wenn Ihnen jemand zuschaut?		
	vor einer kleinen Gruppe Menschen zu sprechen?		

Wenn Sie alle diese Fragen verneint haben, gehen Sie bitte weiter zum nächsten Fragebogen.

		Ja	Nein
2.	**Haben diese Ängste monatelang angedauert?**		
3.	**Hat diese Angst Sie jemals daran gehindert, eine berufliche Aufgabe zu bewältigen, neue Verantwortlichkeiten an Ihrem Arbeitsplatz zu übernehmen oder eine neue Stelle anzutreten?**		
4.	**Hat diese Angst Sie jemals daran gehindert, zu einer Feier oder einer sonstigen gesellschaftlichen Veranstaltung oder zu einem Treffen zu gehen?**		
5.	**Wenn Sie sich in einer Angstsituation befanden oder sich vorstellten, in einer solchen Situation zu sein, wurden Sie da fast immer extrem nervös, zum Beispiel schwitzten Sie, hatten Sie Herzklopfen oder waren kurzatmig?**		
6.	**Oder erröteten oder zitterten Sie?**		
	Hatten Sie die Befürchtung, erbrechen zu müssen?		
	Oder dass Ihnen etwas sehr Peinliches passieren könnte?		

AUSWERTUNG

	Ja	Nein
Haben Sie Frage 2 mit Ja beantwortet?		
Haben Sie Frage 3 mit Ja beantwortet?		
Haben Sie Frage 4 mit Ja beantwortet?		
Haben Sie Frage 5 mit Ja beantwortet?		
Haben Sie zu Frage 6 bei mindestens einer der Beschwerden Ja angekreuzt?		

Wenn Sie alle Fragen der Auswertung mit Ja beantwortet haben, leiden Sie möglicherweise an einer Sozialen Phobie. Eine ausführliche Beschreibung dieser Erkrankung finden Sie auf Seite 60. Sie sollten einen Arzt oder Psychotherapeuten aufsuchen, um dem Problem auf den Grund zu gehen.

3.4. Haben Sie übermäßige Ängste im Berufsleben?

Manche fürchten den Chef, andere die Kunden, wieder andere Gesundheitsgefahren oder den Verlust des Jobs: Die Arbeit weckt vielfach Ängste. Häufig sind die Befürchtungen begründet, in anderen Fällen sind sie übertrieben, fern der Wirklichkeit. Und nicht jedes Zögern, jede Nervosität muss als Anzeichen von Angst gedeutet werden.

Dieser Test verrät, ob sich Ihre Job-Ängste im normalen Rahmen bewegen oder ob Sie Hilfe suchen sollten. Er wurde von einem Team um den Mediziner und Psychologen Michael Linden vom Berliner Krankenhaus Charité entwickelt. Die Aussagen auf den folgenden Seiten beziehen sich auf Situationen, Gedanken und Gefühle, die man im Zusammenhang mit dem Arbeitsplatz erleben kann. Bitte kreuzen Sie an, in welchem Ausmaß diese auf Sie zutreffen.

Wenn Sie gegenwärtig nicht erwerbstätig sind, dann stellen Sie sich bitte vor, Sie würden in der nächsten Woche an Ihre letzte oder eine vergleichbare Arbeitsstätte zurückkehren.

Sollten Sie in mehreren Arbeitsverhältnissen gleichzeitig stehen und somit mehrere Arbeitsplätze oder Kollegenkreise zugleich haben, überlegen Sie bitte, welcher Job den größten Einfluss auf Ihr Befinden und Ihr Alltagsleben hat, und beziehen Sie Ihre Antworten auf diese Tätigkeit.

ANLEITUNG

Machen Sie ein Kreuz bei 0, wenn Sie der Aussage gar nicht zustimmen, und bei 4, wenn Sie voll zustimmen, beziehungsweise bei 1 bis 3, je nachdem, ob Sie etwas, deutlich oder sehr zustimmen. Bitte lassen Sie keine Frage aus.

		trifft gar nicht zu				trifft voll zu	
1.	Die Bedingungen an meinem Arbeitsplatz machen mich krank.	0	1	2	3	4	
2.	Wenn ich an meinen Arbeitsplatz denke, merke ich, wie sich alles in mir anspannt.	0	1	2	3	4	
3.	Meine gesundheitliche Einschränkung macht mich im Arbeitsalltag unsicher.	0	1	2	3	4	
4.	Ich leide darunter, dass man bei der Arbeit nie weiß, was als Nächstes kommt.	0	1	2	3	4	
5.	Bei der Vorstellung, an diesem Arbeitsplatz einen kompletten Arbeitstag durchstehen zu müssen, bekomme ich Panikgefühle.	0	1	2	3	4	
6.	In bestimmten Situationen am Arbeitsplatz befürchte ich, ich könnte körperliche Symptome bekommen, z. B. Erröten, Zittern, Schwitzen, Herzrasen.	0	1	2	3	4	
7.	Ich habe erlebt, dass ich in bestimmten Situationen am Arbeitsplatz körperliche Symptome bekommen habe, z. B. Zittern, Schwitzen, Erröten, Herzrasen.	0	1	2	3	4	
8.	Die Befindlichkeitsstörungen, die ich am Arbeitsplatz erlebe, schränken meine Leistungsfähigkeit ein.	0	1	2	3	4	
9.	Vor meinem inneren Auge kommen mir oft Erinnerungen hoch an schlimme Erlebnisse am Arbeitsplatz.	0	1	2	3	4	
10.	Lieber laufe ich einen Umweg, als dass ich die Straße entlanggehe, in der sich meine Arbeitsstelle befindet.	0	1	2	3	4	
11.	Ich fühle mich mit meiner Arbeit überfordert.	0	1	2	3	4	
12.	Meine Arbeitsbedingungen bedeuten für mich negativen Stress.	0	1	2	3	4	

13.	Ich leide darunter, dass man bei der Arbeit nie sicher sein kann, dass nicht alles geändert wird.	0	1	2	3	4	
14.	Kollegen oder Familienangehörige haben mir schon gesagt, dass ich mir bezüglich meiner Arbeit zu viele Sorgen mache.	0	1	2	3	4	
15.	Bei der Arbeit bleibt immer alles an mir hängen.	0	1	2	3	4	
16.	Ich weiß nicht, wie ich reagieren soll, wenn ich bei der Arbeit neue Aufgaben übernehmen soll.	0	1	2	3	4	
17.	Manchmal habe ich das Gefühl, dass mein Wissen für die Arbeit, die ich verrichte, nicht ausreicht.	0	1	2	3	4	
18.	Die Umstände, unter denen ich arbeite, machen mich unruhig.	0	1	2	3	4	
19.	Im Allgemeinen habe ich vor Arbeitstagen einen deutlich schlechteren Schlaf als vor Nicht-Arbeitstagen.	0	1	2	3	4	
20.	Auch in meiner Freizeit bin ich mit meinen Gedanken ständig bei der Arbeit.	0	1	2	3	4	
21.	Meine Arbeit ruiniert mich gesundheitlich.	0	1	2	3	4	
22.	Es kostet mich Überwindung, öffentliche Orte (z. B. den örtlichen Supermarkt) aufzusuchen, an denen ich Arbeitskollegen oder Vorgesetzte treffen könnte.	0	1	2	3	4	
23.	Wenn irgend möglich, meide ich es, mich in die Nähe meiner Arbeitsstelle zu begeben.	0	1	2	3	4	
24.	Bei meiner Arbeit wird man für die verlangte Leistung nicht angemessen bezahlt.	0	1	2	3	4	
25.	Wenn ich bestimmte Kollegen oder Vorgesetzte in meinem Betrieb nur von Weitem sehe, versuche ich, ihnen nicht direkt zu begegnen.	0	1	2	3	4	
26.	Wenn ich bestimmte Kollegen oder Vorgesetzte außerhalb meines Betriebes nur von Weitem sehe, versuche ich, ihnen nicht direkt zu begegnen.	0	1	2	3	4	
27.	Die Kollegen schonen sich auf meine Kosten.	0	1	2	3	4	
28.	Ich musste mich ein oder mehrere Male krankschreiben lassen, weil ich die Probleme an meinem Arbeitsplatz nicht länger hätte ertragen können.	0	1	2	3	4	
29.	Wenn ich noch lange an diesem Arbeitsplatz bin, werde ich gesundheitliche Schäden davontragen.	0	1	2	3	4	
30.	Auf dem Weg hin zu meiner Arbeitsstelle würde ich am liebsten umdrehen.	0	1	2	3	4	
31.	Am Arbeitsplatz habe ich Probleme im Umgang mit Klienten (oder Patienten, Schülern, Publikum etc.)	0	1	2	3	4	
32.	Je näher ich meiner Arbeitsstelle komme, desto stärker erlebe ich körperliche Symptome, wie z. B. Zittern, Schwitzen, Herzklopfen.	0	1	2	3	4	
33.	Nach der Arbeit beeile ich mich mehr als andere, bloß schnell von allem dort wegzukommen.	0	1	2	3	4	

34.	In bestimmten Situationen am Arbeitspatz bekomme ich Panikgefühle.	0	1	2	3	4	
35.	Ich glaube, dass – egal wie man sich anstrengt – der Arbeitsplatz ständig gefährdet ist.	0	1	2	3	4	
36.	Bestimmte Situationen bei meiner Arbeit rufen Erinnerungen an frühere unangenehme Arbeitssituationen in mir wach, bei denen ich unruhig werde.	0	1	2	3	4	
37.	Manchmal habe ich die Vorstellung, meine gesundheitlichen Defizite führen dazu, dass ich meine Arbeit nicht zufriedenstellend ausführe.	0	1	2	3	4	
38.	Am Arbeitsplatz habe ich Probleme mit einem oder mehreren Vorgesetzten.	0	1	2	3	4	
39.	Meine Kollegen nutzen mich aus.	0	1	2	3	4	
40.	Mein Vorgesetzter nutzt mich aus.	0	1	2	3	4	
41.	Ich habe am Arbeitsplatz einmal ein schreckliches Erlebnis gehabt, das in meinen Gedanken gegenwärtig bleibt und mich beunruhigt.	0	1	2	3	4	
42.	Wenn ich mit Kollegen oder Vorgesetzten sprechen muss, befürchte ich, ich könnte körperliche Symptome bekommen, wie z. B. Erröten, Zittern, Schwitzen, Herzrasen.	0	1	2	3	4	
43.	Ich mache viele Fehler bei der Arbeit oder bin zu langsam.	0	1	2	3	4	
44.	Ich fühle mich unsicher, wenn ich mit bestimmten Personen zusammen arbeiten muss.	0	1	2	3	4	
45.	Ich leide darunter, dass ich ständig im Unklaren darüber gelassen werde, was auf mich zukommt.	0	1	2	3	4	
46.	Ich bekomme Panik, wenn ich zu einem Gespräch mit meinem Vorgesetzten gerufen werde.	0	1	2	3	4	
47.	Ich fühle mich unsicher, wenn ich bei meiner Arbeit beobachtet werde.	0	1	2	3	4	
48.	Während ich arbeite, bin ich ständig auf der Hut, was als Nächstes passieren könnte.	0	1	2	3	4	
49.	Ich werde an diesem Arbeitsplatz absichtlich ausgegrenzt.	0	1	2	3	4	
50.	Der Stress an meinem Arbeitsplatz ist gesundheitsschädigend.	0	1	2	3	4	
51.	Mein Vorgesetzter schikaniert mich.	0	1	2	3	4	
52.	Meine Kollegen schikanieren mich.	0	1	2	3	4	
53.	Wenn man heute arbeitslos ist oder wird, findet man sowieso nie wieder einen Job!	0	1	2	3	4	
54.	An meinem Arbeitsplatz bin ich aller Willkür und Ungerechtigkeit ausgeliefert.	0	1	2	3	4	
55.	Ich befürchte, im Zusammenhang mit betrieblichen Veränderungen (z. B. neue Technik, Maschinen, neue Vorgesetzte und Kollegen) nicht mehr Schritt halten zu können.	0	1	2	3	4	
56.	Man hat mir absichtlich besonders schwierige Arbeitsbedingungen geschaffen.	0	1	2	3	4	

		0	1	2	3	4	
57.	Meine Gedanken um Arbeitsprobleme halten mich auch von anderen Erledigungen ab.	0	1	2	3	4	
58.	Ich habe nachgewiesene gesundheitliche Einschränkungen, die meine Leistungsfähigkeit bei der Arbeit beeinträchtigen.	0	1	2	3	4	
59.	Ich bin für neue Arbeiten nicht genügend qualifiziert.	0	1	2	3	4	
60.	Ich befürchte, die Kollegen könnten mich wegen meiner gesundheitlichen Einschränkungen nicht für voll nehmen.	0	1	2	3	4	
61.	Ich halte es für wahrscheinlich, dass man heutzutage leicht wegen Fehlzeiten entlassen werden kann.	0	1	2	3	4	
62.	Am Arbeitsplatz habe ich Probleme mit einem oder mehreren Kolleginnen oder Kollegen.	0	1	2	3	4	
63.	Ich erlebe starke Befindlichkeitsstörungen oder Unbehagen, wenn ich an meinem Arbeitsplatz bin.	0	1	2	3	4	
64.	Ich erlebe starke Befindlichkeitsstörungen oder Unbehagen, wenn ich an meinen Arbeitsplatz denke.	0	1	2	3	4	
65.	Erst seit einem bestimmten, für mich schwerwiegenden Ereignis habe ich Befindlichkeitsstörungen am Arbeitsplatz.	0	1	2	3	4	
66.	Mit meinen aktuellen Gesundheitsproblemen kann ich an diesem Arbeitsplatz eigentlich nicht tätig sein.	0	1	2	3	4	
67.	Ich mache mir ständig Sorgen um Dinge, die meine Arbeit betreffen.	0	1	2	3	4	
68.	Ich leide darunter, dass ich die Sorgen um meine Arbeit nicht abstellen kann.	0	1	2	3	4	
69.	Arbeitslos zu sein bedeutet für mich, mein ganzes Ansehen zu verlieren.	0	1	2	3	4	
70.	Der Verlust meines Arbeitsplatzes ist/wäre eine starke Bedrohung meiner Existenz.	0	1	2	3	4	

AUSWERTUNG

Der Test misst fünf verbreitete Ängste rund um die Arbeit. Damit Sie Ihren jeweiligen Wert ermitteln können, übertragen Sie bitte die angekreuzten Zahlen in die farbigen Kästchen am Ende jeder Frage. Addieren Sie dann jeweils die Werte in Kästchen mit gleicher Farbe, und tragen Sie das Ergebnis in das rechts stehende Raster ein.

Wenn Sie in einem Bereich die unten angegebenen Punktzahlen nicht erreichen, dann liegt Ihr Wert im normalen Rahmen – Ihre Sorgen sollten Sie nicht beunruhigen, denn sie unterscheiden sich nicht von jenen anderer Arbeitnehmer.

Angst, zur Arbeit zu gehen	
Angst vor Vorgesetzten, Kollegen, Kunden	
Angst, die Arbeit könnte krank machen	
Angst, der Arbeit nicht gewachsen zu sein	
Angst um den Arbeitsplatz	

Angst, zur Arbeit zu gehen

18 bis 25 Punkte

Sie haben mehr Angst vor Ihrer Arbeit oder Aspekten Ihrer Tätigkeit als die meisten Menschen. Das muss noch nicht krankhaft sein. Aber Sie sollten überlegen, woran das liegen könnte und ob Sie etwas dagegen tun können. Viele Betroffene lassen sich wegen solcher Ängste oft lediglich krankschreiben und bleiben der Arbeit fern.

Das verspricht zwar kurzfristig Erholung, löst aber die Probleme nicht, sondern verschlimmert sie auf Dauer eher.

26 bis 68 Punkte

Ihr Wert deutet darauf hin, dass Sie an einer Arbeitsplatzphobie leiden könnten. Die Betroffenen haben oft Angst vor bestimmten Aufgaben, aber auch vor ihren Kollegen oder ihrem Chef. Sehen sie Kollegen auf der Straße, wechseln sie womöglich die Seite. Wenn sie nur an die Arbeit denken, stellen sich schon Ängste ein. Am Feierabend flüchten sie so schnell wie möglich aus dem Betrieb.

Doch solche Vermeidungen bringen nur kurzfristig Erleichterung, langfristig verstärken sie die Ängste. Am Ende droht oft die Arbeitsunfähigkeit. Helfen kann eine rechtzeitige Therapie, in der sich die Ängste durch systematische Übungen abbauen lassen, etwa eine Verhaltenstherapie.

Angst, die Arbeit könnte krank machen

11 bis 15 Punkte

Sie befürchten mehr als andere, dass Ihr Arbeitsplatz Sie krank machen könnte oder dass dieser bei Ihnen bereits gesundheitliche Probleme verursacht hat. Das ist möglich, denn manche Arbeitsplätze gefährden tatsächlich die Gesundheit.

Vielleicht sind Ihre Befürchtungen aber auch übertrieben. Wenn es im Großraumbüro nicht ganz ruhig zugeht oder der Drucker seltsam riecht, ist das nicht zwangsläufig gesundheitsschädlich. Die wirklichen Gefahren können oft nur Experten beurteilen. Möglicherweise können Sie sich mit Ihren Befürchtungen auch an einen Betriebsrat wenden.

16 bis 40 Punkte

Sie haben außergewöhnlich starke Angst davor, dass die Arbeit Sie krank machen könnte. Die Sorge mag einen wahren Kern haben, die Ängste könnten jedoch auch überzogen sein. Wer einen Verdacht hat, neigt oft dazu, seinen Gesundheitszustand genau zu beobachten. Alltägliche Symptome werden dann sehr ernst genommen. Es muss aber noch kein Alarmzeichen sein, wenn das Herz schneller schlägt oder man sich nicht ganz wohl fühlt. Falls Ihr Arbeitsplatz tatsächlich krank macht, ist das ein Fall für den Betriebsrat. Andernfalls ist möglicherweise therapeutische Hilfe sinnvoll.

Angst vor Vorgesetzten, Kollegen, Kunden

20 bis 28 Punkte

Sie haben überdurchschnittlich viel Angst vor dem Umgang mit einzelnen oder vielen Ihrer Vorgesetzten, Kollegen oder Kunden. Solche Ängste sind besonders häufig in Berufen, bei denen der Kontakt zu Mitmenschen im Mittelpunkt steht, etwa zu Kunden oder Patienten.

Vielleicht sind Sie von Natur aus ein eher introvertierter Mensch, vielleicht haben Sie es bei der Arbeit auch mit eher schwierigen Menschen zu tun. Sie sollten dieses Problem im Auge behalten und bei Bedarf mit Freunden, Verwandten oder professionellen Beratern darüber sprechen.

29 bis 76 Punkte

Kollegen und Kunden am Arbeitsplatz zu begegnen löst bei Ihnen starke Ängste aus. Womöglich haben Sie tatsächlich aggressive Kunden oder werden von Kollegen gemobbt. Wahrscheinlich ziehen Sie sich in solchen Situationen zurück oder werden sogar selbst aggressiv. Das ist natürlich keine Lösung. Sinnvoller ist es, zu lernen, mit Konflikten konstruktiv umzugehen und selbstbewusst aufzutreten. Das lässt sich in einer entsprechenden Gruppentherapie mit Rollenspielen üben, in denen es um schwierige Situationen bei der Arbeit geht.

Angst, der Arbeit nicht gewachsen zu sein

15 bis 21 Punkte

Viele Berufstätige haben Angst, nicht gut genug für ihre Arbeit zu sein oder bei zukünftigen Aufgaben zu versagen. Bei Ihnen sind solche Ängste eher stark ausgeprägt. Natürlich können solche Befürchtungen berechtigt sein. Im Job wird oft viel erwartet, und die Entwicklung ist für den Einzelnen nicht absehbar. Wenn Ihre Qualifikation tatsächlich nicht ausreicht, wäre eine Fortbildung in Erwägung zu ziehen.

Wenn Sie einmal nüchtern überlegen, kommen Sie aber vielleicht auch zu dem Schluss, dass Ihre Ängste übertrieben sind. Versuchen Sie, Unterstützung zu finden, wenn Sie eine Aufgabe nicht allein bewältigen können.

22 bis 56 Punkte

Bei Ihnen ist die Angst sehr stark, nicht genügend Leistung bringen zu können oder demnächst abgehängt zu werden. Es kann natürlich sein, dass Ihre Kenntnisse nicht oder nicht mehr ausreichen und Sie sie verbessern sollten. Vielleicht gehören Sie aber auch zu jenen Menschen, denen es sehr schwerfällt, mit einer ungewissen Zukunft zu leben.

Das wäre dann ein psychologisches Problem, bei dem Ihnen möglicherweise eine Therapie helfen könnte. Wenn Ihre Ängste und Probleme bei der Arbeit sehr groß sind, könnte auch eine

Rehabilitationsmaßnahme infrage kommen. Dort lässt sich beispielsweise üben, durch gezielte Lerneinheiten Ängste vor dem Computer zu überwinden oder Tätigkeiten sinnvoll zu strukturieren und durchzuhalten.

Angst um den Arbeitsplatz

11 bis 15 Punkte

Sie gehören zu jenen Menschen, die sich besonders viele Sorgen rund um die Arbeit machen. Bereits Kleinigkeiten können Sie in Furcht versetzen. Wahrscheinlich verfolgen die Befürchtungen Sie auch in der Freizeit. Möglicherweise gibt es plausible Gründe für Ihre Angst. Sie sollten sich aber fragen, ob die Lage wirklich so ernst ist oder ob Sie womöglich zu übertriebenen Sorgen neigen.

16 bis 40 Punkte

Sie machen sich extrem viele Sorgen wegen Ihrer Arbeit oder Ihren Arbeitsplatz; Sie fürchten, ihn jederzeit verlieren zu können. Das kann so weit gehen, dass sie kaum Urlaub nehmen und sich auch bei ernsthaften Beschwerden nicht krankschreiben lassen. Möglicherweise haben Ihre Befürchtungen mit der Realität wenig zu tun.

Aber selbst wenn Ihre Lage tatsächlich schwierig ist, schaden ständige Sorgen mehr, als dass sie nützen, belasten etwa die Beziehungen zu Familie und Freunden. Außerdem raubt die Angst Ihnen die Kraft, nach Lösungen zu suchen. Wenn Ihre Sorgen Sie weiterhin belasten, sollten Sie einen Psychologen oder Arzt konsultieren.

Haben Sie genug psychische Ressourcen?

Ob ein Mensch einen Burnout erleidet oder depressiv wird, hängt nicht nur von den individuellen Belastungen ab – sondern vor allem auch davon, was er ihnen entgegensetzen kann

Wenn die Arbeit viel Zeit frisst und hohe Anforderungen stellt, ist das nicht automatisch schlecht. Selbst Workaholics sind oft psychisch und physisch gesund. Problematisch wird es allerdings, wenn die Anerkennung, also etwa das Gehalt, die Wertschätzung im Unternehmen oder die Aufstiegsaussichten, den eigenen Leistungen nicht zu entsprechen scheint. Forscher sprechen dann bezogen auf den Beruf von einer „Gratifikationskrise". Ob so etwas zu befürchten ist, darüber gibt der nachstehende Fragebogen Auskunft. Zu den wichtigen individuellen psychischen Ressourcen zählen auch eine ausgewogene Arbeitsbalance, des Weiteren die soziale Unterstützung, die ein Mensch erhält, seine Schlafqualität und eine ausreichende körperliche Aktivität. Darüber geben die Tests auf den Folgeseiten ebenfalls Auskunft.

4.1 Verhältnis zwischen Anforderung und Anerkennung

Wird Ihre Arbeitsleistung so gewürdigt, wie Sie es als verdient empfinden? Für die Zufriedenheit und das Stressempfinden ist das entscheidend

Der Zuspruch von Vorgesetzten, den ein Arbeitnehmer für seine Tätigkeit bekommt, und die Bezahlung halten nicht immer Schritt mit den Erfordernissen des Jobs. Wird das Missverhältnis zu groß, kann sich das negativ auf die Gesundheit auswirken.

Anforderung

	stimmt nicht	stimmt, und ich fühle mich dadurch ...				
Geben Sie bitte Ihre Einschätzung zu den folgenden Aussagen ab.		**gar nicht gestresst**	**etwas gestresst**	**gestresst**	**stark gestresst**	**Ihr Wert**
Ich habe andauernd Zeitdruck wegen meiner Arbeitsbelastung.	1	2	3	4	5	
Ich habe viele Unterbrechungen und Störungen in meinem Job.	1	2	3	4	5	
Ich habe viel Verantwortung in meinem Job.	1	2	3	4	5	
Ich bin häufig gezwungen, Überstunden zu machen.	1	2	3	4	5	
Mein Job ist während der letzten Jahre immer anfordernder geworden.	1	2	3	4	5	
Summe						

Anerkennung

	stimmt nicht	stimmt, und ich fühle mich dadurch ...				
Geben Sie bitte Ihre Einschätzung zu den folgenden Aussagen ab.		**gar nicht gestresst**	**etwas gestresst**	**gestresst**	**stark gestresst**	**Ihr Wert**
Ich werde bei meiner Arbeit ungerecht behandelt.	5	4	3	2	1	
Meine beruflichen Aufstiegschancen sind hier schlecht.	5	4	3	2	1	
Ich habe eine unerwünschte berufliche Veränderung erfahren beziehungsweise ich erwarte eine solche.	5	4	3	2	1	
Meine Jobsicherheit ist gering.	5	4	3	2	1	

Anerkennung (Fortsetzung)

Geben Sie bitte Ihre Einschätzung zu den folgenden Aussagen ab.	stimmt	stimmt nicht, und ich fühle mich dadurch … gar nicht gestresst	etwas gestresst	gestresst	stark gestresst	Ihr Wert
Ich erhalte von meinen Vorgesetzten die Wertschätzung, die ich verdiene.	5	4	3	2	1	
Ich erhalte von meinen Kollegen die Wertschätzung, die ich verdiene.	5	4	3	2	1	
In schwierigen Situationen erhalte ich angemessene Unterstützung.	5	4	3	2	1	
Wenn ich alle meine Anstrengungen und Erfolge berücksichtige, erhalte ich so viel Wertschätzung und Ansehen, wie ich verdiene.	5	4	3	2	1	
Meine derzeitige berufliche Stellung entspricht meiner Ausbildung und meiner Erfahrung.	5	4	3	2	1	
Wenn ich alle meine Anstrengungen und Erfolge berücksichtige, sind meine beruflichen Weiterentwicklungschancen hier angemessen.	5	4	3	2	1	
Wenn ich alle meine Anstrengungen und Erfolge berücksichtige, ist mein Gehalt/Einkommen angemessen.	5	4	3	2	1	
Summe						

AUSWERTUNG

Bitte übertragen Sie zunächst in jeder Zeile Ihren Wert in die Spalte unter dem farbigen Feld am Ende, und zählen Sie dann die Werte für jede Farbe zusammen. Multiplizieren Sie nun bitte den blauen Wert für die Anforderung und den roten Wert für die Anerkennung wie angegeben (die verschiedenen Faktoren gleichen lediglich aus, dass Anforderung und Anerkennung mit unterschiedlich vielen Fragen erfasst werden), und teilen Sie dann das blaue Ergebnis durch das rote Ergebnis.

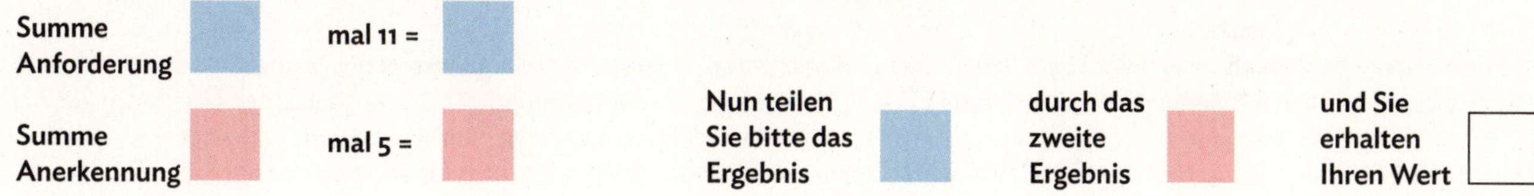

0,2–0,9 Sie sehen kein Missverhältnis zwischen dem, was Sie leisten, und dem, was Sie dafür bekommen. Das erspart Ihnen Stress.
>0,9–1,1 Sie sind recht zufrieden mit dem, was Sie für Ihre Arbeit bekommen. Gut, wenn es so bleibt.
>1,1–1,9 Ihr Verhältnis aus Einsatz und Honorierung ist bestenfalls befriedigend. Das macht nicht nur unzufrieden, sondern ist auch schlecht für die Gesundheit. So steigt das Risiko für Burnout, Bluthochdruck und Übergewicht. Viele Betroffene rauchen oder trinken außerdem zu viel.
>1,9–5,0 Sie leiden stark unter dem Gefühl, dass Ihre berufliche Leistung nicht genügend gewürdigt wird. Das erzeugt Frustration – und birgt erhebliche Gesundheitsrisiken. Werden Sie tatsächlich schlecht behandelt, sollten Sie versuchen, das zu ändern. Vielleicht hilft ein Gespräch mit dem Vorgesetzten oder dem Betriebsrat.

4.2 Arbeitsbalance

Für Überlastung sind nicht immer Vorgesetzte verantwortlich. Manche Menschen arbeiten von sich aus mehr, als von ihnen erwartet wird

Am Fließband ist jeder Arbeitsschritt genau vorgeschrieben und getaktet, jeder weiß, was von ihm verlangt wird, die Anforderungen sind klar definiert. An vielen modernen Arbeitsplätzen ist das anders. Oftmals haben Arbeitnehmer kein richtiges Gefühl mehr dafür, ob das Soll erfüllt ist oder sie sich noch mehr anstrengen sollten. Viele Menschen quält deshalb noch am Abend der Gedanke, ob sie den Anforderungen gerecht geworden sind. Oder sie sind völlig erschöpft, weil sie sicherheitshalber bis an die Grenze ihrer Belastbarkeit gegangen sind. Dafür erwarten sie dann den Dank des Arbeitgebers – und sind enttäuscht, wenn der ausbleibt. In beiden Fällen kann sich das negativ auf die Gesundheit auswirken.

Abschalten

Geben Sie bitte Ihre Einschätzung zu den folgenden Aussagen ab.	**nein, trifft gar nicht zu**	**ja, trifft ein wenig zu**	**ja, trifft eher zu**	**ja, trifft absolut zu**	**Ihr Wert**
Ich komme in meinem Job schnell in kaum zu bewältigenden Zeitdruck.	1	2	3	4	
Sobald ich morgens aufstehe, denke ich schon an Arbeitsprobleme.	1	2	3	4	
Ich kann leicht entspannen und den Job ausblenden, wenn ich nach Hause komme.	4	3	2	1	
Mir nahestehende Personen sagen, dass ich mich zu sehr für meinen Job aufopfere.	1	2	3	4	
Die Arbeit lässt mich selten los und beschäftigt mich noch, wenn ich zu Bett gehe.	1	2	3	4	
Wenn ich etwas verschoben habe, das ich heute hätte erledigen sollen, habe ich nachts Probleme zu schlafen.	1	2	3	4	
Summe					

AUSWERTUNG

Bitte übertragen Sie zunächst bei jeder Frage Ihren Wert in die letzte Spalte, und zählen Sie die Werte dann zusammen.

6 Punkte Ihre Fähigkeit, abzuschalten und die „Arbeit Arbeit sein zu lassen", liegt in einem sehr günstigen Bereich. Sie leben nicht in ständiger Sorge, ob Sie auch genug leisten. Halten Sie daran fest.

7–9 Punkte Ihre Fähigkeit, abzuschalten und die „Arbeit Arbeit sein zu lassen", liegt in einem günstigen Bereich. Welches sind Ihre Strategien, um zur Ruhe zu kommen? Halten Sie an ihnen fest, denn wenn das Leben nur noch um Arbeit kreist, ist das schlecht für die Gesundheit.

10–14 Punkte Ihr wahrgenommenes Verhältnis von Einsatz und Honorierung ist befriedigend oder schlechter. Überlegen Sie, ob tatsächlich ein so hoher Einsatz von Ihnen erwartet wird. Ihr Wert ist nicht extrem hoch, aber Sie sollten sich fragen, ob Sie mit einer etwas entspannteren Einstellung nicht genug erreichen könnten.

15–24 Punkte Ihr Leben wird viel zu sehr von der Arbeit und den Gedanken daran beherrscht. Experten sprechen von „übersteigertem Engagement". Die Betroffenen leisten mehr, als von ihnen erwartet wird. Möglicherweise streben Sie zu sehr nach beruflicher Anerkennung. Wenn Sie die nicht bekommen, sind Enttäuschung und Frustration programmiert. Das bringt erhebliche Risiken für die Gesundheit mit sich.

4.3 Soziale Unterstützung

Wenn wir ein Umfeld haben, auf das wir uns verlassen können, ist das ein wichtiger Stresspuffer im Alltag

Der Begriff „soziale Unterstützung" beschreibt unsere Beziehungen zu anderen Menschen sowohl bei der Arbeit als auch im persönlichen Lebensumfeld. Dabei lassen sich mehrere Arten der Hilfe unterscheiden: Zunächst geht es um die instrumentelle soziale Unterstützung, das heißt das Ausmaß der Unterstützung von Freunden oder Kollegen, wenn es bei Ihnen „mal eng" wird – darunter fallen etwa Arbeitsmittel, hilfreiche Informationen oder die für Sie aufgebrachte Zeit. Ein weiteres Beispiel ist ein Arbeitgeber beziehungsweise Vorgesetzter, der Ihre familiären Bedürfnisse berücksichtigt, etwa bei der Arbeits- und Urlaubsplanung. Nicht gemeint sind an dieser Stelle Mitgefühl oder aufmunternde Worte.

Instrumentelle soziale Unterstützung

Wie zufrieden sind Sie mit der instrumentellen sozialen Unterstützung durch ...	sehr unzufrieden	eher unzufrieden	teils, teils	eher zufrieden	sehr zufrieden	Ihr Wert
... Kollegen?	0	1	2	3	4	
... Vorgesetzte?	0	1	2	3	4	
... Familie/Partner?	0	1	2	3	4	
... Freunde?	0	1	2	3	4	
Summe						

AUSWERTUNG

Bitte übertragen Sie zunächst bei jeder Frage Ihren Wert in die letzte Spalte, und zählen Sie die Werte dann zusammen.

0–5 Punkte Sie empfinden die instrumentelle Unterstützung durch Kollegen, Vorgesetzte und Ihr privates Umfeld als sehr unzureichend. Somit fehlt Ihnen ein wichtiger Stresspuffer. Sie sollten überlegen, wie Sie mehr Unterstützung erhalten könnten. Erste Fragen können sein: Teile ich meinem Umfeld überhaupt mit, dass ich Unterstützung benötige? Wo oder bei wem fehlt mir die Unterstützung am meisten?

6–8 Punkte Sie empfinden die instrumentelle Unterstützung durch Kollegen, Vorgesetzte und Ihr privates Umfeld als unbefriedigend. Fallen Ihnen Situationen ein, in denen Sie mehr Unterstützung benötigen würden? Weiß Ihr Gegenüber, dass seine Hilfe willkommen wäre, die denjenigen vielleicht nicht einmal viel Mühe kosten würde?

9–12 Punkte Ihr Wert der instrumentellen Unterstützung durch Kollegen, Vorgesetzte und Ihr privates Umfeld kann als befriedigend bis gut angesehen werden. Vielleicht können Sie ihn noch verbessern, wenn Sie gelegentlich aktiver um Hilfe bitten (und natürlich auch selbst andere Menschen unterstützen).

13–16 Punkte Ihr Wert liegt in einem sehr günstigen Bereich. Ihre Freunde, Kollegen und Vorgesetzten unterstützen Sie nach Kräften. Das erleichtert nicht nur die Arbeit und macht sie angenehmer, sondern hilft Ihnen auch bei Ihrer persönlichen Entwicklung.

Im Folgenden geht es um die emotionale soziale Unterstützung wie zum Beispiel:

- Sie erhalten Zuspruch, Trost, Motivation.
- Man hört Ihnen zu, hat Verständnis, nimmt Ihre Sorgen ernst.

Bitte beurteilen Sie nun anhand der Fragen auf der folgenden Seite Ihre Zufriedenheit mit der emotionalen sozialen Unterstützung, die Sie im Laufe der vergangenen zwei bis drei Monaten erhalten haben:

Emotionale soziale Unterstützung

Wie zufrieden sind Sie mit der emotionalen sozialen Unterstützung durch ...	sehr unzufrieden	eher unzufrieden	teils, teils	eher zufrieden	sehr zufrieden	Ihr Wert
... Kollegen?	0	1	2	3	4	
... Vorgesetzte?	0	1	2	3	4	
... Familie/Partner?	0	1	2	3	4	
... Freunde?	0	1	2	3	4	
Summe						

AUSWERTUNG

Bitte übertragen Sie zunächst bei jeder Frage Ihren Wert in die letzte Spalte, und zählen Sie die Werte dann zusammen.

0–5 Punkte Ihr Wert der emotionalen sozialen Unterstützung liegt in einem ungünstigen Bereich. Wenn Sie das Gefühl haben, dass kaum jemand für Sie da ist, kann das Ihrer Gesundheit schaden – und glücklich macht es Sie auch nicht. Versuchen Sie zumindest, sich um engere persönliche Beziehungen zu bemühen.

6–8 Punkte Sie empfinden die emotionale Unterstützung Ihres Umfelds als eher unbefriedigend. Denken Sie dabei an bestimmte Situationen oder Personen? Vielleicht können Sie die persönliche Beziehungen zu einigen Menschen verbessern. Oder Sie bauen Ihre Kontakte zu jenen aus, bei denen Sie schon jetzt ein offenes Ohr finden.

9–12 Punkte Ihr Wert der emotionalen Unterstützung kann als befriedigend bis gut betrachtet werden. Sie könnten aber überlegen, von wem Sie sich mehr emotionale Unterstützung wünschen und wie sich Ihre Beziehungen zu diesen Menschen vertiefen ließen.

13–16 Punkte Sie haben das Gefühl, dass Sie sehr viel emotionale soziale Unterstützung bekommen. Das bereichert nicht nur Ihr Leben, sondern hilft Ihnen auch, mit Belastungen und Stress umzugehen; es kann sogar präventiv gegen Herzkrankheiten wirken.

Auch wenn Ihr Umfeld bereit dazu ist, Sie instrumentell oder emotional zu unterstützen, kann es sein, dass im entscheidenden Moment niemand da ist. Hilfsbereite Kollegen können nur wenig helfen, wenn sie gerade keine Zeit haben, ebenso Freunde, wenn sie weit entfernt wohnen. Deshalb geht es im Folgenden darum, zu ermitteln, wie zufrieden Sie mit der Erreichbarkeit und Verfügbarkeit der sozialen Unterstützung sind.

Erreichbarkeit und Verfügbarkeit der sozialen Unterstützung

Wie zufrieden sind Sie mit der Erreichbarkeit und Verfügbarkeit der sozialen Unterstützung durch ...	sehr unzufrieden	eher unzufrieden	teils, teils	eher zufrieden	sehr zufrieden	Ihr Wert
... Kollegen?	0	1	2	3	4	
... Vorgesetzte?	0	1	2	3	4	
... Familie/Partner?	0	1	2	3	4	
... Freunde?	0	1	2	3	4	
Summe						

AUSWERTUNG

Bitte übertragen Sie zunächst bei jeder Frage Ihren Wert in die letzte Spalte, und zählen Sie die Werte dann zusammen.

0–5 Punkte Wenn Sie Unterstützung brauchen, steht Ihr Umfeld kaum zur Verfügung. Wie ließe sich das verbessern?

6–8 Punkte Ihr Umfeld steht eher selten zur Verfügung. Überlegen Sie, wie sich das verbessern ließe.

9–12 Punkte Ihre Freunde, Ihre Familie und Ihre Arbeitskollegen sind in der Regel tatsächlich für Sie da, wenn Sie ihre Unterstützung benötigen. In manchen Fällen wären aber vielleicht noch Verbesserungen möglich.

13–16 Punkte Ihre Freunde, Familie und Kollegen stehen bereit, wenn Sie Hilfe und Unterstützung brauchen. Das macht es Ihnen leichter, Sorgen und Probleme zu bewältigen.

4.4 Schlafqualität

Des Nachts nicht zur Ruhe zu kommen führt zu abnehmender Leistungsfähigkeit und Unkonzentriertheit. Außerdem nimmt das Burnout-Risiko zu

Schlafprobleme sind in der Bevölkerung weit verbreitet. Im Folgenden finden Sie vier Fragen zu Ihrer persönlichen Schlafqualität. Bitte geben Sie an, wie häufig die genannten Probleme in den vergangenen 30 Tagen bei Ihnen aufgetreten sind.

Wie häufig hatten Sie im vergangenen Zeitraum eines Monats folgende Probleme?	**gar nicht**	**an 1–3 Tagen**	**an 4–7 Tagen**	**an 8–14 Tagen**	**an 15–21 Tagen**	**an 22 oder mehr Tagen**	**Ihr Wert**
Schwierigkeiten einzuschlafen	0	1	2	3	4	5	
mehrmals in der Nacht aufzuwachen	0	1	2	3	4	5	
Schwierigkeiten durchzuschlafen (einschließlich viel zu früh aufzuwachen)	0	1	2	3	4	5	
sich müde und erschöpft zu fühlen, obwohl Sie normal lang geschlafen hatten	0	1	2	3	4	5	
Summe							

AUSWERTUNG

Bitte übertragen Sie zunächst bei jeder Frage Ihren Wert in die letzte Spalte und zählen Sie die Werte dann zusammen.

0–4 Punkte Um Ihre Nachtruhe ist es bestens bestellt. Das macht Sie leistungsfähig und ausgeruht für den Tag.

5–6 Punkte Sie haben kaum oder wenig Schlafprobleme. Damit es so bleibt, sollten Sie möglichst allzu viel Stress und Überengagement vermeiden.

7–12 Punkte Sie schlafen eher schlecht. Überlegen Sie, was Ursachen sein könnten, und versuchen Sie diese anzugehen. Vermeiden Sie Schlafmitteln, vor allem ohne ärztliche Rücksprache.

13–20 Punkte Sie haben ernsthafte Schlafprobleme. Wenn Sie diese selbst nicht in den Griff bekommen, sollten Sie ärztliche oder psychologische Hilfe suchen. Schlafmittel sollten sie nur nehmen, wenn sonst nichts hilft, und auch dann nur kurz. Für schwere Fälle werden in einigen Kliniken sogenannte Schlafseminare angeboten.

4.5 Bewegung

Körperliche Aktivität schützt nicht nur vor physischen Leiden, sondern kann auch psychischen Problemen vorbeugen

Wie viel Sport mit hoher Anstrengung treiben Sie in einer durchschnittlichen Woche? Beispiel: Wenn Sie unter der Woche insgesamt zwei Stunden im Fitness-Studio trainieren und am Wochenende eine Stunde joggen, sind das drei Stunden insgesamt. In diesem Fall müssten Sie die Zahl 3 für drei Stunden Sport pro Woche angeben.	
Sport in Stunden	
An wie vielen Tagen in der Woche treiben Sie Sport?	

Wie viel moderate körperliche Anstrengung haben Sie pro Woche? Beispiele: lockeres Fahrradfahren, entspanntes Schwimmen, Gartenarbeit, Spazierengehen.	
moderate körperliche Aktivität in Stunden	
An wie vielen Tagen in der Woche haben Sie normalerweise eine moderate körperliche Anstrengung?	

AUSWERTUNG

Bewegungsdauer

Weil hohe Anstrengung mehr Effekt zeigt als moderate, errechnen Sie Ihren Wert für das Ausmaß an Anstrengung so:

Stunden hohe Anstrengung	mal 1,5	plus Stunden moderate Anstrengung	Stunden gesamt

unter 2 Stunden Sie erreichen das Minimum von zwei Stunden körperlicher Aktivität pro Woche nicht. Das erhöht nicht nur Ihr Risiko für viele körperliche Probleme, sondern auch das für Depression und stressbedingte Krankheiten.

2–4 Stunden Die Dauer Ihrer körperlichen Aktivität liegt in einem günstigen Bereich. Versuchen Sie dies beizubehalten. Das senkt das Risiko für psychische und physische Leiden.

4–7 Stunden Die Dauer Ihrer körperlichen Aktivität liegt in einem sehr günstigen Bereich. Wenn Sie weiter so viel Sport treiben, senken Sie nicht nur das Risiko für körperliche Probleme deutlich, sondern auch das für Depression und stressbedingte Krankheiten.

mehr als 7 Stunden Wenn Sie weiter so viel Sport treiben, senken Sie nicht nur das Risiko für körperliche Erkrankungen erheblich, sondern auch das für Depression und stressbedingte Leiden. Wenn Sie allerdings an weniger als vier Tagen in der Woche aktiv sind, sollten Sie Ihre Anstrengungen gleichmäßiger verteilen – das ist effektiver.

Bewegungshäufigkeit

bis 3 Tage in der Woche Sie betätigen sich an weniger Wochentagen körperlich als empfohlen. Sie haben damit ein erhöhtes Risiko für Depression und andere stressbedingte Krankheiten. Ratsam ist es, an mindestens vier Tagen aktiv zu werden.

4 Tage in der Woche Sie sind an der Mehrzahl der Wochentage körperlich aktiv. Behalten Sie das bei. Sie senken damit das Risiko für viele Krankheiten. Wenn Sie jedoch insgesamt nicht auf mindestens zwei Stunden Bewegung in der Woche kommen, sollten Sie sich mehr Zeit für Ihre Aktivitäten nehmen.

5 oder 6 Tage in der Woche Die Häufigkeit Ihrer Bewegungsaktivität ist sehr gut ausgeprägt. Behalten Sie das bei. Sie senken damit das Risiko für viele Krankheiten. Wenn Sie jedoch insgesamt nicht auf mindestens zwei Stunden Bewegung in der Woche kommen, sollten Sie sich mehr Zeit für Ihre Aktivitäten nehmen.

7 Tage in der Woche Sie sind jeden Tag körperlich aktiv, was hervorragend ist. Behalten Sie das bei. Sie senken damit das Risiko für viele Krankheiten. Wenn Sie jedoch insgesamt nicht auf mindestens zwei Stunden Bewegung in der Woche kommen, sollten Sie sich mehr Zeit für Ihre Aktivitäten nehmen.

Die Welt von GEO

Ein Blick in weitere Hefte

GEO WISSEN N°. 64 *erscheint am 15. 5. 2019*

GEO EPOCHE

1989

Wie ein Jahr Europa veränderte

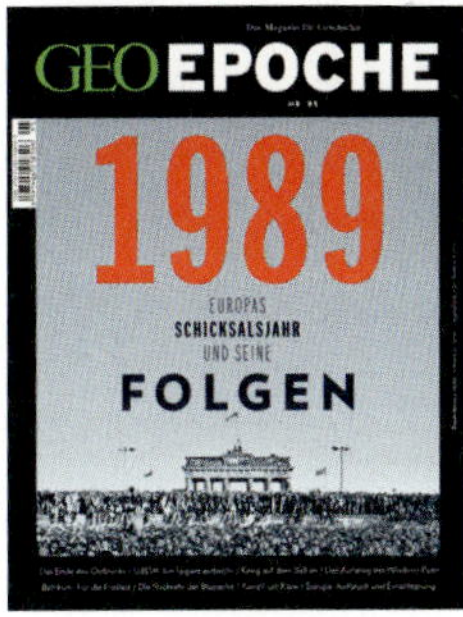

Vor 30 Jahren fegte ein Sturm über Europa, der die Nachkriegsordnung förmlich fortblies. Die Revolutionen von 1989 in der DDR, in Polen, Ungarn oder der ČSSR ließen den Ostblock zusammenbrechen, brachten das Ende der UdSSR, Millionen Menschen die Demokratie und den Deutschen die Einheit. Der Kontinent wurde freier – aber auch nationalistischer, krimineller, blutiger. Besonders Moskaus Politik birgt die Gefahr einer neuen Konfrontation zwischen Ost und West. GEO*EPOCHE* über das Epochenjahr 1989 – und die Folgen für Europa.

GEO*EPOCHE* »1989« ist 164 Seiten stark und kostet 12 Euro, mit DVD (»Die neue Macht des Kreml«) 18,50 Euro. Weitere Themen: Balkankriege • Aufbruch im Baltikum • Blutrache • Ukrainekrise

GEO

Impfen!

Oder etwa nicht?

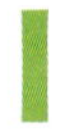

Impfen rettet Leben! Für die meisten Menschen in Deutschland steht dies außer Frage. Doch eine kleine, aber lautstarke Minderheit wittert eine Verschwörung: Ärzte und Pharmakonzerne paktierten, um mit überflüssigen oder sogar schädlichen Behandlungen Geld zu verdienen, so der Vorwurf.

Das schafft Verunsicherung und Zweifel; und immer wieder gibt es Streit: Wer öffentlich für das Impfen eintritt, wird beschimpft und manchmal sogar bedroht; dasselbe gilt für Menschen, die ihre Kinder nicht impfen lassen wollen.

GEO geht in der aktuellen Ausgabe der Kontroverse auf den Grund. Die Recherche hinter den verschlossenen Türen der Impfkommission, bei Eltern schwerkranker Kinder und in den Labors der Vakzinhersteller bringt überraschende Einsichten – und eine klare Antwort auf die Frage: „Impfen! Oder etwa nicht?“

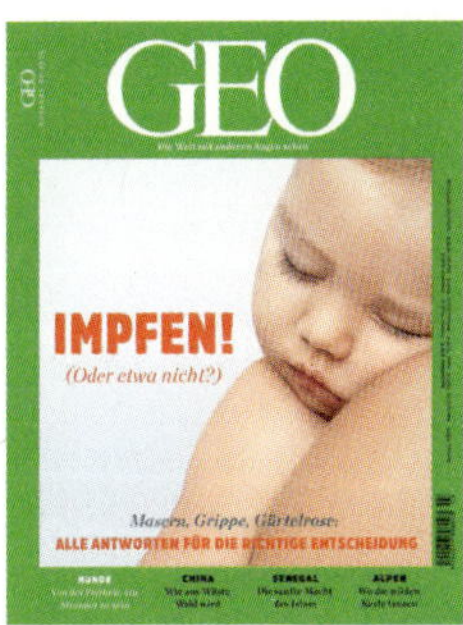

GEO 03/2019 erscheint am 15. Februar und kostet 8 Euro. Weitere Themen im Heft: Chinas Kampf gegen die Wüste • Streunende Hunde • Karneval in Italien

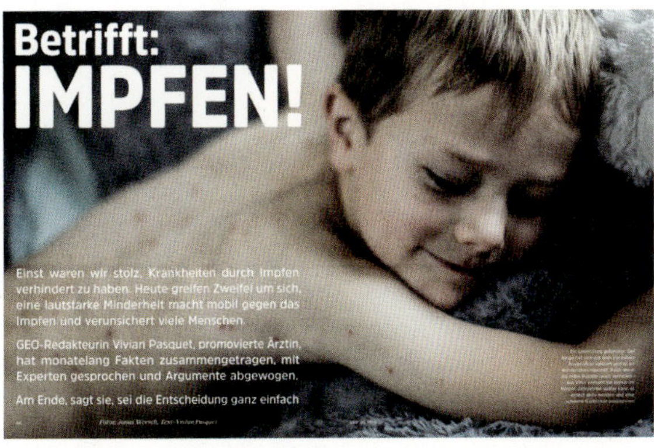

Früher bekamen die meisten Kinder Windpocken – heute wird routinemäßig dagegen geimpft

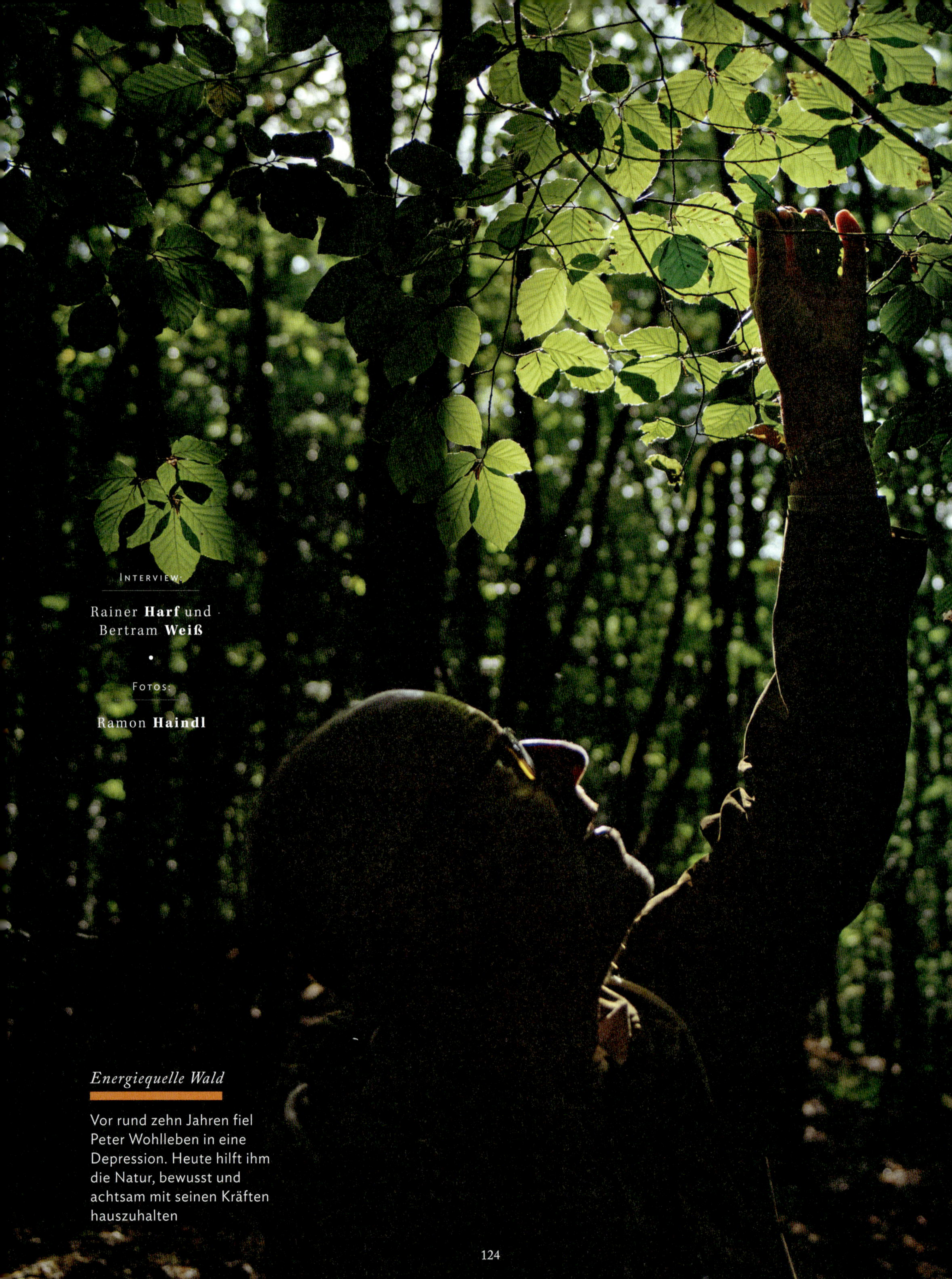

Interview:

Rainer **Harf** und Bertram **Weiß**

•

Fotos:

Ramon **Haindl**

Energiequelle Wald

Vor rund zehn Jahren fiel Peter Wohlleben in eine Depression. Heute hilft ihm die Natur, bewusst und achtsam mit seinen Kräften hauszuhalten

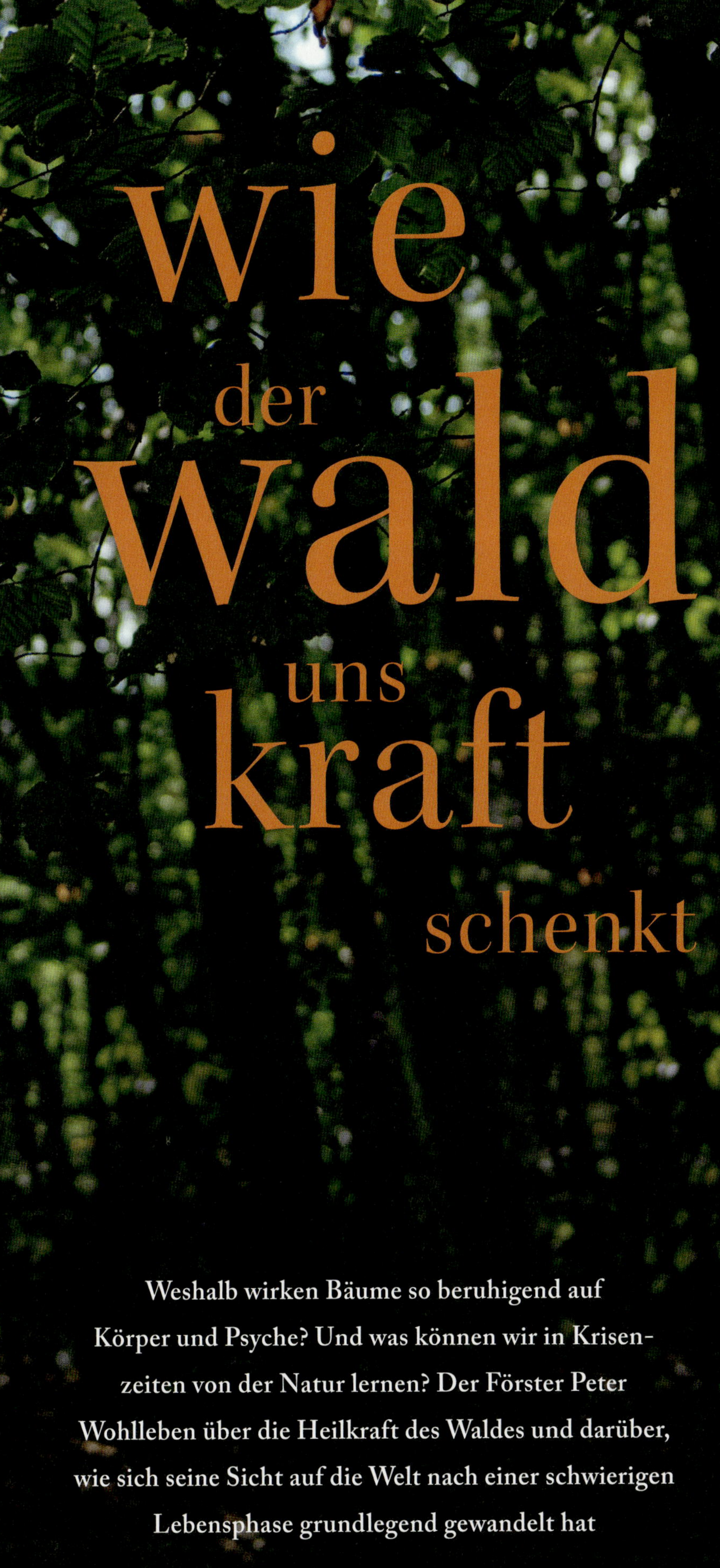

wie der wald uns kraft schenkt

Weshalb wirken Bäume so beruhigend auf Körper und Psyche? Und was können wir in Krisenzeiten von der Natur lernen? Der Förster Peter Wohlleben über die Heilkraft des Waldes und darüber, wie sich seine Sicht auf die Welt nach einer schwierigen Lebensphase grundlegend gewandelt hat

GEO WISSEN: *Herr Wohlleben, vor knapp zehn Jahren haben Sie einen psychischen Zusammenbruch erlitten. Wie begann diese Lebenskrise?*

PETER WOHLLEBEN: Es erwischte mich völlig unvorbereitet, wie aus dem Nichts. Ich war 2009 zu Gast im Saarländischen Rundfunk, eine einstündige Livesendung. Thema war eines meiner Bücher. Ohne mir ersichtlichen Grund begann plötzlich mein Puls zu rasen, ich bekam nur noch schwer Luft. Und konnte mich kaum noch konzentrieren. Nur mit größter Mühe vermochte ich auf die mir gestellten Fragen zu antworten.

War es Angst, die Sie überkam?

Ja, ich hatte Todesangst. Ein katastrophaler Zustand, den ich so noch nie zuvor erlebt hatte. Beklemmung, Atemnot, eine Panikattacke. Erstaunlicherweise hat man mir, wie ich später erfahren habe, offenbar nichts angemerkt.

Aber die Angst blieb, auch nach der Sendung. Es war wie eine Art Graben, in den ich gefallen war und aus dem ich nicht mehr herausfand. Wochenlang.

Was war die Ursache dieser Krise?

Der Ursprung meines Zusammenbruchs reicht sehr weit zurück, bis in meine Kindheit. Ich habe nie wirklich gelernt, Nein zu sagen. Schon als kleiner Junge hatte ich Schwierigkeiten damit, Wünsche abzulehnen, die an mich herangetragen wurden. Auch fiel es mir nicht leicht, zu mir selbst – meinen inneren Anforderungen und Wünschen – Nein zu sagen.

Und so hatte ich, solange ich denken kann, ständig eine nicht enden wollende To-do-Liste in meinem Kopf.

Wie äußerte sich das?

Diese Schwäche, eigene Grenzen nicht setzen zu können, ist bei mir verbunden mit einer immensen Naturliebe. Und auch die erfüllt mich seit frühester Kindheit. Schon im Alter von sechs Jahren wollte ich unbedingt Naturschützer werden. Damals habe ich jede Menge Tiere zu Hause gehalten, um die ich mich natürlich kümmern musste – Wasserschildkröten, Spinnen, Molche. Oder Küken, die ich auf einem Heizkissen ausgebrütet habe, um dann zu prüfen, ob der berühmte Verhaltensforscher Konrad Lorenz recht hatte. Wieder eine verantwortungsvolle Aufgabe: Ich wollte schauen, ob die Küken wirklich auf mich als Mutter geprägt werden, wenn ich sie aufziehe. Was auch geschah.

Hat Sie dieser Hang, sich zu viel vorzunehmen, als Erwachsener weiterhin geprägt?

Ohne dass ich mir dessen bewusst war, hat sich das Pensum unmerklich – aber fortwährend – gesteigert. Ich habe später Forstwirtschaft studiert, ein eigenes Revier übernommen. Und immer war ich in dem Modus: Ich muss so viel für die Natur tun, wie ich nur kann. Im Grunde hatte ich den unerfüllbaren Anspruch: Ich muss die Umwelt retten!

Eine Aufgabe, die ein Einzelner natürlich nicht bewältigen kann.

Es ist ein Über-Anspruch, der ein Gefühl ständiger Überforderung zur Folge hat. Wenn man sich einem solch hohen Ziel verschreibt, gibt es kein Fertig. Keine Auszeit – kein: Ich habe es geschafft. Es ist eine Sisyphus-Aufgabe.

Gleichzeitig wollte ich die Fesseln der Verwaltung hinter mir lassen: Ich hatte mehr als 20 Jahre als Beamter in der Landesforstverwaltung gearbeitet, die in Teilen ganz anders mit dem Wald umging, als ich es wollte: sehr konservativ, auf Profitmaximierung und schnelles Abholzen bedacht. Wenn man es böse ausdrücken will: eine Massentierhaltung für Bäume.

Mein Konzept dagegen war – und ist – nachhaltiger, man sollte den Wald viel mehr in Ruhe lassen, weniger intensiv bewirtschaften.

Doch nachdem ich aus der Forstverwaltung ausgestiegen war, wurde der Berg an Aufgaben nicht etwa weniger. Im Gegenteil. Ständig habe ich weitere Projekte aufgebaut – etwa den Verkauf von Holz, den früher die Verwaltung geregelt hat. Immer wieder kamen Naturschutzvereine auf mich zu, hatten Ideen für Projekte, und ich lehnte nie ab. Jonglierte mit zahlreichen, ineinander verschachtelten Aufgaben. Ich hatte kaum mehr eine freie Minute.

Forderten auch andere Menschen dieses Pensum von Ihnen?

Nein, all das hat niemand von mir gefordert, das habe ich mir selbst aufgehalst. Und ich habe die Aufgaben – von außen betrachtet – auch allesamt erfolgreich bewältigt. Aber in meinem Inneren habe ich bestimmte Grenzen der Belastbarkeit nicht erkannt, nicht berücksichtigt.

Und schließlich zeigte mir während ebenjener Radiosendung mein Körper auf unmissverständliche Weise: So geht es nicht weiter!

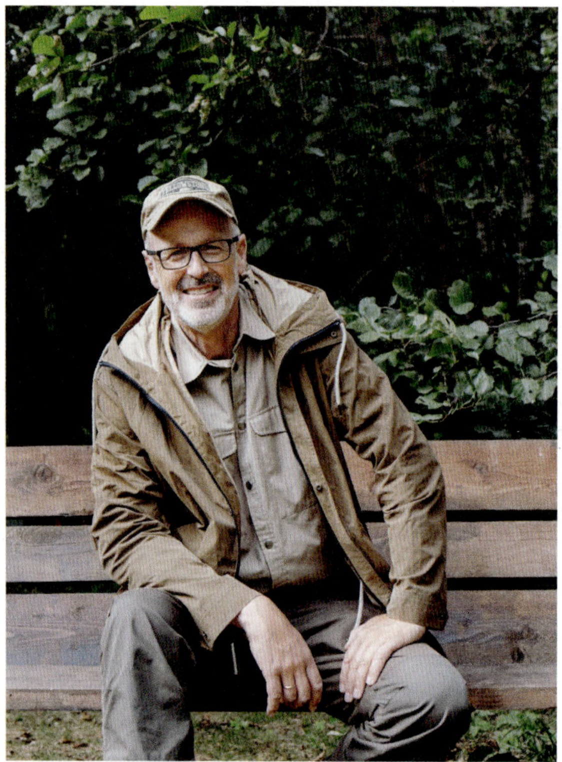

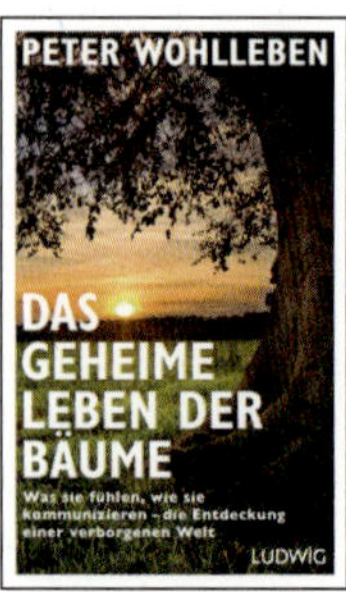

Peter ***Wohlleben***

Mit seinem Bestseller »Das geheime Leben der Bäume« hat Deutschlands bekanntester Förster Millionen Menschen begeistert. Im April startet er eine eigene neue Heftreihe rund um das Thema Naturerleben

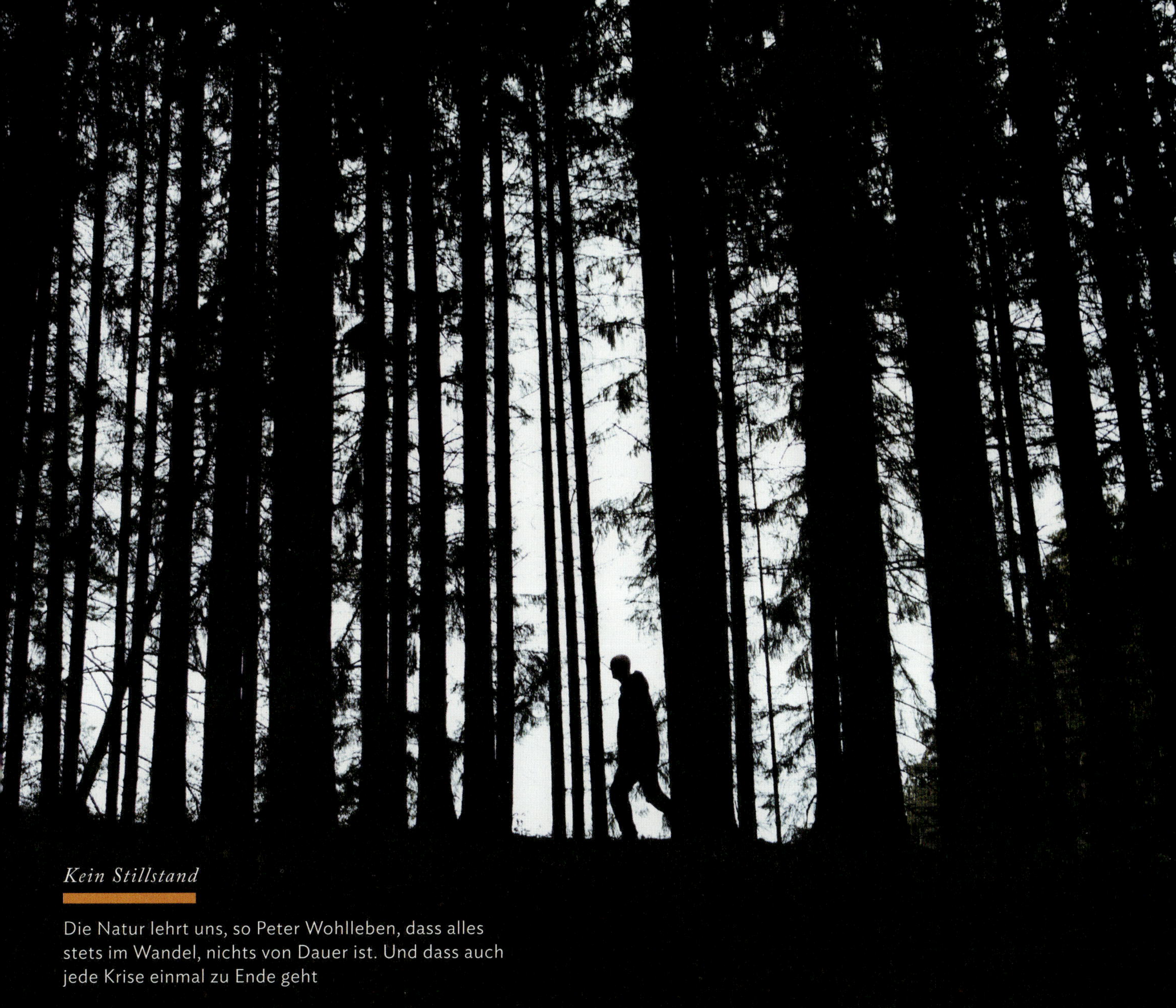

Kein Stillstand

Die Natur lehrt uns, so Peter Wohlleben, dass alles stets im Wandel, nichts von Dauer ist. Und dass auch jede Krise einmal zu Ende geht

Konnten Sie in der Zeit der Krise Kraft in der Natur tanken?

Leider nicht. Kurz nach der Radiosendung sind meine Frau und ich zu einem Urlaub in Schweden aufgebrochen: Natur pur, ein Ferienhaus an einem See, völlige Ruhe. Doch ich war schon zu tief in der Krise, die Angst und Niedergeschlagenheit wollten nicht weichen. Wenn der Körper erst einmal in einem solchen Alarmzustand ist, kommt man aus dem Tief nicht ohne Hilfe raus.

Was haben Sie unternommen?

Zurück in der Heimat, habe ich eine Psychotherapie begonnen. Ganz allmählich, Schritt für Schritt bin ich der Krise auf den Grund gegangen. Habe in intensiven Gesprächen mit meinem Therapeuten den Kern des Problems erkannt: dieses Sich-selbst-Überladen, das Keine-Grenzen-Kennen.

»*Ich hatte einen* **unerfüllbaren Anspruch:** *die Umwelt zu retten!*«

Ich war offenbar nach dem Leistungsprinzip erzogen worden. Was ich wohl mit vielen Jahrgangsmitgliedern teile. Das führte später zu einer veritablen Erschöpfungsdepression.

Wann fanden Sie aus dem Tief heraus?

Diese Krise hat mich Geduld gelehrt. Zwar ging es mit der Therapie schon bald zunehmend besser, aber erst nach drei, vier Jahren habe ich mich wieder völlig genesen gefühlt.

Fällt es Ihnen heute leichter, Nein zu sagen?

Ich tue mich damit nach wie vor ziemlich schwer. Die Anfälligkeit, mir zu viel aufzuhalsen, werde ich wohl nie ganz ablegen können. Aber ich habe gelernt, meine Wünsche klarer zu formulieren, Grenzen zu setzen. Und: Die Rolle des Neinsagers übernehmen jetzt andere für mich. Menschen, die wissen, dass ich mich allzu rasch überfordere. An erster Stelle meine Frau. Ohne ihre Zustimmung nehme ich keine neue Aufgabe an.

Arbeiten Sie heute anders als vor der Krise?

Es ist zwar nicht deutlich weniger geworden. Aber ich gehe mit meinen Aufgaben bewusster um. Und vor allem: Was mir keinen Spaß macht, findet in meinem Terminkalender keinen Platz.

Welchen Ausgleich finden Sie zur Arbeit?

Meine Hobbys sind für mich Kontrapunkte, sorgen für Ausgleich. Und die finden fast nur draußen statt. Meine Frau und ich wandern gern, ich liebe auch nach wie vor die Tierhaltung. Und wir haben einen großen Garten, in dem wir Gemüse anbauen. Für mich wirkt die Beschäftigung dort wie ein Anti-Stress-Programm. Und das Forsthaus ist mein persönlicher Ruhepol, mein Zuhause, hier kann ich abschalten, auftanken. Auf unserem Grundstück stehen 80 alte Bäume. Das Grün des Waldes, auf den ich blicke, beruhigt mich.

Hat sich Ihre Einstellung zur Natur durch die Krise verändert?

Ganz entscheidend. Ich habe vorher viele Angelegenheiten mit größerer Sorge betrachtet als heute. Allzu rasch verfiel ich in eine Art Alarmismus. In besonders trockenen Jahren fürchtete ich um den Wald, weil sich Borkenkäfer leichter ausbreiten können. Wenn es stürmte, sah ich schon all die umgestürzten Bäume, den Schaden, die Arbeit. Und irgendwie geschieht immer etwas, dass diese Sorge anheizen kann. In den vergangenen Jahren habe ich gelernt, gelassener zu sein. Das heißt nicht, dass ich zu trockene Jahre oder

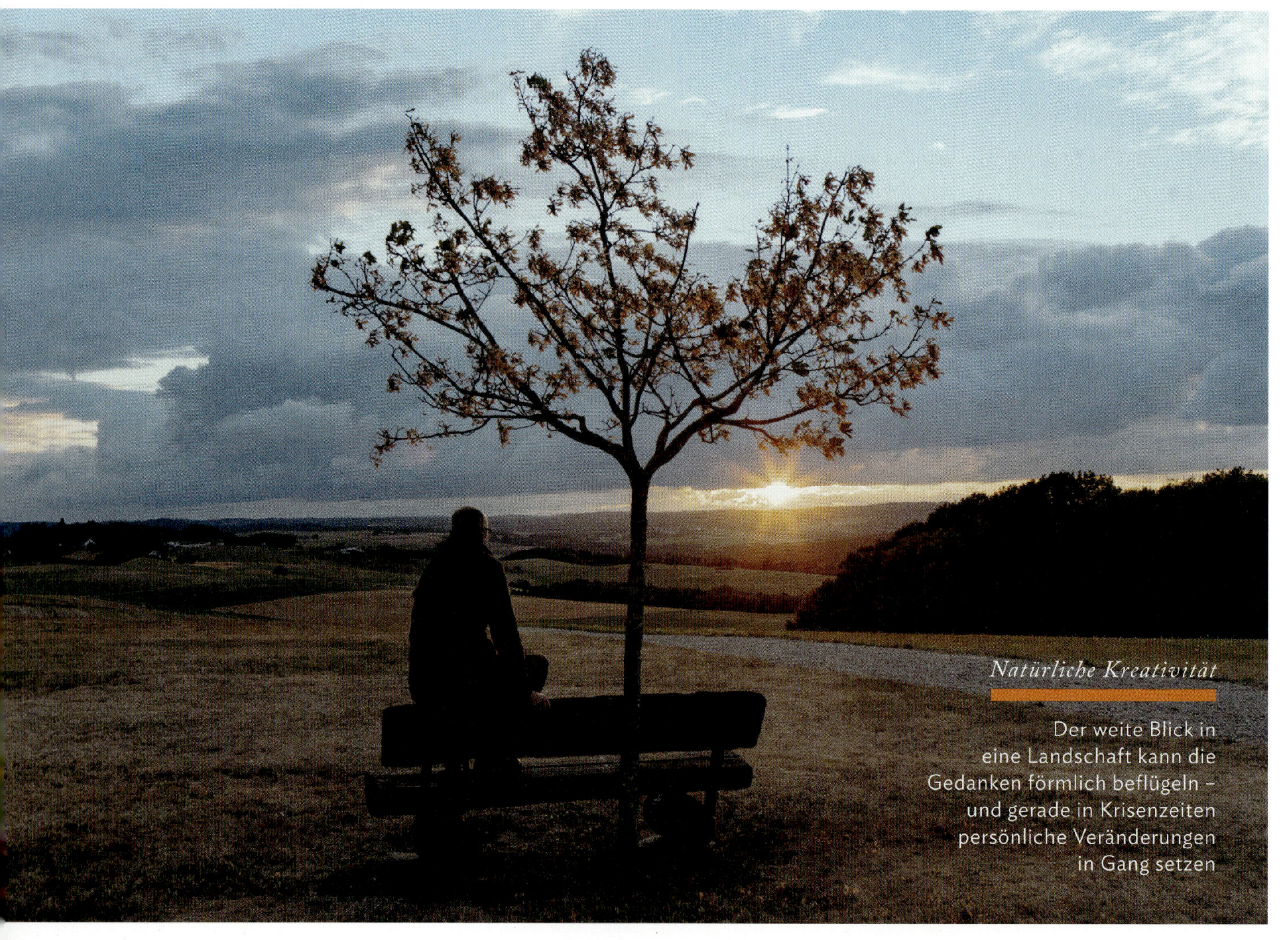

Natürliche Kreativität

Der weite Blick in eine Landschaft kann die Gedanken förmlich beflügeln – und gerade in Krisenzeiten persönliche Veränderungen in Gang setzen

»*Aufenthalte im Freien wirken wie eine natürliche* **Krisenprävention**«

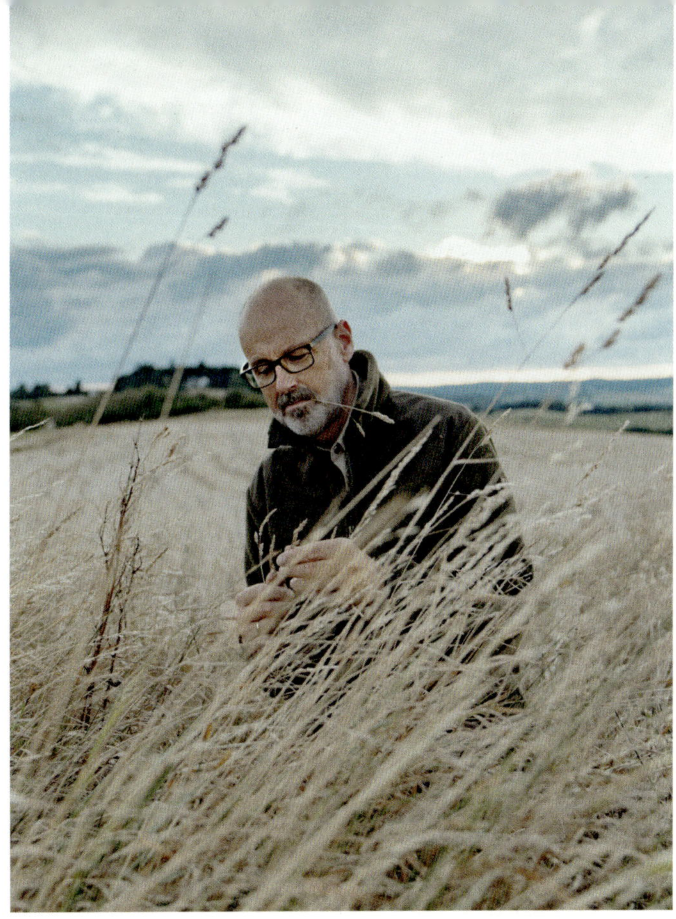

Öffnen der Sinne

Unser Gehirn arbeitet umso ausgewogener, je mehr Sinne wir aktivieren. Zum Beispiel den Tastsinn, der sich in der Natur immer wieder einsetzen lässt

zerstörerische Stürme begrüße. Aber ich habe viel mehr verinnerlicht und angenommen: Natur ist Veränderung, das Leben ist im steten Wandel. Diese Haltung lässt mich entspannter auf mich und meine Umgebung blicken. Es ist eine andere Betrachtungsweise, und sie ist ein Geschenk, denn ich kann die Natur nun noch intensiver genießen.

Welches Gefühl kommt bei Ihnen auf, wenn Sie rausgehen, etwa in den Wald?

In der Regel stellt sich beinahe augenblicklich Freude ein. Und Ruhe. Vor allem dann, wenn ich allein unterwegs bin. Dann genieße ich das Wetter, Wind und Wolken. Und oft kommen mir in der Natur ganz tolle Gedanken und Ideen. Eben weil ich nicht irgendeine bestimmte Aufgabe abarbeite. Diese Zweckfreiheit regt die Kreativität ungemein an. Und ich merke förmlich, wie mich der bewusste Kontakt zum Wald, zum Lebendigen stärkt.

Gibt es spezielle Kraftorte in der Natur – Plätze, die gewissermaßen eine besondere Energie verströmen?

Ich glaube nicht an irgendeine Form von Energie, die einem bestimmten Ort innewohnt. Doch im übertragenen Sinn gibt es sicherlich Stellen, an denen ich besonders gut Kraft tanken kann. Spezielle Orte, wo die Natur in sich ruht. Und diese Ruhe empfindet man dann auch als Betrachter oder Besucher. Meiner Erfahrung nach sind das vor allem solche Flecken, an denen es der Natur gutgeht. Ich bin überzeugt davon, dass sich der Zustand eines Ökosystems bewusst und unbewusst auf den Betrachter überträgt. Geht es einer Landschaft nicht gut, sind die Bäume krank, liegt überall Müll herum, spaziert man durch ein artenarmes, völlig überwirtschaftetes Areal, dann merkt man dies unwillkürlich.

Raten Sie Menschen, die sich in einer Krise befinden, Kraft im Wald zu tanken?

Das hängt stark von der jeweiligen Krise ab – davon, wie schlecht das Befinden ist. Steckt man in einer leichten Lebenskrise, denkt vielleicht über eine grundlegende Veränderung in seinem Leben nach, etwa über einen Jobwechsel, kann die Atmosphäre des Waldes die Gedanken beflügeln.

Fühlt man sich aber zum Beispiel im Zuge einer starken Depression antriebslos, isoliert, einsam, wird man wahrscheinlich keinen rechten Trost, keine Erholung darin finden, auf sich gestellt die Natur zu erkunden.

Und wie gesagt: Damals konnte mir die Natur allein auch nicht die nötige Kraft geben, wieder aus meinem Tief herauszufinden.

Nun aber, wo es mir wieder gutgeht, spüre ich deutlich, dass intensive Aufenthalte im Freien eine Art Krisenprävention sind: Sie wirken wie eine Stressprophylaxe. Und viele Untersuchungen zeigen ja, dass die Natur eine heilsame Wirkung auf uns Menschen ausübt. Gerade Waldspaziergänge entfalten messbare Effekte.

Welche Wirkung auf Körper und Psyche hat ein Aufenthalt im Grünen?

Studien zeigen: Sobald wir einen Wald betreten, schlägt unser Herz ruhiger, der Blutdruck sinkt, im Körper zirkulieren weniger Stresshormone. Blätter entfalten ihre Heilkraft allein schon, wenn wir sie ansehen: Das Grün wirkt ganz offenbar beruhigend auf Körper und Psyche. Neuere Untersuchungen belegen gar, dass bestimmte Duftstoffe, welche die Bäume ausdünsten, unser Immunsystem stärken. So steigt nach Aufenthalten im Wald die Anzahl wichtiger Abwehrzellen messbar an.

Nicht zufällig verbreitet sich auch in Deutschland seit einigen Jahren der aus dem asiatischen Raum stammende Trend „Shinrin-Yoku" immer mehr: das Waldbaden.

Worum handelt es sich da?

Meist findet Waldbaden unter Anleitung statt; dabei wird der Aufenthalt in der Natur verknüpft mit verschiedenen Übungen. Etwa mit Meditation oder dem Training von Achtsamkeit oder Entspannung und sanfter Bewegung wie Qigong. Und vor allem geht es darum, langsam zu machen. Kein festgelegtes Ziel zu verfolgen.

Das klingt recht banal.

Ist es im Grunde auch, aber ich begrüße den Trend sehr. Denn viele Menschen trauen sich nicht, einfach in den Wald zu gehen, ohne Ziel, ohne Plan, ohne Anleitung. Und besonders für diejenigen, die sich nicht – vielleicht noch nicht – sicher in der Wildnis fühlen, ist es ungemein hilfreich, an die Hand genommen zu werden. Und zu erfahren, wie man das am besten anstellt: sich im Wald zu entspannen.

Weshalb brauchen viele Menschen dafür eine Anleitung?

Die meisten Menschen gestalten ihre Zeit in der Natur ähnlich wie die Zeit im Alltag oder gar auf der Arbeit, mit festgelegten To-do-Punkten. Sie nehmen sich beispielsweise vor, wandern zu gehen – dann startet man morgens um acht, mittags erreicht man ein anvisiertes Gasthaus. Und abends um 20 Uhr kommt man wieder am Parkplatz an. Kaum jemand fährt wirklich raus ins Grüne, schafft am ganzen Tag nur 300 Meter, weil es einfach so schön ist, und kehrt dann wieder heim.

Nicht selten geht es um Tempo: darum, Strecke zu machen. Im Prinzip spricht gegen ein solches Naturerleben nichts – Wandern entspannt ja auch, man verbringt Zeit im Freien, sieht viel. Und doch wird der Wald mehr oder minder zu einer Kulisse reduziert.

Beim Waldbaden dreht man die Geschwindigkeit runter. Man lernt, vom Gas zu gehen, legt die Ziele beiseite. Man lässt den Moment bestimmen, wie sich der nächste Moment gestaltet. Und taucht auf eine ganz eigene Art in die Natur ein.

Wie können wir jenseits des Waldbadens der Natur nahekommen?

Besonders leicht ist es, wenn man Kinder hat. Und wenn man die Kinder das Tempo bestimmen lässt. Wie irre schwer Eltern das fällt, beobachte ich immer wieder bei Familienführungen.

Woran liegt das?

Eltern möchten in erster Linie, dass ihre Sprösslinge etwas lernen, etwas mitnehmen. Damit sich der Aufenthalt in der Natur auch lohnt. Anders als Kinder haben Erwachsene eben allzu oft ein vorgefertigtes Ziel im Kopf – und überfrachten damit nicht selten das Erlebnis im Grünen.

Und nicht nur das: Unbewusst möchten manche Erwachsene dem ganzen Freizeitspaß auch ihr Tempo überstülpen. Weil sie sich andernfalls rasch unwohl fühlen.

Können Sie ein Beispiel nennen?

Ohne Vorgabe von außen wollen Kinder meist nicht möglichst schnell von A nach B kommen, stattdessen halten sie sich oft für eine ganze Weile an einer

»Der bewusste Kontakt **zu allem Lebendigen** *stärkt mich ungemein«*

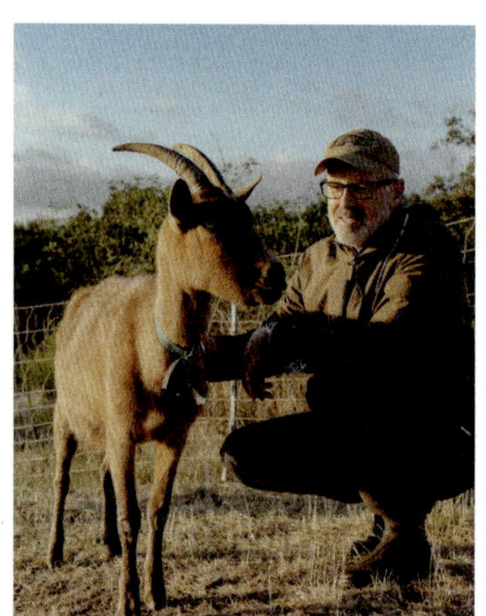

Vertraute Nähe

Intensiver Kontakt zu Tieren wirkt überaus beruhigend – für Kinder genauso wie für Erwachsene

Stelle im Wald auf. Da mag ein abgestorbener Baumstumpf stehen: Die Kinder pulen daran herum, rupfen an der Rinde, schauen, was darunter so alles lebt. Fangen Saftkugler, die sich zusammenrollen. Erwachsene finden so etwas spätestens nach fünf Minuten langweilig und werden ungemütlich.

Wer aber einmal auf andere Weise in die Natur eintauchen möchte, sollte sich gerade an Kindern, ihrem Blick, ihren Interessen, ihrer Unvoreingenommenheit orientieren.

Je jünger Mädchen und Jungen sind, desto besser funktioniert es.

Was empfehlen Sie Menschen ohne Kinder?

Ganz gleich, ob man Kinder hat oder nicht, ist es sinnvoll, sich einmal ganz allein in die Natur zu wagen. Oft lenkt man sich ja auch dadurch ab, dass man miteinander redet und dadurch die Aufmerksamkeit für die Natur schmälert. Das Alleinsein im Wald lädt zu einer besonderen Art der Reflexion ein.

Ich rate jedem, einfach mal eine Isomatte mit in den Wald zu nehmen – und sich mindestens eine Stunde unter einen Baum zu legen. Eigentlich ist das nichts anderes als eine Form des Waldbadens. Kostenlos, ohne Anleitung. Man liegt eine Stunde oder auch länger auf dem Boden. Wer sich vor ein wenig Schmutz auf der Kleidung nicht scheut, sollte gern auch auf die Isomatte verzichten.

Was erlebt man dabei?

Es ist interessant, wie sich die Wahrnehmung in einer solchen Naturauszeit – fern jeder Zielsetzung – verändert.

Mancher wird es womöglich so heimelig finden, dass er nach 15 Minuten einschläft, was völlig in Ordnung ist. Ein anderer verliert sich nach einer Weile im Geäst über ihm, taucht ein in das leichte Wogen der Baumkronen.

Wer wach bleibt, wird erleben, wie die verschiedenen Sinne angeregt werden. Wie fühlt sich das Moos unter meinen Händen an? Was knackt dort in der Ferne? Ist es angenehm, wie der Wind meine Wangen umschmeichelt?

Vielleicht fällt zwischendurch etwas Nieselregen. Und auch das sollte man mal erleben und versuchen, einen leichten Schauer auszuhalten. Es ist ja nichts Gefährliches daran. Aber ein kühler Guss schult ungemein das Bewusstsein für die Veränderlichkeit der Dinge und Zustände in der Natur.

GUT ZU WISSEN

Heilende Wirkung

Aufenthalte in der Natur haben gesunde Effekte: Der Blutdruck sinkt, weniger Stresshormone zirkulieren, das Immunsystem wird gestärkt.

Wohltat für den Geist

Im Wald werden zudem unsere Sinne vielfältig angesprochen, was unserem Gehirn guttut.

Hilfe in Krisenzeiten

Ausflüge in die Natur dienen als wichtige Stressprophylaxe – und können in schwierigen Zeiten helfen, neue Wege im Leben zu begehen.

Arbeitet unser Gehirn in natürlicher Umgebung anders als im städtischen Umfeld?

Unbedingt! Unser Gehirn wird ja ständig mit Informationen aus unseren Sinnesorganen gespeist. Und die arbeiten nun einmal ganz anders in der Natur, auf eine Weise, die uns beruhigt.

Allein der Sehsinn: Der ist natürlicherweise auf mittlere bis große Distanzen eingestellt. Viele arbeiten aber heutzutage am Monitor, schauen ständig auf ihr Smartphone. Für das Auge ist das eine unnatürliche Belastung. Stress. Und unter anderem auch ein Grund für den hohen Anteil an Kurzsichtigen in der Bevölkerung.

Ein anderes Sinnesorgan ist die Nase. Weit verbreitet in der Bevölkerung ist das Gerücht, Menschen hätten im Vergleich zu den meisten Tieren ein eher schlechtes Riechorgan.

Das ist schlicht falsch. Es fehlt uns nur an Übung. Denn im Alltag brauchen wir die Nase kaum.

Funktioniert unser Geruchssinn in der Natur besser?

Nicht sofort, aber man kann das Riechen nirgendwo besser schulen als in der Natur, im Wald.

Daher sage ich bei meinen Führungen oft: Nehmen Sie bitte einmal einen ganz tiefen Zug Waldluft. Und versuchen Sie, die einzelnen Aromen zu erschnuppern. Trockene Nadeln? Abgestorbenes Holz? Blütenduft?

Wer eine Stunde lang unter einem Baum liegt, der wird ganz sicher nach einiger Zeit bewusst vielfältige Düfte erschnüffeln – erdige, würzige, harzige Noten. Und natürlich auch auf Geräusche und die Temperatur stärker als im Alltag achten.

Weshalb wirkt das Ansprechen mehrerer Sinne so beruhigend auf uns?

Unser modernes Leben verlangt, dass wir übermäßig stark auf den visuellen Sinn achten, die anderen aber eher vernachlässigen. Wer stundenlang vor einem Computer sitzt, achtet kaum auf Gerüche, Geräusche oder darauf, wie sich der Körper anfühlt.

Das Gehirn arbeitet dadurch – jedenfalls wenn es um die Sinnesverarbeitung geht – nicht in einem natürlichen Modus. Wenn wir aber mehr Signale als die visuellen in unser Bewusstsein dringen lassen, führt dies daher zu einer größeren Ausgewogenheit im Gehirn. Und das ist sicherlich für das Denkorgan überaus gesund.

Und durch das Öffnen aller Sinne, durch achtsame Wahrnehmung der Umwelt, kann – zumindest ist das meine eigene Erfahrung – die Natur ihren vielleicht wichtigsten Schatz preisgeben: die Einsicht, dass nichts im Leben statisch ist, dass sich alles stets im Wandel befindet. Jeder Zustand hat seine Zeit, dauert nicht ewig an.

Und das bedeutet schließlich: Auch jede Krise geht irgendwann zu Ende. ◂

Ursprünglich sollte die in Indien wurzelnde Lehre den Menschen spirituelle Erleuchtung verschaffen. Mittlerweile nutzen Menschen weltweit Yoga-Übungen, weil die Kombination aus Bewegung, Atmung und Meditation ihnen guttut. Tatsächlich bestätigen zahlreiche wissenschaftliche Studien, dass Yoga gesund hält und wohltuend auf die Psyche wirkt

TEXT:

Ute **Eberle**

•

FOTOS:

Francesco **Mastalia**

Leslie Salmon Jones

»Es gab sehr dunkle Zeiten in meinem Leben, ich war ohne Orientierung. Yoga und Tanz haben mich geerdet – und neues Selbstvertrauen gegeben«

entspannung für die **seele**

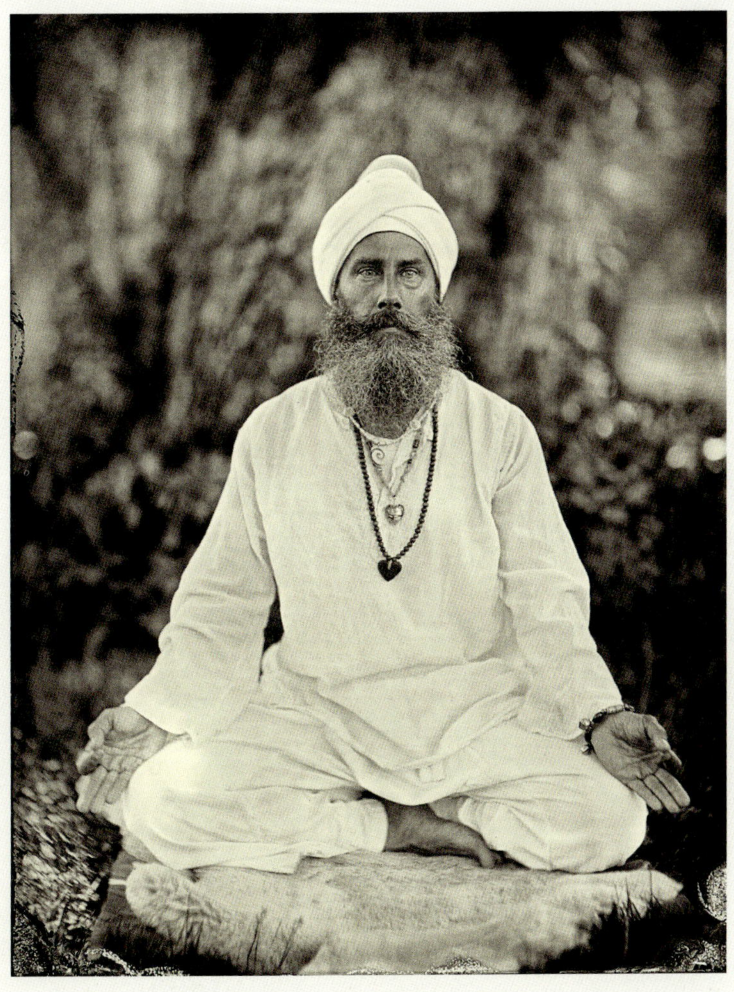

Justin Ram Das Logan

»Yoga bringt uns in Verbindung mit unserem inneren Kind und in einen Zustand der Einheit mit der Umwelt – wir sind dann im Flow«

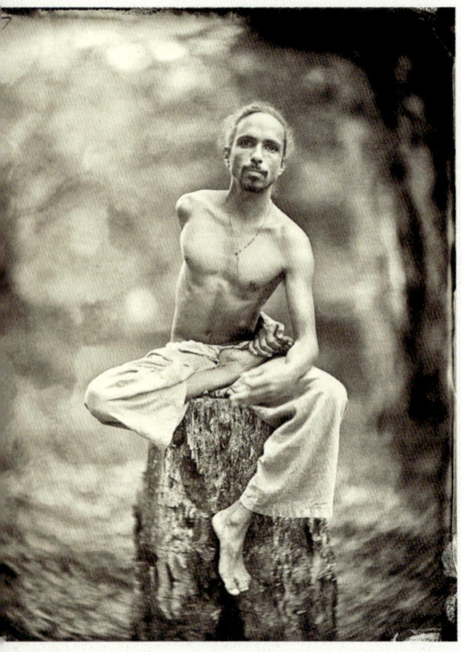

Jules Febre

»Yoga hat mir während einer Zeit im Gefängnis und danach sehr geholfen. Es lehrte mich, im Leben anzukommen, ein gutes Leben zu führen«

Regelmäßiges Training reduziert Depressionen und Angstgefühle

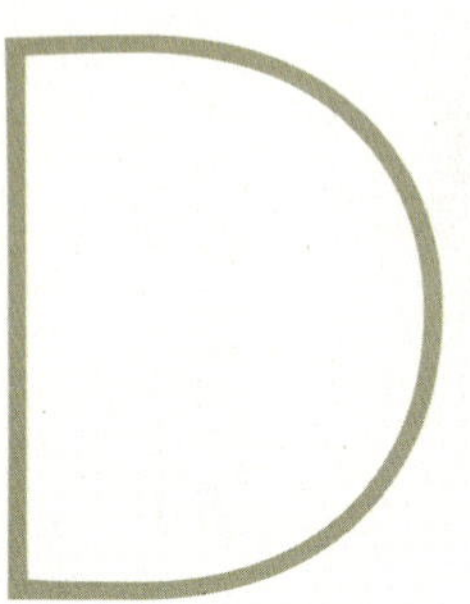

Die ersten Männer – und lange Zeit waren es wohl fast ausschließlich Männer – die sich auf dem indischen Subkontinent vor Tausenden Jahren in meditative Übungen versenkten – suchten nach einer Lebensphilosophie. Nach spiritueller Erleuchtung. Auch Körperübungen, die die Anhänger dieser Denkschule über die Jahrtausende ersannen, sollten dabei helfen, einen solchen Zustand höheren Seins zu erreichen. So waren manche überzeugt davon, dass Yoga ihnen besondere Kräfte verleihen könnte. Etwa die Gabe, das eigene Herz anzuhalten und wieder zum Schlagen zu bringen.

Heute trauen viele der um die dreieinhalb Millionen praktizierenden Yoga-Anhänger in Deutschland den Übungen noch immer wundersame Fähigkeiten zu. So sollen sie gegen viele Übel der modernen Welt helfen, etwa gegen Stress und psychischen Druck, Hektik und die vielfältigen Schäden, die Körper und Seele dadurch erleiden.

Und sie sollen die Laune verbessern, Ängste bekämpfen, mehr Lebensenergie verschaffen, einen tiefen Schlaf bescheren, Muskeln sowie Gelenke geschmeidig machen.

Glaubwürdig belegt waren all die Heilsversprechen allerdings lange Zeit nicht. Vielmehr ignorierten Forscher das so esoterisch anmutende Yoga fast vollständig. Erst allmählich wandelt sich die Einstellung: Angesichts der zahlreichen positiven Erfahrungen, die auch Ärzte und Therapeuten mit Yoga machen, haben viele Wissenschaftler ihre Vorbehalte abgelegt. In den vergangenen Jahren haben sie begonnen, systematisch zu untersuchen, was bei Posen wie der „Heuschrecke“ oder dem „Krieger“ im Körper abläuft.

Und: wie sich die Psyche von Menschen verändert, wenn sie sich der uralten Bewegungskunst hingeben.

Mehr und mehr offenbaren die aktuellen Studien, dass Yoga tatsächlich eine erstaunliche Heilkraft gegen jene Beschwerden entfaltet, die viele Menschen in der heutigen Zeit plagen.

Offenbar haben die frühen Anhänger dieser Denkschule bei ihren Versuchen, sich zu transzendieren, instinktiv Techniken entwickelt, die tatsächlich die „Kraft nach innen lenken“, wie es heißt: Sie haben also Methoden der Bewegung, Atmung und Meditation erdacht, die sich besonders wohltuend auf Körper und Geist auswirken.

Allerdings zeigen die wissenschaftlichen Untersuchungen auch, dass Yoga nicht in jeder Form für jedermann heilsam ist.

Diese Body-Mind-Technik kann auch ernsthafte Nebenwirkungen haben. Denn wer sie falsch betreibt, riskiert mitunter Verletzungen.

Wohl kaum ein Mensch hat je alle Yoga-Posen durchgeturnt. Mindestens 1500 Stellungen unterscheiden die Experten – die meisten Aktiven kommen mit weit weniger als 100 Posen (oder Asanas) aus. Häufig tragen die bildhafte Namen wie „Kobra“, „Baum“ oder „Herabschauender Hund“.

Doch hinter den mitunter kindlich klingenden Bezeichnungen verbergen sich oftmals Übungen, die immense Muskelkraft und Beweglichkeit verlangen, wenn sie präzise ausgeführt werden. Die Anforderungen an die körperliche Flexibilität und Geschicklichkeit sind so hoch, dass manche Yoga-Verbände seit Jahren dafür werben, es als Trendsport in den Kreis olympischer Disziplinen aufzunehmen.

Die Teilnehmer könnten dann beispielsweise um die am besten ausgeführte „Stehende Bogenhaltung“ wetteifern, eine Pose, bei der die Turner eine ungewöhnlich schwierige Form des Spagats vollführen: Auf einem Bein

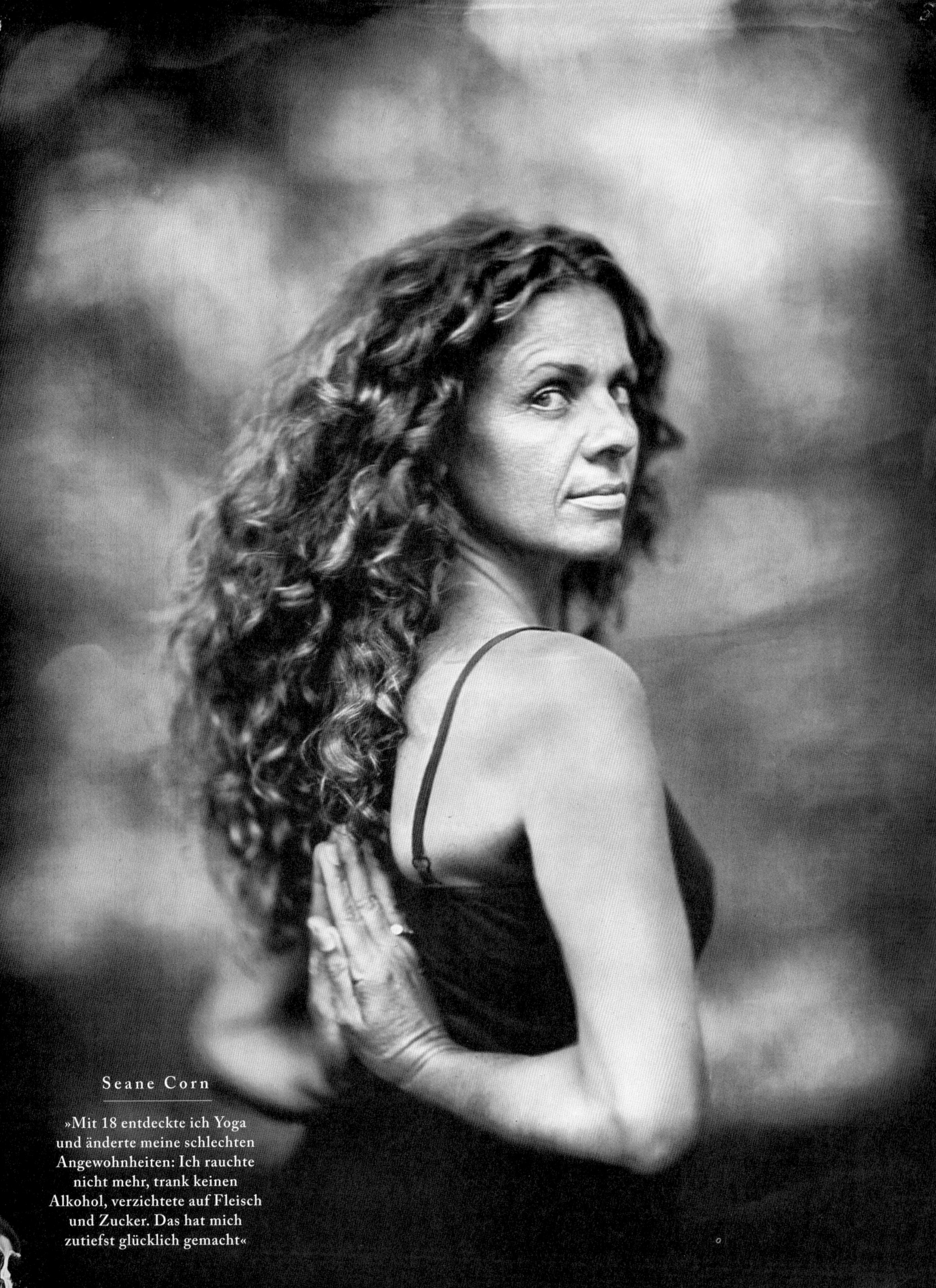

Seane Corn

»Mit 18 entdeckte ich Yoga und änderte meine schlechten Angewohnheiten: Ich rauchte nicht mehr, trank keinen Alkohol, verzichtete auf Fleisch und Zucker. Das hat mich zutiefst glücklich gemacht«

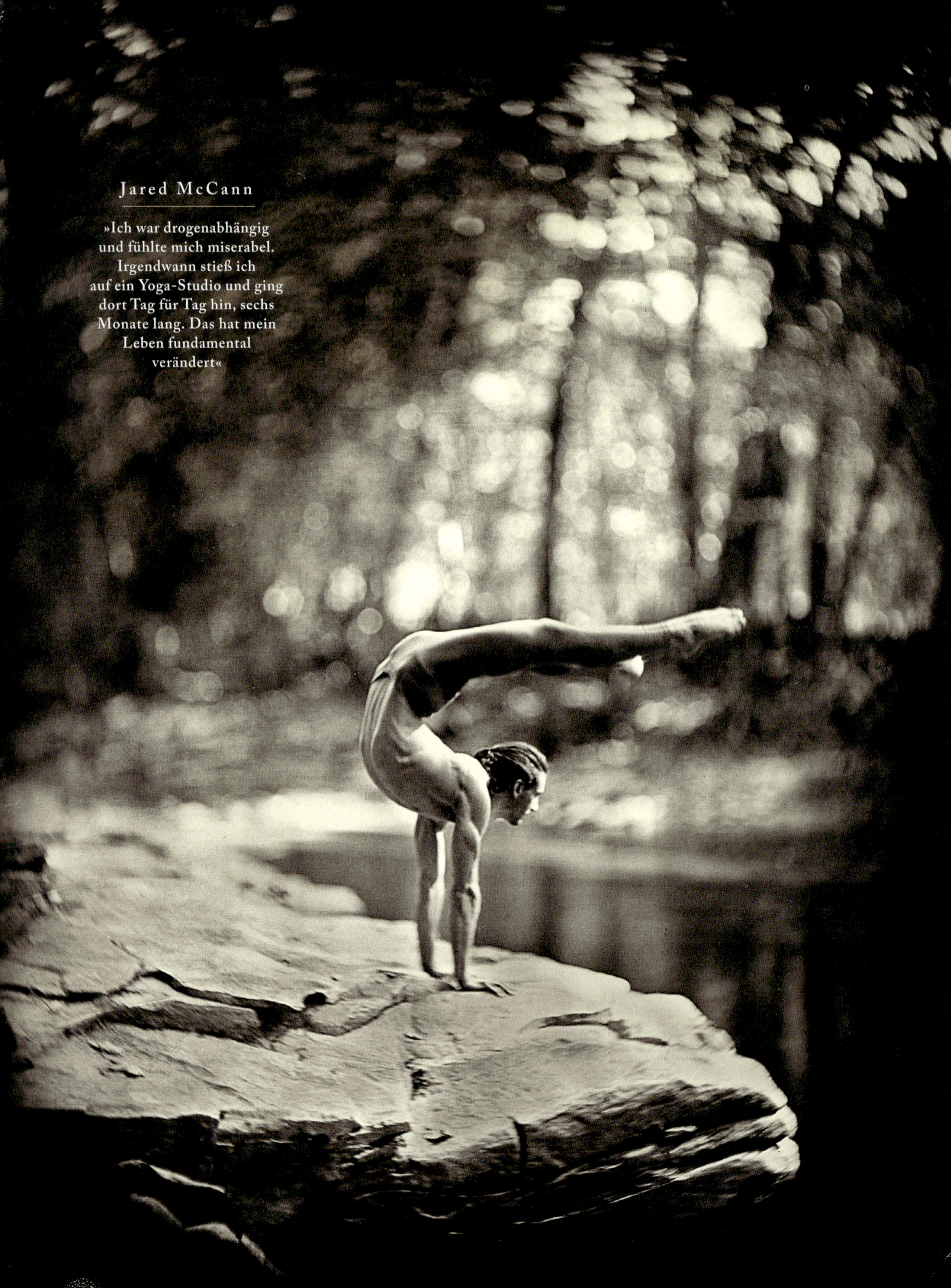

Jared McCann

»Ich war drogenabhängig und fühlte mich miserabel. Irgendwann stieß ich auf ein Yoga-Studio und ging dort Tag für Tag hin, sechs Monate lang. Das hat mein Leben fundamental verändert«

stehend, heben sie das andere Bein weit über ihren Kopf und umfassen mit einer Hand den Knöchel des nach oben gerichteten Fußes.

Gleichzeitig geht es bei Yoga aber um weit mehr als reine Körperbeherrschung. Die Lehre umfasst auch spezielle Atemtechniken (Pranayama): Bei diesen Übungen holen die Aktiven langsam und tief Luft, andere Male atmen sie schnell und stoßweise ein und aus. Bei manchen Techniken soll man gezielt durch nur eines der beiden Nasenlöcher Luft holen.

Das bewusste Konzentrieren auf den Atem ist eines der meditativen Elemente, die Yoga durchziehen. Nicht allein seinen Körper soll ein Yogi trainieren. Sondern auch lernen, in seinen Gedanken innezuhalten, seinen Geist im Hier und Jetzt zu verankern. Gelegentlich werden in den Kursen zu diesem Zweck auch Mantras (Sanskrit für „Spruch") gesungen.

Gerade das Zusammenspiel von Übungen, Atemtechnik und Meditation macht Yoga außergewöhnlich. Auch in seiner Wirkung für Körper und Geist. So haben Experten festgestellt, dass es eines der besten Mittel gegen Rückenschmerzen ist. Zwei Drittel aller Betroffenen fühlen sich binnen Tagen oder Wochen deutlich besser, wenn sie Yoga betreiben. Ihre Schmerzen lassen nach, ihr Körper gewinnt an Beweglichkeit.

Hier spielt eine wichtige Rolle, dass beim Yoga Bindegewebe (etwa die Sehnen) gedehnt, Muskeln gestärkt und die Durchblutung gefördert werden – aber auch, dass die Konzentration auf die Atmung, die geistige Versenkung in der Meditation Veränderungen im zentralen Nervensystem auslösen, wie Studien belegen.

Forscher haben unter anderem einen Stoff namens Gamma-Aminobuttersäure (GABA) untersucht. Er ist einer der wichtigsten Neurotransmitter im zentralen Nervensystem des Menschen: GABA verlangsamt die Übertragung von Reizen zwischen den einzelnen Neuronen und lindert damit etwa Ängstlichkeit. Menschen mit sehr niedrigem GABA-Level leiden häufig an Depressionen. Der biochemische Botenstoff ist auch an der Regulierung von Schmerzgefühlen beteiligt.

Yoga-Übungen, so haben Neurologen nun herausgefunden, kurbeln die Produktion dieses wohltuenden Neurotransmitters an. Und zwar deutlich stärker als andere milde Formen von Bewegung – etwa Spaziergänge.

Umgekehrt sinkt beim Yoga der Spiegel eines anderen Botenstoffes: des Stresshormons Kortisol. Und auch das ist eine sehr positive Folge von Yoga.

Denn chronischer Stress und ein häufig damit verbundener ungesunder Lebensstil spielen wohl bei bis zu 80 Prozent aller Krankheiten eine Rolle. Ein erhöhter Kortisolspiegel fördert unter anderem so unterschiedliche Leiden wie Depressionen und Ängste – sowie chronische Entzündungen, beispielsweise Darmerkrankungen, Arthritis und womöglich auch Diabetes.

Studien haben ergeben, dass Yoga die Prozesse abmildert, die bei Stress im Körper ablaufen. Dabei hat offenbar das konzentrierte Ein- und Ausatmen einen entscheidenden Einfluss. So haben Forscher festgestellt: Die tiefe und langsame Yoga-Atmung stimuliert den Vagusnerv, der sich vom Hirnstamm durch den Hals bis in die Eingeweide erstreckt und sich im Bauchraum vielfach verzweigt. Er verbindet also den Kopf mit dem Rest des Körpers. Wird der Vagusnerv angeregt, verlangsamt sich der Herzschlag, und ein Gefühl innerer Ruhe breitet sich aus.

Viele Studien belegen mittlerweile, wie groß die Bandbreite positiver Effekte von Yoga ist. So senkt regelmäßiges Training die Blutzuckerwerte bei Diabetikern, es beruhigt den Schlaf, stärkt vermutlich die Immunabwehr,

Das Zusammenspiel von Übungen, Atemtechnik und Meditation macht Yoga so einzigartig

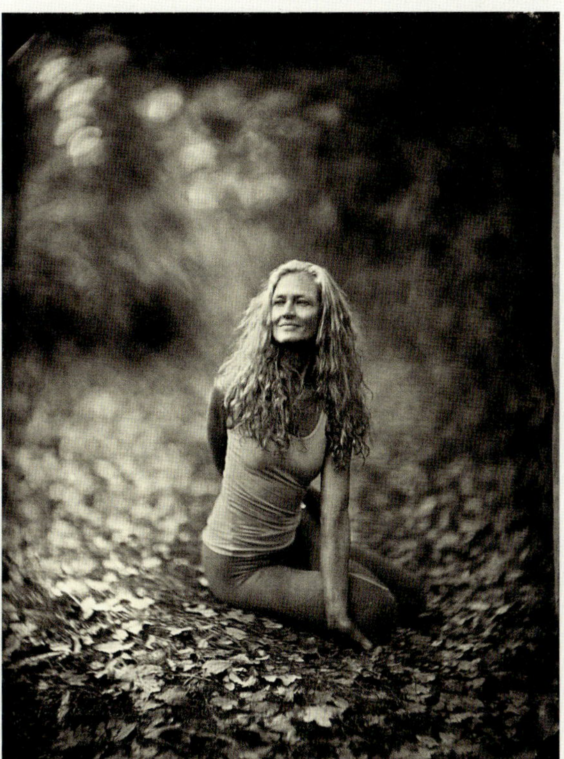

Colleen Saidman Yee

»Früher habe ich mich ständig in Konkurrenz zu anderen gesehen. Seit ich Yoga praktiziere, weiß ich, wie unsinnig das ist und dass ich mir selbst genug bin«

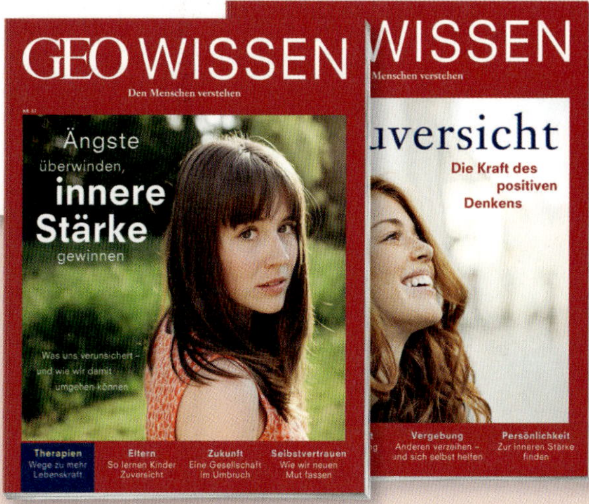

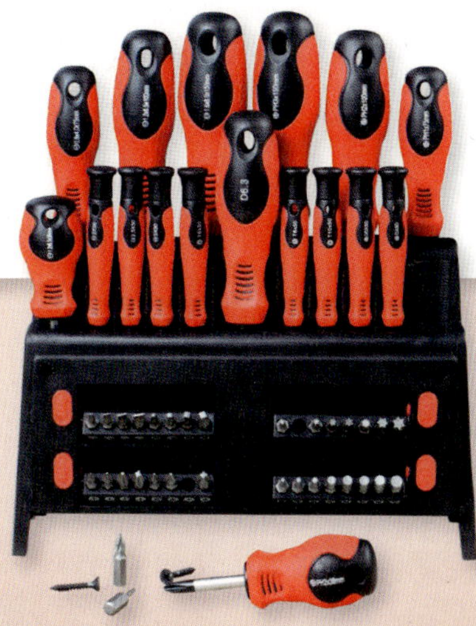

2. GEO WISSEN-Bestseller
Lektüre für Seele und Wohlbefinden:
- „Ängste überwinden, innere Stärke gewinnen"
- „Zuversicht – die Kraft des positiven Denkens"

Ohne Zuzahlung

3. Schraubendreher-Set, 49-teilig
Ideal für jeden Heimwerker.
- Inhalt: 4 Kreuzschlitzschraubendreher, 4 Schlitzschraubendreher, 8 Feinmechaniker-Schraubendreher, 1 Bitadapter und 32 Bits

Zuzahlung: nur 1,– €

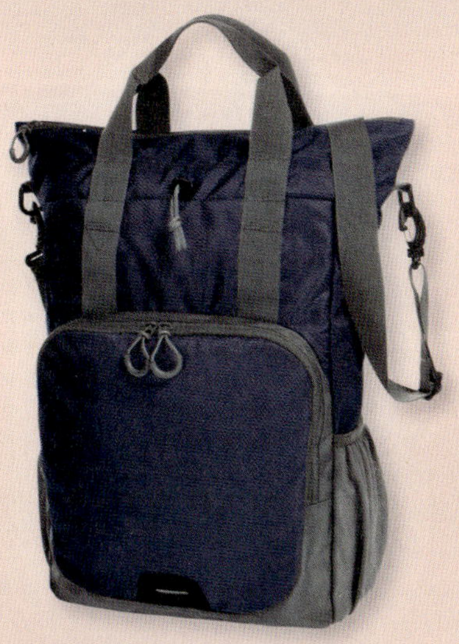

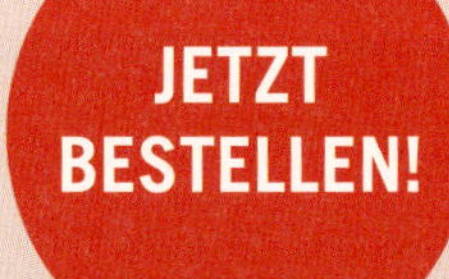

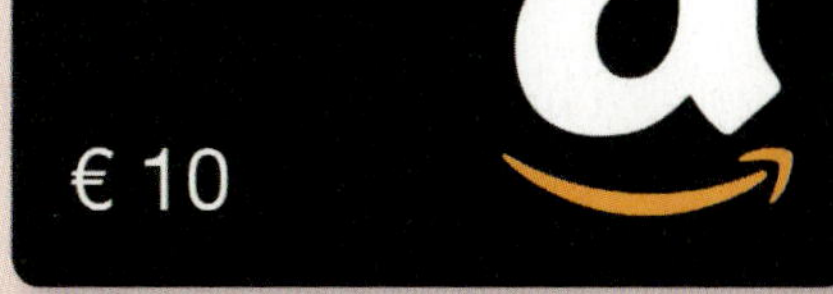

4. Multibag „Step", navy
Multifunktionaler Alltagsbegleiter für jede Situation.
- Rucksack, Umhängetasche und Shopper in einem
- Maße: ca. 29,5 x 48,5 x 15 cm

Zuzahlung: nur 1,– €

5. Amazon.de-Gutschein, Wert: 10,– €
Shoppen, wie es richtig Spaß bringt.
- Für die nächste Online-Shopping-Tour
- Technik, Bücher, DVDs, CDs u. v. m.

Ohne Zuzahlung

4x GEO WISSEN für zzt. nur 40,– € (inkl. MwSt. und Versand) bestellen unter:

kundenservice@dpv.de
Einfach ausgefüllte Karte einsenden oder mit Smartphone fotografieren und per E-Mail verschicken.

+49 (0) 40 / 55 55 89 90
Bitte immer die Bestell-Nr. angeben: selbst lesen 183 3765 / verschenken 183 3766 / als Student lesen (exkl. Prämie) 183 3767

www.geo-wissen.de/abo
Online noch weitere tolle Angebote entdecken.

Bereits ein **paar Minuten** pro Tag reichen aus, um **positive Effekte** zu erzielen

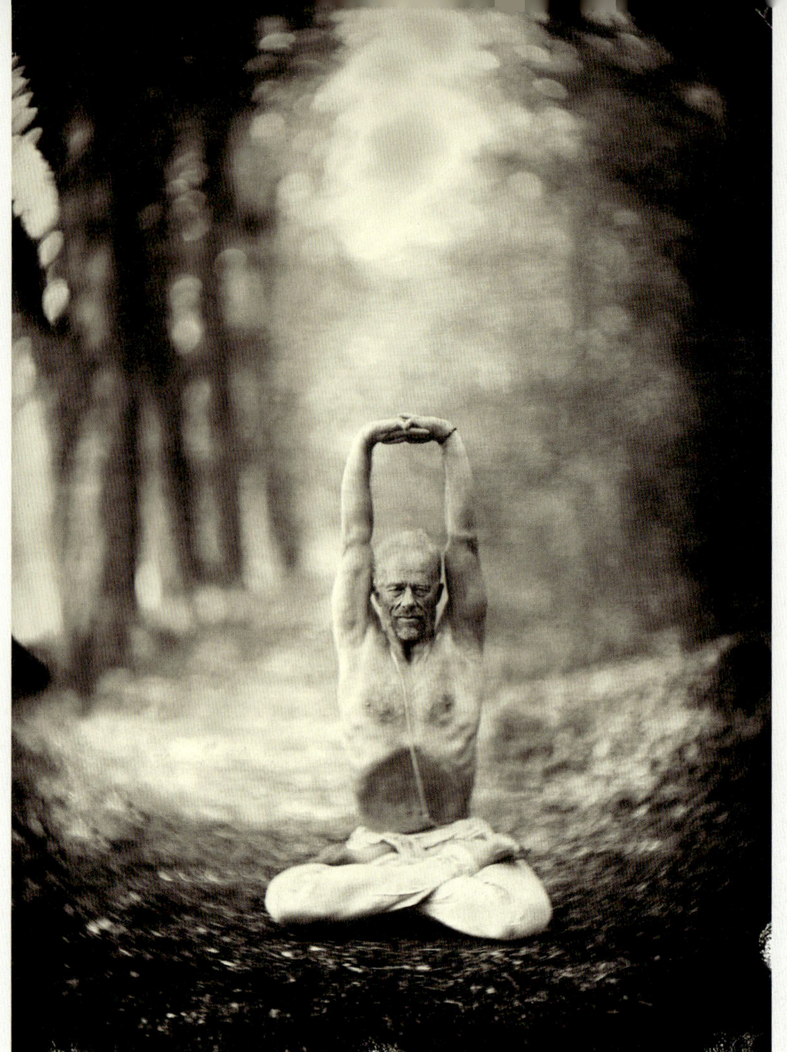

Yogarupa Rod Stryker

»Die spezielle Atmung beim Yoga ermöglicht Zugänge zum Selbst, wie sie weder eine Psychotherapie noch Selbstreflexion ermöglichen«

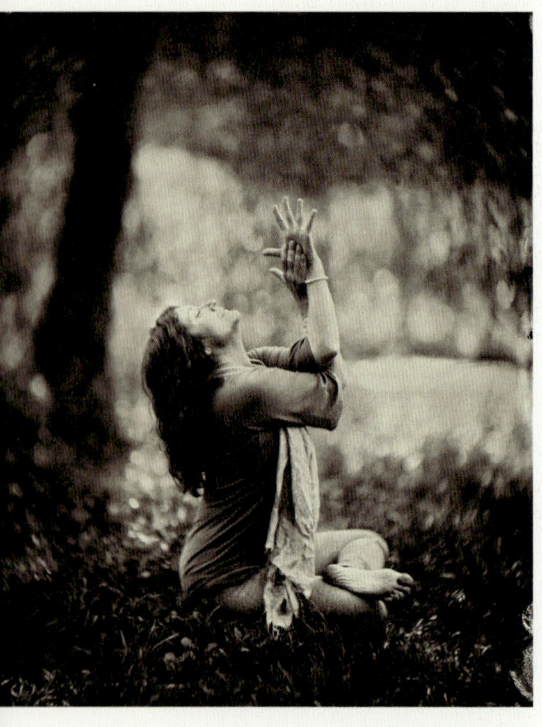

Linda Winnick

»Ich war Punkrocker und ziemlich aggressiv. Yoga hat mich gelehrt, ein ruhigeres Leben zu führen – seine Philosophie hat mich ins Herz getroffen«

und im Hinblick auf Stress und Stimmungsschwankungen sind die Übungen etlichen anderen Sportarten voraus.

Der heilsame Effekt auf Ängstlichkeit und Depression ist mittlerweile so gut dokumentiert, dass sich selbst das US-Militär für die Lehre interessiert: Mehrere Pilotstudien haben gezeigt, dass Yoga Soldaten, die nach Kampfeinsätzen unter einer posttraumatischen Belastungsstörung leiden, dabei helfen kann, die Erlebnisse zu verarbeiten und die immer wieder aufwallenden Ängste zu überwinden.

Regelmäßige Yoga-Übungen beruhigen Symptome wie nervliche Übererregbarkeit, Schlaflosigkeit und Ängste oft so weit, dass die traumatisierten Soldaten nach einigen Monaten ihren Alltag weit besser als zuvor meistern.

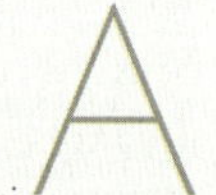

Allerdings hat nicht jeder Yoga-Kurs den gleichen Effekt. Dank ihrer großen Popularität wird die Bewegungskunst in zahlreichen Varianten angeboten:

- Beim *Power-Yoga* etwa werden die Asanas zu dynamischen Bewegungsabläufen verbunden. Fitness steht hier im Vordergrund.
- Beim traditionelleren *Iyengar-Yoga* kommt es dagegen darauf an, alle Posen möglichst präzise umzusetzen. Zu diesem Ziel werden auch Hilfsmittel wie Blöcke oder Seile verwendet.
- Das *Kundalini-Yoga* kombiniert Bewegungs- und Atemübungen beson-

ders ausgeprägt mit Meditation und Gesängen.

• ***Bikram-Yoga*** wird in Räumen praktiziert, die auf bis zu 40 Grad Celsius aufgeheizt sind. Es ist darum besonders schweißtreibend, und eine gewisse körperliche Fitness ist nötig.

• ***Sivananda-Yoga*** umfasst den gesamten Lebensstil und ergänzt Asanas, Atmung und Meditation etwa um eine vegetarische Ernährung.

Keine dieser Yoga-Varianten ist im Prinzip besser oder gesünder als die übrigen. Aber je nach Schwerpunkt können die Formen unterschiedlich hilfreich sein, sagen Experten.

Bei Schmerzerkrankungen etwa wirken eher körperbetonte Spielarten wohltuend, bei psychischen Belastungen und Bluthochdruck dagegen jene Varianten, die besonderen Wert auf Atemtechnik und Meditation legen.

Ohnehin ist Yoga nicht in all seinen Varianten für jeden gesund. So setzen bestimmte Stellungen den Körper großen mechanischen Kräften aus.

Gefährdet sind unter anderem die rückseitigen Musklen und Sehnen in den Oberschenkelmuskeln – etwa wenn die Übenden bestimmte Posen geradezu erzwingen und dabei die Beine durchstrecken und ihren Oberkörper mit aller Kraft nach vorn zu den Zehen hin beugen. Auch Gelenke und Wirbel können überlastet werden. Zwar sind Statistiken zu Yoga-Unfällen rar, doch sind offenbar vor allem der Nacken, die Schultern, die Knie sowie die Lendenwirbelsäule gefährdet.

P

Prinzipiell aber gilt, dass sich jeder Mensch auf die Yoga-Matte wagen darf – vorausgesetzt, er beachtet bestimmte Vorsichtsmaßnahmen, um Nebenwirkungen zu vermeiden. Die vielleicht wichtigste: Niemand sollte Yoga aus einem Buch lernen – oder ausschließlich per Videotraining.

Ein gut ausgebildeter Übungsleiter, der Fehlhaltungen individuell erkennt und korrigieren kann, ist der beste Schutz vor Blessuren. Da der Begriff „Yogalehrer“ jedoch nicht geschützt ist, sollte man die Qualifikationen genau prüfen. Ist ein Kursleiter beispielsweise Mitglied des Berufsverbands der Yogalehrenden in Deutschland, bedeutet das im Normalfall, dass er eine mindestens zweijährige Ausbildung aufweisen kann.

Zudem sollte man sich nicht (etwa von anderen Kursteilnehmern) dazu verleiten lassen, seine Glieder zu schnell oder zu stark zu verbiegen. Denn falscher Ehrgeiz ist eine der Hauptursachen für Verletzungen.

Neue Erkenntnisse legen nahe: Ein eher mildes, regelmäßiges Stretching, kombiniert mit Muskeltraining, erhöht die körperliche Beweglichkeit weitaus besser als ein überambitioniertes Zerren an den Sehnen bis über die Schmerzgrenze hinaus.

Und wie viel Yoga ist nötig? Eindeutige Forschungsergebnisse gibt es dazu bisher nicht. Doch etliche Untersuchungen lassen vermuten, dass bereits ein paar Minuten am Tag ausreichen, um heilsame Effekte zu erzielen.

Und selbst hartnäckige Skeptiker können von der Körperkunst profitieren. Denn Studien haben gezeigt: Yoga wirkt sogar bei jenen, die gar nicht an seine Wirkung glauben ◂

GUT ZU WISSEN

Die wichtigsten Fragen

Was Yoga kann – und wie man einen guten Lehrer findet

Vermag Yoga Krankheiten zu heilen?
Studien zeigen, dass die spezielle Kombination aus Bewegung, Atmung und Meditation tatsächlich positive Wirkung entfaltet: Sie setzt Stoffe im Körper frei, die Angst, Depressionen und Darmerkrankungen reduzieren. Zudem sinken Blutdruck und Blutzuckerwert, Rückenprobleme bessern sich, und chronische Schmerzen werden gelindert.

Warum ist die Atmung wichtig?
Die tiefe und langsame Yoga-Atmung (Pranayama) stimuliert den Vagusnerv, der sich vom Hirnstamm durch den Hals bis in die Eingeweide zieht und im Bauchraum verzweigt. Wird er angeregt, verlangsamt sich der Herzschlag, Stress wird reduziert, und innere Ruhe breitet sich aus.

Inwiefern verbessert sich die Fitness?
Das Stretching erhöht die Beweglichkeit des gesamten Körpers. Es stärkt die Muskeln, dehnt Sehnen und Bindegewebe und fördert die Durchblutung. Nur beim Abnehmen hilft Yoga nicht: Der Kalorienverbrauch bei meditativem Yoga ist nur so hoch wie beim Spazierengehen.

Verändert Yoga das Gehirn?
Sicher ist, dass Yoga die Nerven beruhigt. Darüber hinaus gibt es erste Hinweise, dass sich die Hirnregionen für Gedächtnis, Lernen und Emotionskontrolle durch häufiges Üben stärker vernetzen. Noch unklar ist, ob sich dadurch die Denkkraft verbessert

Welche Yogalehrer sind gut?
Da die Berufsbezeichnung nicht geschützt ist, fällt es oft schwer, professionelle Angebote zu erkennen. Orientierung bietet der Berufsverband der Yogalehrenden in Deutschland (www.yoga.de). Dessen Mitglieder haben normalerweise eine mindestens zweijährige Ausbildung absolviert.

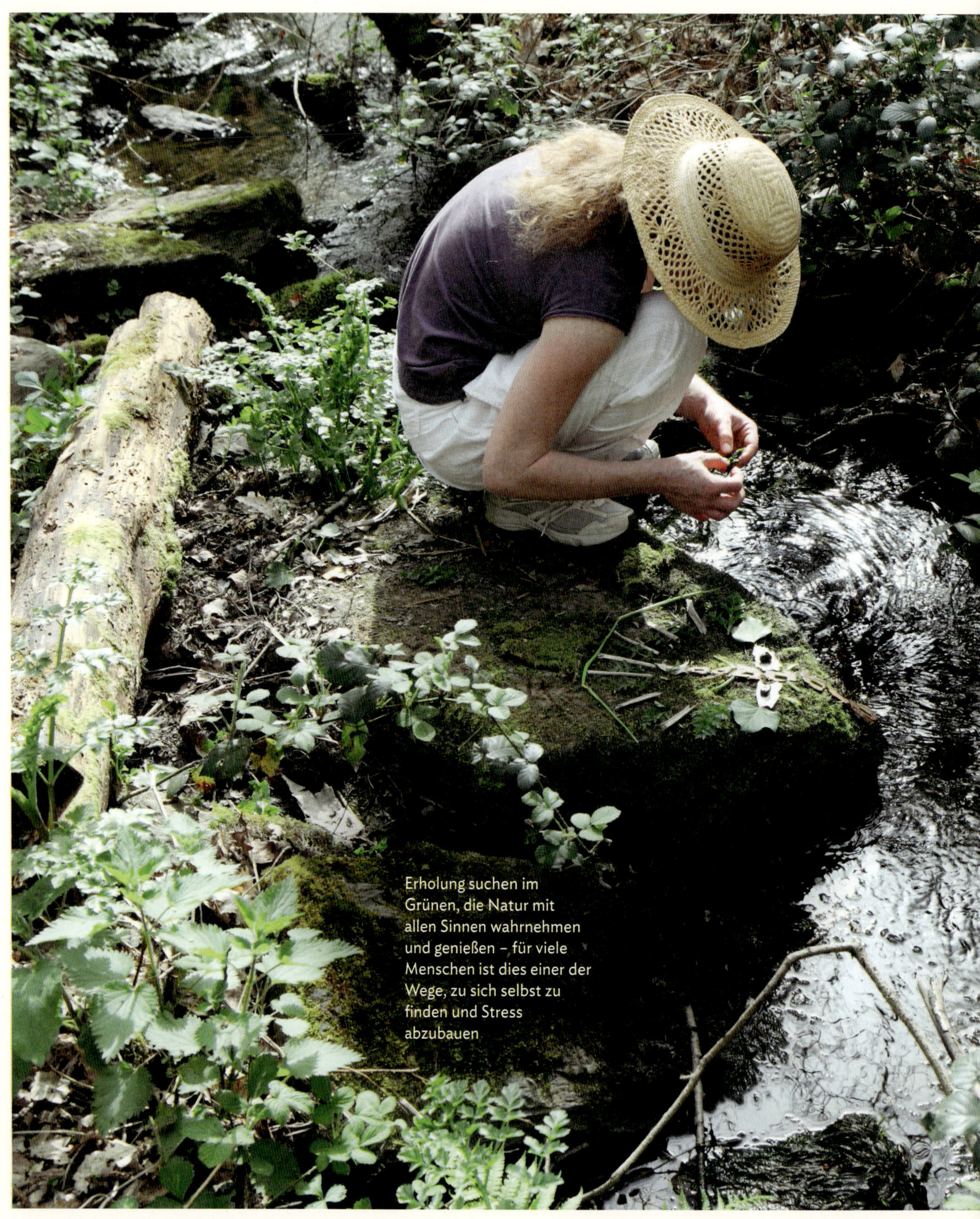

Erholung suchen im Grünen, die Natur mit allen Sinnen wahrnehmen und genießen – für viele Menschen ist dies einer der Wege, zu sich selbst zu finden und Stress abzubauen

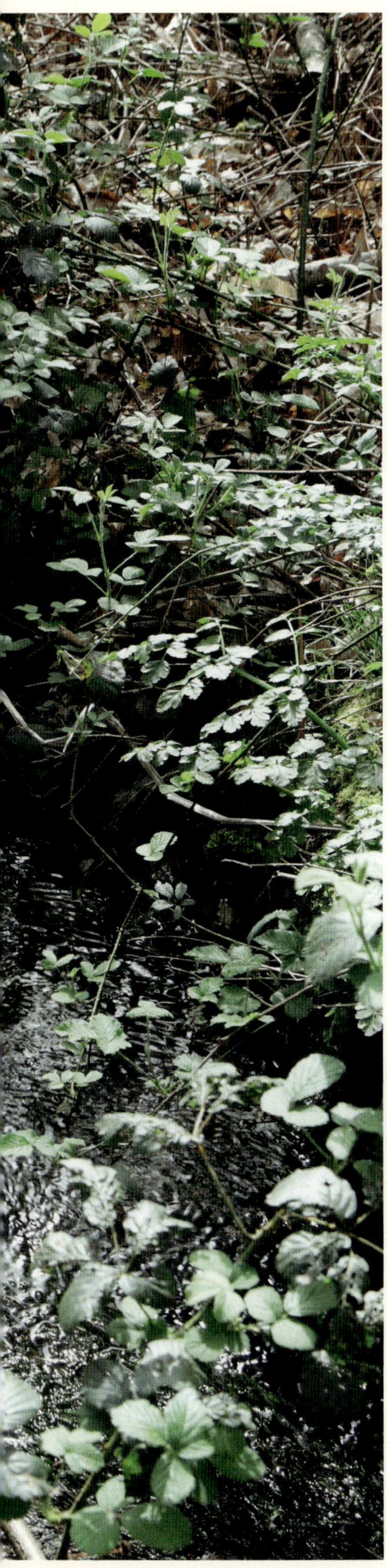

Was am besten vor Stress schützt

In der modernen Lebens- und Arbeitswelt sind wir einer Vielzahl von Belastungen ausgesetzt: Termindruck, ständige Erreichbarkeit, auch Überforderung. Seelische Leiden können die Folge sein. Es gibt jedoch von Ärzten und Psychologen empfohlene Methoden der Vorbeugung. Hier werden die hilfreichsten vorgestellt

INHALT

Körper und Geist optimal *entspannen*

Wer es schafft, den Körper zu beruhigen, kann auch psychische Beanspruchungen besser bewältigen. Dabei helfen zum Teil jahrtausendealte Verfahren – aber ebenso neuere Methoden, deren Wirksamkeit wissenschaftlich belegt ist

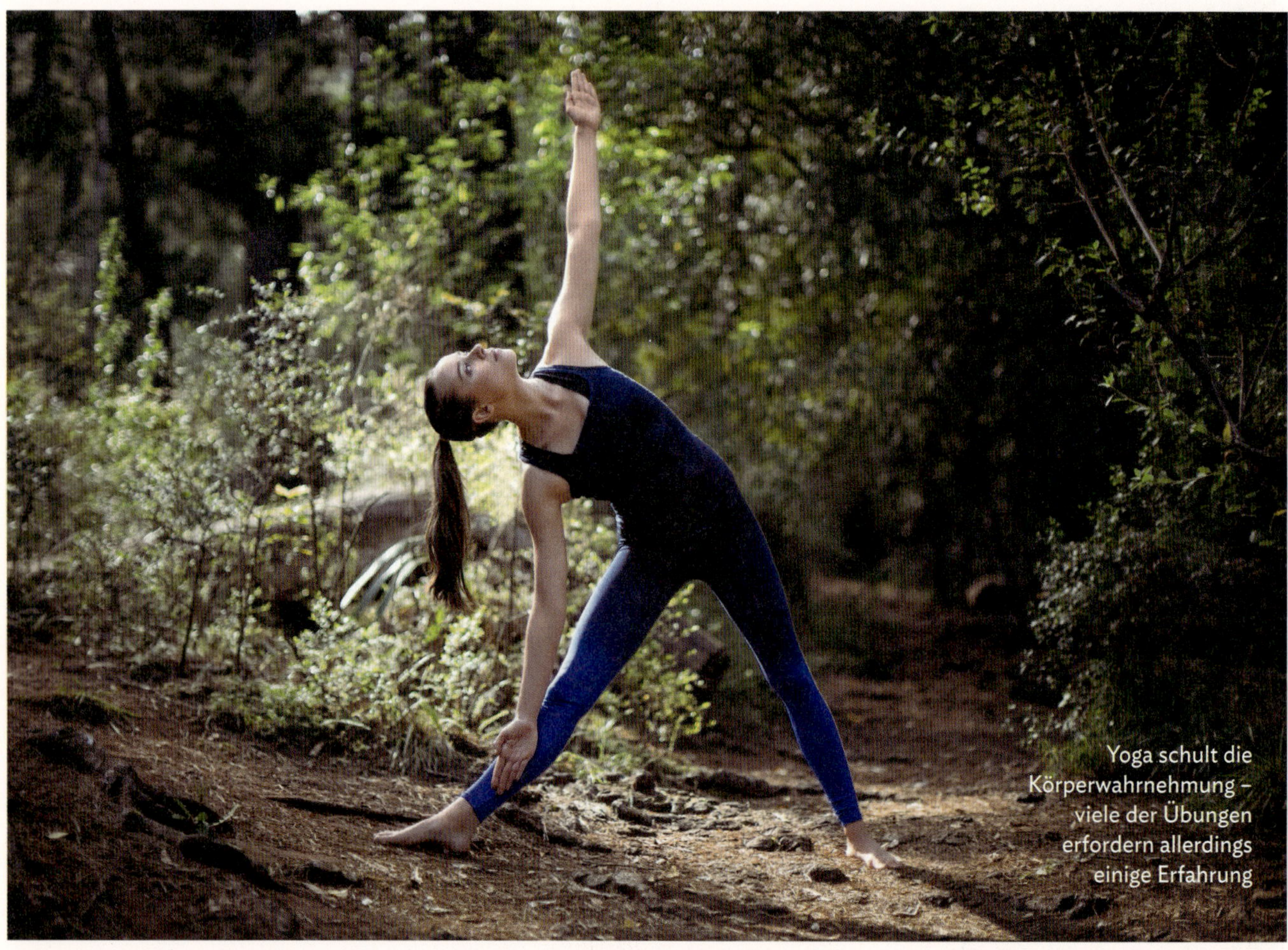

Yoga schult die Körperwahrnehmung – viele der Übungen erfordern allerdings einige Erfahrung

Gut gewappnet gegen Stress sind all jene Menschen, die sich regelmäßig körperlich entspannen, gedanklich abschalten können und vor allem achtsam ihre eigenen Bedürfnisse wahrzunehmen vermögen. Und all diese Fähigkeiten, darin sind sich Stressforscher einig, lassen sich systematisch einüben und intensivieren.

Denn so wie Körper und Geist auf Belastungen reagieren, indem sich etwa der Herzschlag beschleunigt oder negative Gefühle aufkommen, so zeigen sie auch Reaktionen, wenn wir uns entspannen: Der Blutdruck sinkt – und positive Gedanken stellen sich ein. Daher sollte Entspannung ebenso zu unserem Alltag gehören wie Anspannung. Vielen Menschen hilft es, passiv zu sein, sich etwa durch Massagen beruhigen zu lassen. Doch wenn die Belastung überhandnimmt, genügen solche einfachen Mittel zur Entspannung nicht mehr. Dann gilt es, die Ruhe aktiv zu suchen, zu üben und zu intensivieren, geradeso wie wenn man einen Muskel durch Kraftübungen stärkt.

Dafür gibt es eine Vielzahl unterschiedlicher Verfahren. Doch nicht alle sind wissenschaftlich untersucht, nicht jede Variante einer bestimmten Technik ist so wirksam wie eine andere.

In den Richtlinien der gesetzlichen Krankenversicherungen werden drei Übungsformen aufgeführt, die nachweislich entspannend wirken und daher von den Kassen bezahlt werden:

- **Progressive Muskelrelaxation**
- **Autogenes Training**
- **Meditation**

Wer diese Übungen regelmäßig trainiert, vermag selbst in schwierigen Situationen des Alltags gezielt Erregung zu vermindern oder kann vermeiden, dass sich Stress nicht mehr abschütteln lässt.

I. Progressive Muskelrelaxation

Diese Methode der willentlichen Muskelentspannung wurde Anfang des 20. Jahrhunderts von dem US-Physiologen Edmund Jacobson entwickelt. Dabei spannt der Übende nacheinander bestimmte Muskelgruppen für jeweils ein bis zwei Minuten an. Danach versucht er, die gerade angespannte Muskelgruppe für drei bis vier Minuten maximal zu lockern.

So werden schrittweise alle Partien des Körpers angespannt und entspannt, von den Armen über Kopf und Rumpf bis zu den Füßen.

Heutzutage werden zumeist vereinfachte Varianten von Jacobsons Programm gelehrt. Doch auch ihr Ziel ist es, immer genauer wahrnehmen zu können, in welchem Grad der Anspannung sich einzelne Muskeln befinden.

Ob die Muskelrelaxation darüber hinaus tatsächlich auch die Aktivität des zentralen Nervensystems beeinflusst – wie Jacobson annahm –, konnten Wissenschaftler bislang noch nicht belegen. Doch Studien zeigen eindeutig: Wer aktive Muskelentspannung trainiert, steigert langfristig sein Wohlbefinden, ist weniger schmerzempfindlich und reagiert in belastenden Situationen gelassener.

II. Autogenes Training

In den 1920er Jahren beobachtete der deutsche Psychiater Johannes Heinrich Schultz, dass Menschen sich ohne äußeres Zutun selber (autogen) in eine Art Trance versetzen können – in einen Zustand, in dem sie tiefe Ruhe erleben, Wärme in den Gliedmaßen spüren und sich anschließend erfrischt fühlen.

Daraufhin entwickelte er Übungen, mit denen jeder gezielt etwa seine Herzfrequenz beeinflussen, den Atem regulieren und ein Gefühl von Wärme hervorrufen können soll.

Das Schema ist immer gleich: Der Übende wiederholt im Geist Sätze, die sich auf eine beruhigende Empfindung beziehen, etwa „Der rechte Arm ist schwer" oder „Das Herz schlägt ruhig". Fast jeder kann erlernen, derartige körperliche Veränderungen auch tatsächlich hervorzurufen.

Bereits nach einigen Wochen regelmäßigen Trainings erzeugen die Selbstsuggestionen bei den meisten den erwünschten Effekt: Ruhe, Wärme, Entspannung treten ein. Auch in belastenden Situationen können Erfahrene oft leichter wieder ruhig werden – und somit souverän agieren.

III. Meditation

Fast in allen Religionen gibt es bestimmte Techniken, die einem helfen sollen, Selbsterkenntnis zu gewinnen, das Bewusstsein zu erweitern und höhere Welten zu erkunden, mithin „Erleuchtung" zu finden. Entspannung gilt bei diesen meditativen Verfahren als Voraussetzung. Deshalb haben sich manche der Methoden, losgelöst von der spirituellen Bedeutung, auch für die Stressbewältigung bewährt.

Von den Krankenkassen anerkannt werden das indische Hatha-Yoga und die chinesischen Praktiken Tai-Chi und Qigong. Diese drei Techniken verknüpfen geistige Versenkung mit Bewegung, mal langsam, mal schnell, mal dynamisch, mal konzentriert. Studien zeigen: Die Verfahren können dazu beizutragen, Stressreaktionen langfristig zu mildern und den Körper in eine gesunde Balance von An- und Entspannung zu versetzen.

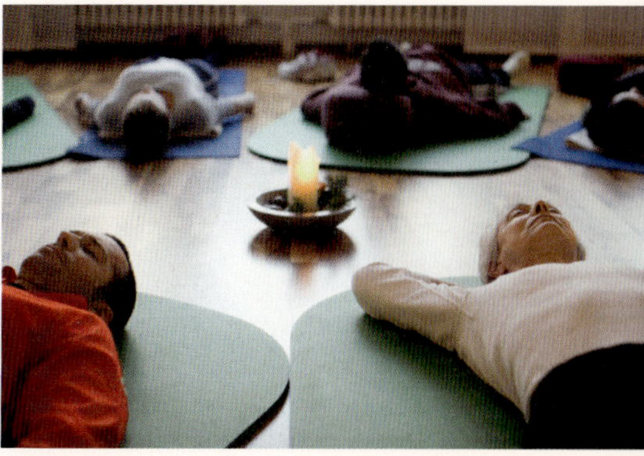

Entspannungstechniken – mit oder ohne Musik – können dabei helfen, den Körper besser auf die Anforderungen des Alltags vorzubereiten

All diese Methoden können helfen, ein Gefühl der Kontrolle zu erleben. Sie erzeugen ein Bewusstsein dafür, dass man alltäglichen Belastungen und Beschwerden nicht hilflos ausgeliefert ist.

Denn es gilt, sensibler als in der üblichen Wahrnehmung den eigenen Körper zu empfinden, Gedanken zu beobachten, Gefühle zu erspüren – und zugleich darauf zu achten, in welchem Wechselspiel die Umwelt und das Innere zusammenhängen. Sodass wir nicht allein ein vages Unwohlsein empfinden, sondern klarer erkennen können, was genau Schmerz oder Übelkeit auslöst, was Gereiztheit oder Müdigkeit.

> Yoga: eine gesunde **Balance** von **Stärkung** und Entspannung

In den vergangenen Jahrzehnten hat sich für diese Fähigkeit ein Begriff etabliert: Achtsamkeit. Sie ist gewissermaßen eine natürliche Arznei des

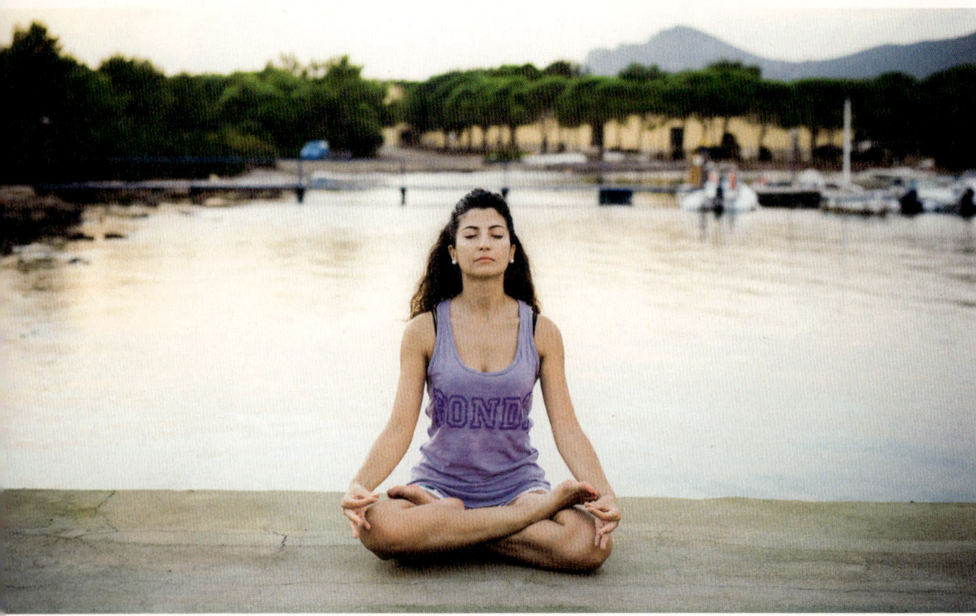

Der Lotossitz erlaubt Geübten eine längere Zeit andauernde meditative Versenkung – ohne dass sie dabei die Wirbelsäule belasten

Menschen, um Stress zu vermeiden oder zu lindern.

Denn sie hilft dabei, schon frühe Anzeichen einer Belastung zu erkennen und nicht achtlos zu übergehen.

Wissenschaftler untersuchen deshalb intensiv, wie sich Achtsamkeit gezielt und langfristig stärken lässt.

Als wirksam hat sich vor allem die Mindfulness-Based Stress Reduction erwiesen – eine Methode, die der US-Wissenschaftler Jon Kabat-Zinn entwickelt hat. In den USA wird das standardisierte Verfahren der „Achtsamkeitsbasierten Stressreduktion" in Hunderten Kliniken und Gesundheitszentren unterrichtet, auch in Deutschland wird es vielfach angeboten.

Teilnehmer lernen in mehrwöchigen Kursen Elemente traditioneller Meditationstechniken – beispielsweise, ihren Atem bewusst wahrzunehmen, ihre Gedanken mit Gleichmut zu beobachten oder aufmerksam einem Aroma nachzuspüren.

Religiöse Bezüge werden ausdrücklich vermieden. Im Mittelpunkt der Übungen steht vielmehr, aktiv die Achtsamkeit zu üben, die Entspannung zu vertiefen. Auf diese Weise, so haben Studien erwiesen, lässt sich unmittelbar unsere Widerstandskraft gegen übermäßigen Stress stärken.

Hirnforscher haben herausgefunden: Mit regelmäßigen Meditationsübungen lässt sich langfristig die Aktivität in den Partien des Denkorgans verändern, die Emotionen und körperliche Empfindungen regulieren.

So wird beispielsweise die neuronale Quelle der Angst gedämpft: die Amygdala. Diese Hirnregion ist immer dann besonders aktiv, wenn wir Stress empfinden und angespannt sind.

Auch stärken Meditierende den Thalamus, jenes Hirnareal, in dem Sinneseindrücke gebündelt werden und so Aufmerksamkeit fokussiert wird.

Achtsamkeits- und Entspannungsübungen führen nachweislich dazu, stressbedingte körperliche Beschwerden zu lindern, etwa Kopfschmerzen, Schlafprobleme, Herzstolpern oder Durchblutungsstörungen.

Wer regelmäßig trainiert, kann auch in schwierigen Situationen des Alltags gezielt Erregung vermindern – und damit vermeiden, dass sich überhaupt erst langfristiger (und besonders schädlicher) Stress entwickelt.

FÜNF REGELN

für ideale Entspannung

1. Zur Ruhe kommen

Es ist wichtig, den Körper in stressigen Phasen regelmäßig zu beruhigen. Massagen, Musik oder Akupunktur können dabei ebenso helfen wie Entspannungstechniken.

2. Die Muskeln lockern

Mithilfe spezieller Übungen lässt sich der Muskeltonus kontrollieren und Anspannung gezielt lösen.

3. Selbstsuggestion üben

Nahezu jeder kann lernen, durch autogenes Training Empfindungen von Ruhe und Wärme zu erzeugen, die Stress entgegenwirken.

4. Energien fließen lassen

Meditation in Verbindung mit gezielten Bewegungen, etwa beim Hatha-Yoga, Tai-Chi oder Qigong, vermag Körper und Geist wieder in Einklang zu bringen.

5. Im Hier und Jetzt

Wer seine Gedanken aufmerksam beobachtet und Emotionen nachspürt, erlangt Kontrolle über sein Fühlen und Denken und kann Belastungen besser standhalten.

WEITERE INFORMATIONEN:

mbsr-verband.de: Website eines Zusammenschlusses zertifizierter Achtsamkeitslehrer, auf der sich Kurse in der Nähe sowie weiterführende Literatur finden lassen.

Ulrich Ott, »Meditation für Skeptiker« (O. W. Barth): erklärt die Wirkung von Meditation aus neurowissenschaftlicher Sicht.

So lässt sich die Belastung *reduzieren*

Leistungsdruck, Multitasking, ständige Unterbrechungen: Der Beruf ist für die meisten Menschen die größte Quelle von negativ empfundenem Stress. Doch mit einigen einfachen Tricks kann man dem entgegenwirken

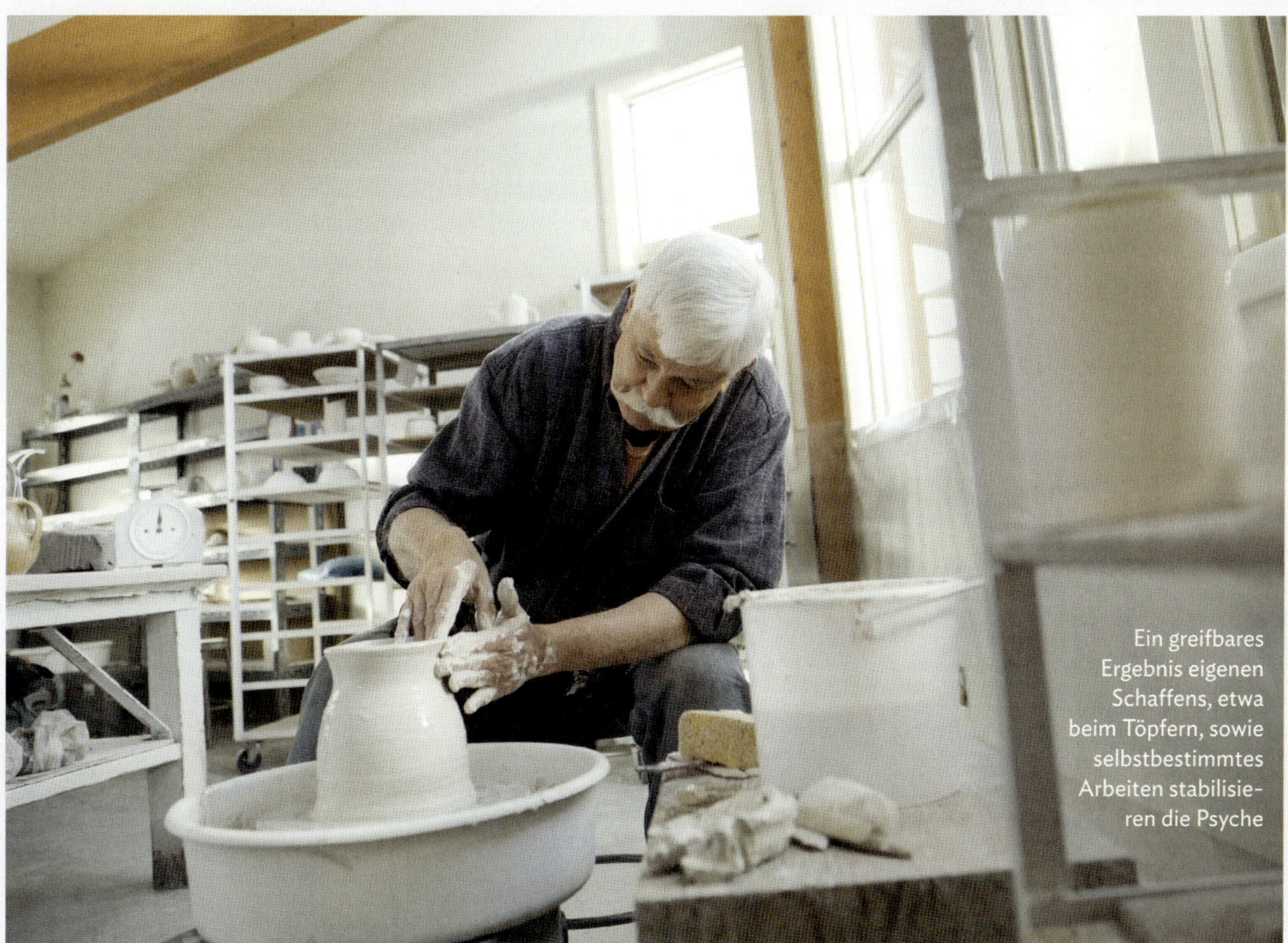

Ein greifbares Ergebnis eigenen Schaffens, etwa beim Töpfern, sowie selbstbestimmtes Arbeiten stabilisieren die Psyche

In fast allen Branchen hat sich die Arbeit in den letzten Jahrzehnten verändert, sie ist angenehmer und sicherer geworden. Angestellte arbeiten auf ergonomisch geformten Bürostühlen in klimatisierten Räumen; sie haben ein Recht auf regelmäßige Pausen und müssen nicht mehr wie früher an sechs Tagen in der Woche schuften.

Auch in den Fabrikhallen plagen sich Beschäftigte weitaus seltener mit Schwerstarbeit, immer gleichen Bewegungen oder schädlichen Haltungen.

Doch während die körperlichen Belastungen in der Arbeitswelt geringer wurden, haben die psychischen zugenommen – vor allem durch Verdichtung der Arbeit, höheres Tempo, immer komplexere Anforderungen. Viele Beschäftigte fühlen sich zunehmend überfordert, gereizt und ausgelaugt. Die Fehlzeiten aufgrund psychischer Erkrankungen haben daher in Deutschland dramatisch zugenommen.

Für die meisten Menschen ist der Beruf heute der entscheidende Auslöser für dauerhaften Stress. Besonders am

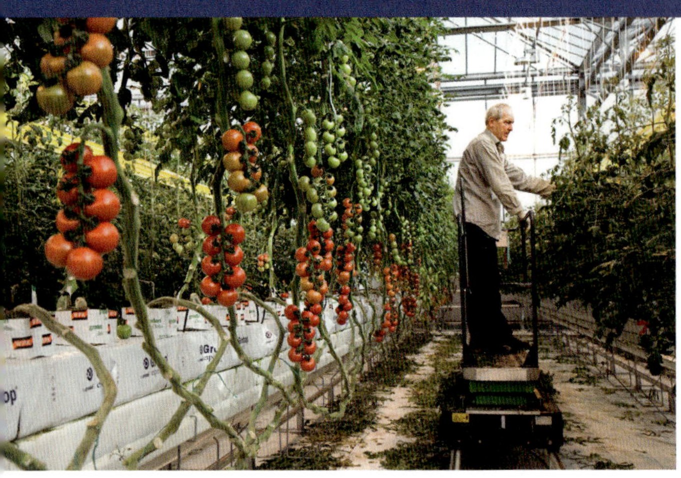

Beim Anbau von Gemüse muss der Mensch sich nach den Vorgängen der Natur richten. Das wirkt auf viele entschleunigend

Arbeitsplatz keimt jenes beklemmende Gefühl der Überforderung, das zu einem Burnout führen kann. Vor allem drei Faktoren bewirken Stress:

- **Termindruck**
- **Multitasking**
- **Fragmentierung der Arbeit**

Doch obwohl längst nachgewiesen ist, dass psychische Belastungen langfristig schwerwiegende Folgen haben, werden sie noch immer wenig beachtet. So muss jeder selbst darauf achten, wie er Stress am Arbeitsplatz vermeidet. Als „instrumentelle Stresskompetenz" bezeichnen Forscher die Fähigkeit, sich selbst zu führen; eigenständig zu agieren, statt nur auf Anforderungen zu reagieren, und das dazu nötige Selbstvertrauen aufzubauen.

Doch ebenso gilt es zu erkennen, welche Aspekte der Arbeit Stress auslösen – und wie sie sich durch Planung und Organisation minimieren lassen.

I.
Termindruck

Psychischer Druck wird heutzutage am häufigsten durch das Gefühl ausgelöst, nicht ausreichend Zeit für eine Aufgabe zu haben. Die meisten Beschäftigten klagen darüber, zu schnell arbeiten zu müssen. Sie fühlen sich gehetzt und rastlos.

Intuitiv versuchen viele, dem Druck standzuhalten, indem sie mehr Zeit für die Arbeit aufwenden. Sie gönnen sich keine Pausen, machen Überstunden, nehmen Urlaubstage nicht in Anspruch. Manche arbeiten 48 Stunden pro Woche oder mehr. Die Folgen der hohen Belastung sind fatal: Es bleibt wenig Zeit, um einen Ausgleich zu schaffen, um sich zu erholen.

Mittlerweile gibt es zahllose Ratgeber und Seminare, die erklären, wie man seine Zeit optimal nutzt. Teilnehmer lernen dort unter anderem zu erkennen, was viel Zeit verschlingt und was wenig; zu welchen Tageszeiten sie welche Aufgaben am besten ausführen können; und gezielt Pufferzeiten einzuplanen, in denen unvorhergesehene Aufgaben bearbeitet werden können.

Etliche dieser Maßnahmen mögen durchaus hilfreich sein, doch den dauerhaften Nutzen für den Einzelnen bezweifeln viele Forscher.

Die US-Psychologin Therese Macan hat in umfangreichen Untersuchungen versucht, Effekte von Zeitmanagementkursen nachzuweisen, und herausgefunden, dass sich Teilnehmer von Lehrgängen anschließend tatsächlich besser gegen Stress gewappnet fühlen – doch schon nach wenigen Wochen empfinden sie wieder die gleiche Zeitnot wie vor dem Training.

Denn die eigentliche Herausforderung besteht eben nicht darin, keine Zeit zu verlieren, sondern Kontrolle über das eigene Tun zu gewinnen.

Wir können der Zeitnot auf Dauer nur auf eine Weise entrinnen: indem wir lernen, souverän mit der eigenen Zeit umzugehen, statt uns vom Tempo immerzu mitreißen zu lassen.

II.
Multitasking

Um den permanenten Zeitdruck ein wenig zu verringern, neigen manche Menschen dazu, mehrere Aufgaben gleichzeitig zu erledigen: Sie betreiben Multitasking. Das ist eine völlig natürliche Reaktion. Denn Menschen sind es gewohnt, dass sie mehrere Aufgaben zugleich bewältigen – etwa ein Auto lenken und dabei den Straßenverkehr beobachten.

Wir erledigen unterschiedliche Aufgaben jedoch nur scheinbar gleichzeitig. Tatsächlich verarbeitet das Gehirn jedes Signal nacheinander, es arbeitet sequenziell. Richten wir die Aufmerksamkeit auf verschiedene Aufgaben, wechselt es immer wieder von der einen zur anderen – so schnell, dass wir glauben, wir handelten simultan.

Je schneller aber das Gehirn zwischen den verschiedenen Aufgaben wechselt, desto weniger kognitive Leistung kann es bei der Verarbeitung jeder einzelnen Information aufbringen. Wer also versucht, gleichzeitig eine E-Mail zu lesen und ein Telefonat zu einem anderen Thema zu führen, überfordert rasch die physiologische Kapazität des Denkorgans.

> Entscheidend ist es, **Kontrolle** über das **eigene** **Tun** zu gewinnen

Wissenschaftler am Londoner King's College haben sogar herausgefunden, dass bei Multitaskern kurzfristig die Intelligenz sinkt und sie kognitive Fähigkeiten einbüßen.

Insgesamt verliert das Gehirn bei der vermeintlich gleichzeitigen Bearbeitung verschiedener Aufgaben zwischen 20 und 40 Prozent seiner Leistungsfähigkeit. So nimmt beispielsweise ein Autofahrer, der während der Fahrt telefoniert, ein Drittel weniger von seiner Umwelt wahr als gewöhnlich.

Forscher des Massachusetts Institute of Technology konnten zudem nachweisen: Versuchen wir, mehrere Aufgaben gleichzeitig zu erledigen, benötigen wir für jede einzelne mehr Zeit, als wenn wir dem Gehirn die Chance geben, sich auf die Aktivitäten nacheinander zu konzentrieren.

Der Weg aus dem Dilemma: Wir müssen uns selbst disziplinieren – und uns stets vor Augen halten, dass Multitasking ein Mythos ist.

III. Fragmentierung

Unterbrechungen zählen zu den häufigsten Belastungen am Arbeitsplatz, 28 Prozent der Arbeitnehmer in Deutschland fühlen sich dadurch gestört. Durchschnittlich elf Minuten können sich Büroarbeiter in den USA laut Studien mit etwas beschäftigen, bis sie die Aktivität aussetzen und auf einen äußeren Reiz reagieren müssen – etwa einen Anruf oder die Frage eines Kollegen.

Die Arbeit wird in Fragmente zerhackt. Immerzu bleibt etwas unerledigt, erscheint etwas anderes dringlicher als die aktuelle Tätigkeit. In der modernen Arbeitswelt treiben wir zwischen immer kleineren Einheiten hin und her und verlieren das Vertrauen, dass die Arbeit vorhersehbar und somit auch beherrschbar ist.

Um einen stetigen Aktivitätsfluss sicherzustellen, gibt es nur einen Weg: Man muss sich eine strenge Planung auferlegen, darf Unterbrechungen nicht akzeptieren und muss die eigene Arbeit konsequent bis zu einem vorläufigen Abschluss bringen.

Dabei gilt es vor allem, die Ressourcen Zeit und Energie effizient zu nutzen, sie also nur dann einzusetzen, wenn es zum erwünschten Ziel führt. Und das so präzise, dass Verluste vermieden oder gemindert werden.

Erprobte Instrumente dafür sind To-do-Listen, Ablaufpläne und eine strenge Priorisierung.

All das zu beherzigen kann dem Einzelnen auch dabei helfen, selbst angesichts der heutigen, immer weiter in die Ferne rückenden Zielhorizonte seine Zuversicht nicht zu verlieren. Denn die Ära der Optimierung scheint keine Grenzen mehr zu kennen: Quartalszahlen in Unternehmen sollen immer weiter wachsen – und damit steigen zugleich die Anforderungen, dies zu erreichen, ins Unabsehbare.

Ein Burnout entsteht aber nicht allein dadurch, dass man viel zu tun hat, sondern gerade auch durch das Gefühl, seine Ziele niemals erreichen zu können.

Wer ständig unter Druck steht, wäre gut beraten, einem Rat des Soziologen Hartmut Rosa von der Universität Jena zu folgen: „Wer sich reich an Zeit fühlen möchte, sollte hin und wieder einen Tag verschwenden, nichts planen und nichts Produktives tun."

Ein Uhrmacher kann sich voll und ganz auf seine eigentliche Tätigkeit konzentrieren, stressauslösendes Multitasking ist ihm fremd

FÜNF REGELN
für weniger Arbeitsstress

1. Sich Zeit lassen

Oberstes Gebot ist es, souverän mit der eigenen Zeit umzugehen, sich nicht ständig vom allgemeinen Tempo mitreißen zu lassen.

2. Multitasking vermeiden

Aufgaben lassen sich schneller bearbeiten, wenn man sie nacheinander angeht und nicht versucht, alles gleichzeitig zu erledigen.

3. Prioritäten setzen

To-do-Listen, Ablaufpläne und klare Priorisierungen helfen, den Überblick zu bewahren und sich nicht in kleinteiligen Arbeitsschritten zu verlieren.

4. Ruhe schaffen

Ständige Unterbrechungen durch Telefonate oder E-Mails sollten vermieden werden. Nur wer ungestört ist, kann entspannt arbeiten.

5. Arbeitsweise überdenken

Um langfristig effizient zu sein, ist es hilfreich, das eigene Tun immer wieder zu überprüfen und gegebenenfalls anzupassen.

WEITERE INFORMATIONEN:

baua.de: Website der Bundesanstalt für Arbeitsschutz und Arbeitsmedizin mit umfassenden Informationen zu Arbeit und Gesundheit. **»Kein Stress mit dem Stress«**: Broschüren der staatlich geförderten »Initiative Neue Qualität der Arbeit« mit Tipps zur Vermeidung von Stress bei der Arbeit (inqa.de).

Geistige Widerstandskraft dank *Sport*

Wer es schafft, den Körper zu beruhigen, kann auch psychische Beanspruchungen besser bewältigen. Dabei helfen zum Teil jahrtausendealte Verfahren – aber ebenso neuere Methoden, deren Wirksamkeit wissenschaftlich belegt ist

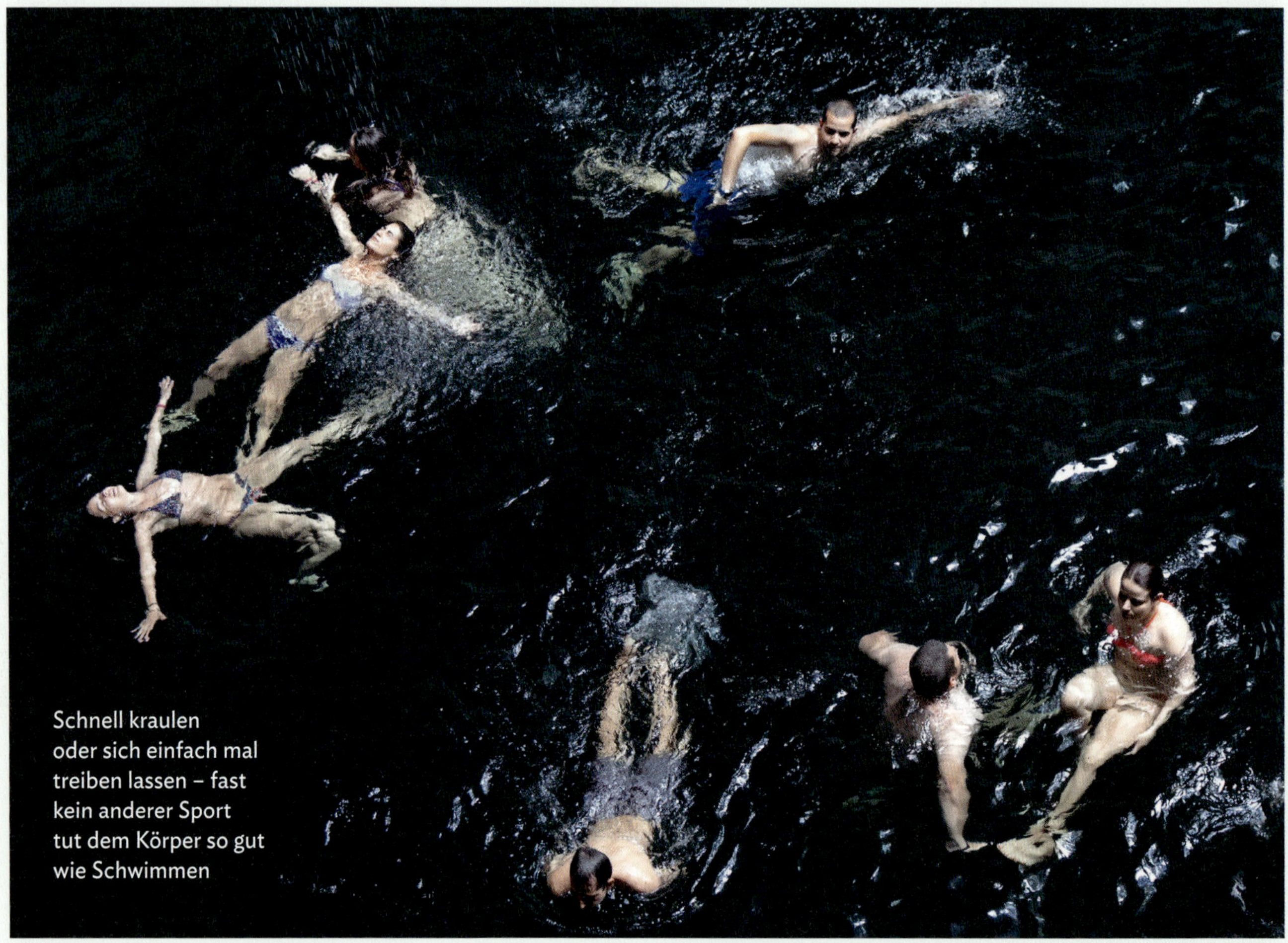

Schnell kraulen oder sich einfach mal treiben lassen – fast kein anderer Sport tut dem Körper so gut wie Schwimmen

Dass sich Depressionen durch regelmäßige körperliche Aktivität zum Teil ebenso wirksam behandeln lassen wie durch Medikamente und Psychotherapien, gilt inzwischen als gesicherte Erkenntnis. Auch bei Ängsten erhöht ein moderates Training die Chancen auf Heilung. Daher setzen viele Therapeuten bei ihren Patienten nicht allein auf klassische Methoden, sondern gehen mit ihnen spazieren, schicken sie aufs Ergometer, organisieren Laufgruppen und Tanzkurse.

Tatsächlich wirkt körperliche Ertüchtigung unmittelbar auf die biochemischen Vorgänge im Gehirn ein. Schon wenn Menschen nur ein paar Minuten sportlich aktiv sind, strömen Botenstoffe durch ihr Denkorgan oder ihren Körper, manche darunter hellen die Stimmung auf oder wirken wie Beruhigungsmittel. Dies geschieht aber nicht nur während der eigentlichen Anstrengung: Auch dauerhaft vermögen sportliche Aktivitäten die Botenstoffe in eine gesunde Balance zu bringen. Sport eignet sich auch sehr gut als

Hobby, das uns ermöglicht abzuschalten (etwa beim Joggen), beim Fußball sozialen Zusammenhalt zu erleben, beim Krafttraining ein selbst gestecktes Ziel zu erreichen. Wer in der Freizeit erlebt, dass er etwas schaffen kann, verändert meist auch seinen Blick auf die Herausforderungen der Arbeitswelt.

Dass uns körperliche Aktivität derart gut tut, ist mit Blick auf die Evolution völlig plausibel: Mehr als 99 Prozent seiner Entwicklungsgeschichte hat der Mensch fortwährend in Bewegung verbracht, als Jäger und Sammler. Mithin ist unser Organismus noch immer optimiert für ein Dasein als Wanderer und Dauerläufer.

So bequem es auch sein mag, dass wir uns heutzutage körperlich kaum noch anstrengen müssen: Bewegungsmangel gehört neben Rauchen, Bluthochdruck und hohem Blutzuckerspiegel zu den vier größten Sterberisiken weltweit. Anders gesagt: Wer sich regelmäßig bewegt, wird in vielerlei Hinsicht belohnt. Dazu zählt nicht zuletzt der antidepressive Effekt körperlicher

Der Mensch ist **evolutionär** zu einem Leben in **Bewegung** bestimmt

Aktivität. Forscher konnten belegen, dass Sport sowohl kurzfristig gegen depressive Stimmungszustände hilft als auch langfristig andauernde Verbesserungen bewirken kann.

Ebenso hilft Sport gegen Angst. Stressgeplagte Menschen profitieren einer Untersuchung zufolge besonders stark von dem angstlösenden Effekt, den Bewegung mit sich bringt.

Sport steigert nachweisbar auch das Selbstwertgefühl und verbessert somit die Stressresistenz. Hunderte Studien belegen: Wer sich ausreichend bewegt, fühlt sich merklich besser.

Damit körperliche Ertüchtigungen – ganz gleich ob alltägliche Bewegungen oder sportliche Aktivitäten – ihren gesundheitsfördernden Effekt bestmöglich entfalten und möglichst stressmindernd wirken, sollte man sich einiger einfacher Regeln bewusst sein.

I. Mehr Bewegung im Alltag

Es muss nicht gleich schweißtreibender Sport sein: Schon etwas mehr Aktivität im Alltag, etwa Spaziergänge oder Gartenarbeit, hat einen positiven Effekt auf die Gesundheit.

Um Kreislauf, Lunge, Muskeln und Knochen fit zu halten – und zudem das Risiko, an Depression zu erkranken –, dauerhaft zu senken, empfiehlt die Weltgesundheitsorganisation, sich mindestens zweieinhalb Stunden pro Woche zu bewegen. Für manchen gestressten Menschen mag das überaus viel klingen. Doch wer das Pensum über die Woche verteilt – etwa auf fünf Tage je eine halbe Stunde, und diese wiederum auf drei zehnminütige Einheiten –, kann das Bewegungsprogramm wohl selbst in einem sehr vollen Terminplan unterbringen.

Zudem lassen sich alltägliche Tätigkeiten, die man ohnehin ausübt, oft mit körperlicher Aktivität verbinden. Etwa indem man den Weg zur Arbeit (zumindest teilweise) zu Fuß oder mit dem Fahrrad zurücklegt, die Treppe nimmt, statt mit dem Aufzug zu fahren, oder die Mittagspause nicht in der Kaffeeküche, sondern mit einem kurzen Spaziergang verbringt.

Neben den positiven Langzeitfolgen kann eine kurze, aktive Pause auch ganz akut helfen: Bereits zehn Minuten zügiges Gehen wirkt sich nachweislich positiv auf unsere Stimmung aus – wenn auch nur für kurze Zeit.

II. Der richtige Sport für die Psyche

Wer von lang anhaltenden psychischen und stärkeren körperlichen Effekten profitieren möchte, sollte sein Bewegungsprogramm ausbauen. So ist es beispielsweise sinnvoll, neben der Ausdauer auch die Kraft zu trainieren, den Umfang der alltäglichen Bewegung weiter zu erhöhen oder sie durch tatsächlich schweißtreibende – mithin sportliche – Aktivitäten zu ergänzen.

Dabei gilt es jedoch, einige Grundsätze zu beachten, damit der Sport nicht zum zusätzlichen Stressfaktor oder gar zum Gesundheitsrisiko wird. Vor allem Anfängern und Wiedereinsteigern im Alter von mehr als 35 Jahren empfehlen Sportmediziner eine Vorsorgeuntersuchung. Raucher, Übergewichtige und Menschen, die unter Bluthochdruck, Diabetes oder Wirbelsäulenbeschwerden, Herz-, Lungen- oder Schilddrüsenproblemen leiden, sollten mit ihrem Arzt sprechen, bevor sie sportlich aktiv werden.

Nicht nur für den körperlichen Trainingseffekt, sondern auch für die positiven Wirkungen auf die Psyche ist es wichtig, regelmäßig zu trainieren.

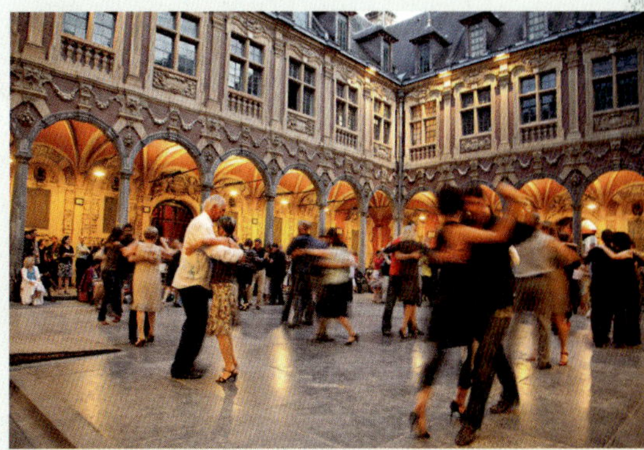

Tanzen schult nicht nur Haltung und Koordination – es hat nachweislich auch eine positive emotionale und soziale Wirkung

Dabei sollte der Trainierende, gerade am Anfang, die Belastung nicht zu hoch wählen – so kann er am ehesten in aller Ruhe ein Gefühl für den eigenen Körper und die richtige Trainingsintensität finden.

Das Ziel sollte angenehme Erschöpfung sein, keinesfalls völlige Entkräftung. Auch Ruhephasen sollten ausreichend lang eingeplant werden.

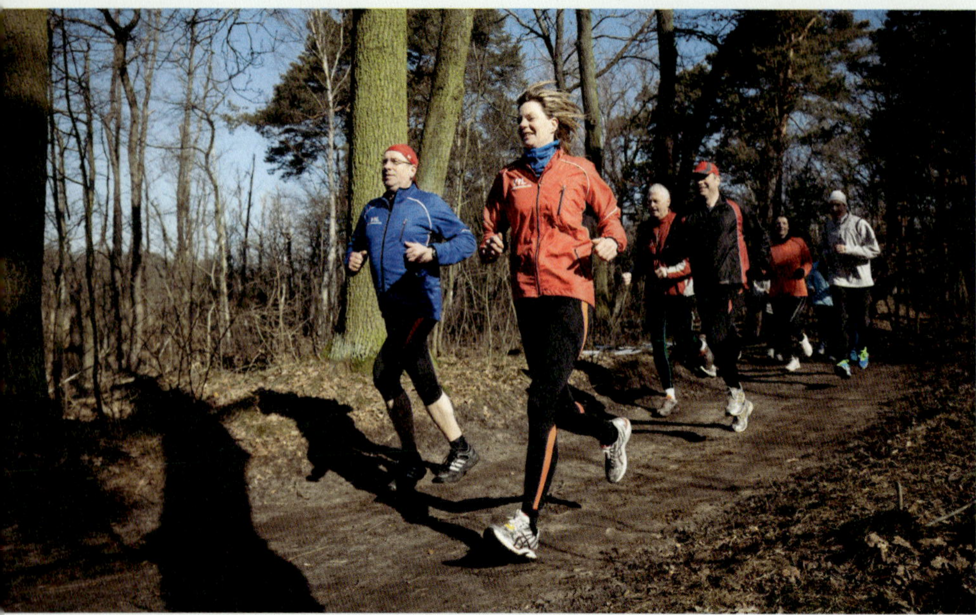

Zum Laufen bedarf es so wenig Aufwand wie bei kaum einer Sportart – das macht es besonders leicht, Inaktivität zu überwinden

Obendrein sollte der Sport Spaß machen. Naturgemäß wird man sich hin und wieder zusammenreißen müssen oder (vor allem als Anfänger) mitunter enttäuschend früh an seine Grenzen stoßen. Doch wer sich stets aufs Neue zum Sport zwingen muss, verbessert womöglich die körperliche Fitness – tut aber seiner geistigen Entspannung nichts Gutes.

Um herauszufinden, welche Sportart einem dauerhaft Spaß machen könnte, lohnt es sich, seine persönlichen Vorlieben zu erspüren.

Motiviert es mich, in der Gruppe aktiv zu sein, oder stellt sich eher ein unangenehmer Leistungsdruck ein? Sind mir die Umgangsformen beim Fußball zu grob? Empfinde ich Tanzen eher als peinlich oder als befreiend? Schätze ich den Kontakt mit der Natur, oder ziehe ich ein klimatisiertes Fitness-Studio vor?

Im Zweifel hilft es, verschiedene Sportarten auszuprobieren und sich von Trainern oder einem spezialisierten Mediziner beraten zu lassen.

Um das Mehr an alltäglicher Bewegung oder auch die eigenen Fortschritte bei der athletischen Bewegung bewusster wahrzunehmen, kann es durchaus hilfreich und motivierend sein, die Aktivitäten zu dokumentieren. Auch das Verfolgen eines Ziels, etwa die Teilnahme an einem Wettkampf, kann ein guter Ansporn sein.

Allerdings sollten gestresste Menschen darauf achten, dass übertriebener Ehrgeiz schnell in zusätzlichen Stress ausarten kann. Daher gilt es, das rechte Maß zu finden, auf die Signale des eigenen Körpers zu hören, sich in Gelassenheit zu üben.

Im Grunde, so die überraschende Erkenntnis vieler Experten, muss man sich nur verhältnismäßig wenig anstrengen, damit die sportliche Aktivität eine positive Wirkung im Körper entfaltet. Es genügt bereits, regelmäßig und langfristig Körperenergie im Ausmaß von 1000 Kilokalorien pro Woche durch Bewegung zu verbrauchen. Das ist nicht sehr viel – ein energischer Fußgänger verbrennt in einer Stunde bereits rund 350 Kilokalorien, ein schneller Radfahrer sogar das Doppelte. Das müsste doch umzusetzen sein.

Damit man von sich sagen kann: Es geht mir gut – an Körper und Seele!

FÜNF REGELN

für hilfreiche Bewegung

1. Täglich bewegen

Eine halbe Stunde körperliche Betätigung am Tag, etwa in Form von Treppensteigen oder Radfahren, stärkt bereits die Psyche.

2. Regelmäßig trainieren

Am nachhaltigsten lässt sich die geistige Gesundheit durch regelmäßigen Sport festigen.

3. Ziele setzen

Manchem fällt es schwer, sich zu Leibesübungen zu motivieren. Das Verfolgen eines Ziels, etwa die Vorbereitung auf einen Wettkampf, kann ein Ansporn sein.

4. Nicht übertreiben

Intensive Bewegung ist nur dann stressmindernd, wenn sie uns Spaß macht und nicht körperlich überlastet. Letzteres sollte ein Arzt prüfen.

5. Um den Block laufen

Bei akutem Stress wirkt Bewegung wie eine Beruhigungspille: Wer zehn Minuten zügig geht, ist danach merklich entspannter.

WEITERE INFORMATIONEN:

dgsp.de: Website der Deutschen Gesellschaft für Sportmedizin und Prävention mit Adressen von Sportärzten. Manche Krankenkassen übernehmen die Kosten für sportmedizinische Untersuchungen.

Klaus-Michael Braumann, »Die Heilkraft der Bewegung« (Ellert & Richter): erläutert anschaulich, wie Sport psychischen und körperlichen Leiden entgegenwirken kann.

Besser essen für eine starke *Psyche*

Viel frisches Gemüse, Obst, Fisch und Vollkornprodukte auf dem Ernährungsplan tun dem Körper gut – und hellen häufig auch die Stimmung auf. Wem es zudem gelingt, seine Speisen mit Ruhe und Genuss zu sich zu nehmen, der macht vieles richtig, um den Stress in seinem Leben zu mindern

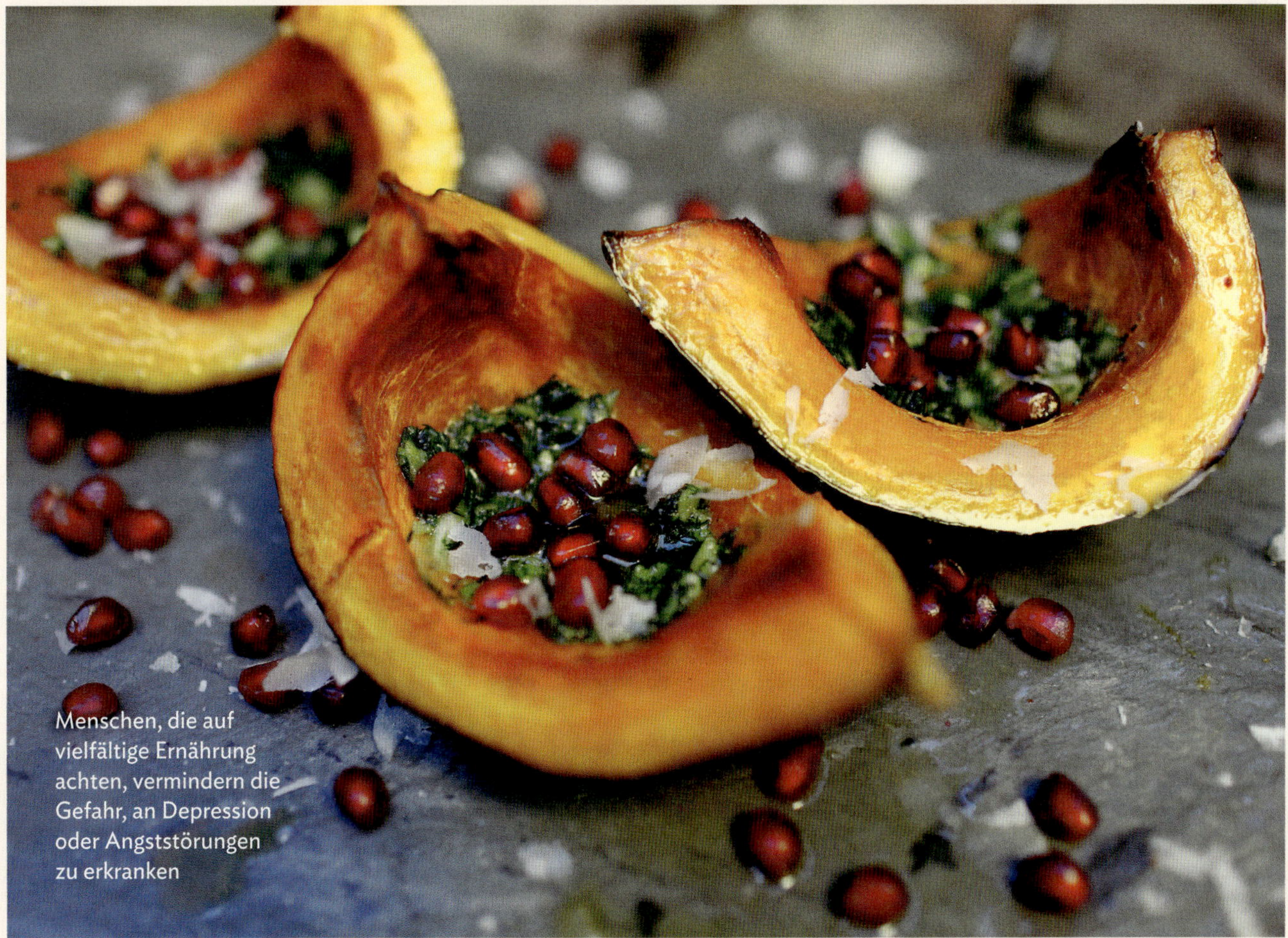

Menschen, die auf vielfältige Ernährung achten, vermindern die Gefahr, an Depression oder Angststörungen zu erkranken

Unsere Nahrung wirkt verblüffend stark auf die Psyche. So erzeugt Scharfes eine leichte Euphorie, kann mit probiotischen Kulturen angereicherter Joghurt einen gelassener machen, während zu viel Zucker langfristig auf die Stimmung drückt.

Was wir essen, nährt also nicht nur unseren Körper, sondern wirkt auch auf die Gemütslage. Manche Wissenschaftler gehen davon aus, dass Ärzte schon bald „Psychobiotika" verschreiben könnten: Bakterienkulturen für unsere Verdauungsorgane, die auch der Seele guttun.

Denn neben dem Gehirn gibt es gleichsam ein zweites Denkorgan, das über unser geistiges Wohlbefinden mitbestimmt: den Darm. Unser Verdauungstrakt ist mit mehreren Hundert Millionen Nervenzellen bestückt und damit ebenso gut verschaltet wie das Rückenmark. Über Botenstoffe im Blut und den Vagusnerv kommuniziert der Darm ständig mit dem Gehirn – und nimmt so Einfluss auf unsere Gefühle, unser Stressempfinden. Studien zeigen:

Übergewichtige leiden häufiger als andere an Depression

Menschen, die vor allem frisches Gemüse, Früchte, Fisch und Vollkornprodukte zu sich nehmen, fühlen sich physisch wohler und haben eine robustere Psyche. Dagegen setzen sich all jene, die vorwiegend Weißmehlprodukte, Süßigkeiten, in Fett Gebratenes konsumieren, einem höheren Risiko aus, an Depression oder Angststörungen zu erkranken.

Das liegt vermutlich daran, dass bestimmte Bestandteile in unserer Nahrung die Menge an Entzündungsstoffen beeinflussen, die im Blut kursieren. Diese Substanzen versetzen das Immunsystem in Alarm – und drücken gleichzeitig auf die Stimmung.

Andere Nährstoffe wirken dagegen positiv auf das Gemüt, indem sie entweder den Spiegel jener Entzündungsstoffe im Blut senken; oder indem sie zusätzlich die Menge des Eiweißstoffes BDNF im Gehirn erhöhen: Diese Substanz (engl. Brain-Derived Neurotrophic Factor) regt die Neubildung und Verschaltung von Nervenzellen an – und scheint bei Burnout-Betroffenen und depressiven Menschen unzureichend gebildet zu werden.

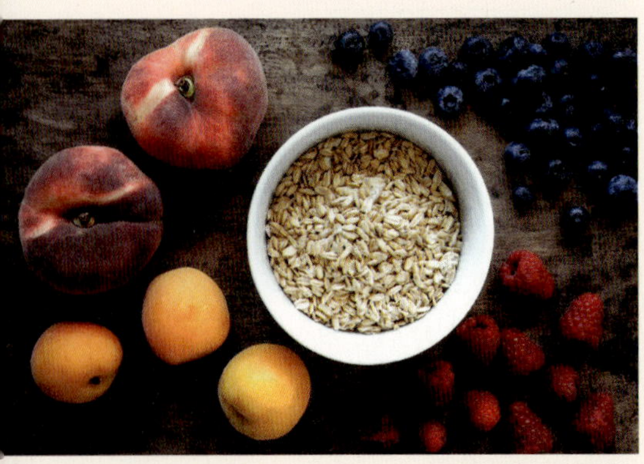

Forscher vermuten, dass manche Ballaststoffe in Obst und Getreide über komplexe Mechanismen im Darm eine antidepressive Wirkung entfalten

Forscher beginnen gerade erst, das komplexe Zusammenspiel zwischen Darm und Gehirn, Ernährung und Psyche zu verstehen. Empfehlungen gibt es bislang zu:

- **Tierischem Fett**
- **Fischen und Nüssen**
- **Ballaststoffen**
- **Probiotischen Lebensmitteln**

I. Tierisches Fett

Das Fett in tierischen Produkten wie Fleisch, Sahne und Butter (sowie Frittierfett) besteht zu einem großen Teil aus gesättigten Fettsäuren. Die stehen im Verdacht, in hoher Dosis Körper und Psyche zu belasten.

Der Grund: Die Fette erhöhen die Menge der Entzündungsstoffe im Blut und senken den Spiegel der Eiweißsubstanz BDNF im Gehirn.

Besonders gefährdet sind offenbar übergewichtige Menschen: Bei ihnen ist die Konzentration an Entzündungsstoffen im Blut nicht selten dauerhaft erhöht. Das ist womöglich einer der Gründe dafür, dass Menschen mit Übergewicht statistisch häufiger als andere an Depression leiden.

II. Fisch und Nüsse

Nüsse, grüner Blattsalat, Rapsöl und Fisch enthalten Omega-3-Fettsäuren. Diese Stoffe scheinen als eine Art Gegenspieler zu jenen entzündungsfördernden Substanzen zu wirken, die unser Gemüt trüben. So verringern sie die Konzentration der Entzündungsstoffe im Blut und beugen womöglich depressiven Verstimmungen vor.

Diese Wirkung konnten Wissenschaftler an Tierexperimenten demonstrieren: Nager, die sieben Wochen lang täglich mit einer Extraration Krillöl (das reich an Omega-3-Fettsäuren ist) gefüttert wurden, waren kognitiv leistungsfähiger und zeigten weniger depressionsähnliche Symptome als ihre Artgenossen.

Bisher gibt es zwar erst wenige Untersuchungen an Menschen, doch Pilotstudien offenbarten ebenfalls einen positiven Effekt.

So hellte sich die Stimmung von psychisch belasteteten Patientinnen merklich auf, nachdem sie über längere Zeit ein Plus an ungesättigten Fettsäuren zu sich genommen hatten.

Zudem sind bestimmte Omega-3-Fettsäuren unerlässlich für die Vitalität unseres Gehirns: Die äußere Hülle der Nervenzellen besteht zum Teil aus solchen Fettsäuren – ein Mangel erhöht langfristig das Risiko für Demenz, Schizophrenie und Depression.

III. Ballaststoffe

In unserem Darm leben Myriaden von Bakterien, die unser Stressempfinden beeinflussen. Sie stellen unter anderem Hormone her oder stimulieren über einen komplexen Mechanismus den Vagusnerv, der direkt ins Gehirn führt. Studien deuten darauf hin, dass manche die Psyche positiv, andere negativ beeinflussen.

Und womöglich können wir die hilfreichen Bakterien über die Ernährung gezielt fördern. Am wirkungsvollsten sind wasserlösliche Ballaststoffe in Obst und Gemüse (insbesondere in Spargel, Lauch, Chicorée) und bestimmte unverdauliche Formen von Kohlenhydraten, die beispielsweise in Milchprodukten, Hülsenfrüchten und Getreide vorkommen.

Von diesen Ballaststoffen ernähren sich vor allem nützliche Bakterien, die sich folglich stark vermehren und schädliche Erreger im Darm verdrängen. Zudem stellen die Mikroorganismen aus den Ballaststoffen Substanzen her, die Entzündungen hemmen – und so wohl auch indirekt einer Trübung des Gemüts vorbeugen.

IV. Probiotische Lebensmittel

Mehrere Studien weisen darauf hin, dass probiotische Lebensmittel wie Joghurt, Quark oder Käse einen positiven Effekt auf unsere Psyche ha-

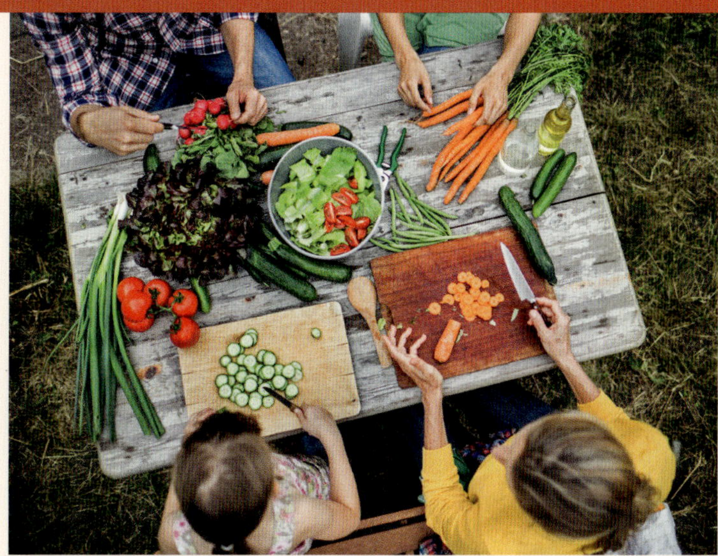

Nicht nur die Nahrung an sich kann eine positive Wirkung auf die Psyche haben – auch das gemeinsame Zubereiten tut vielen Menschen gut

ben. Sie enthalten bestimmte Mikroorganismen (etwa Milchsäurebakterien), die offenbar imstande sind, unsere Laune zu heben.

So sank bei Versuchsteilnehmern einer französischen Studie, die täglich eine hohe Menge bestimmter Milchsäurebakterien zu sich nahmen, bereits nach einem Monat die Konzentration des Stresshormons Kortisol im Blut, die Probanden fühlten sich merklich entspannter.

Das Ergebnis einer anderen Untersuchung: Die Hirnaktivität von Studienteilnehmern änderte sich nach dem Verzehr eines mit probiotischen Kulturen angereicherten Joghurts – die Probanden reagierten weniger stark auf negative Reize. Ob sich solche Befunde verallgemeinern lassen, ist unter Experten aber umstritten.

Obschon die bisherigen Studien Anhaltspunkte geben, welche Nahrungsmittel psychische Belastungen mindern oder verstärken, raten Experten davon ab, sich mit allzu einseitiger Kost – etwa übermäßig viel Fischöl – gleichsam selbst zu therapieren.

Entscheidend ist, dass man sich abwechslungsreich ernährt. Wer stets nur bestimmte Nahrungsmittel zu sich nimmt, ist in Gefahr, nicht ausreichend mit Vitaminen, Spurenelementen und Mineralstoffen versorgt zu sein.

Unser Speiseplan sollte daher reichlich Obst, Gemüse, Vollkornprodukte, Fisch, natürliche Pflanzenöle und Milchprodukte enthalten. Und so banal es klingt: Wer es schafft, seine Mahlzeiten mit Ruhe und Genuss zu sich zu nehmen, anstatt das Essen hastig hinunterzuschlingen, dem ist ein erster Schritt gelungen auf dem Weg zu einem stressarmen Leben.

Wie lebensverändernd eine Ernährungsumstellung mitunter sein kann, illustrierte der britische Physiologe Bernard Gesch von der Universität Oxford am Beispiel eines Autodiebs, der mehr als ein Dutzend Mal vor Gericht stand. Einmal konnte sich der Mann offenbar so wenig beherrschen, dass er unmittelbar nach einer Haftentlassung einen Wagen stahl, um nach Hause zu fahren.

Die Nahrungsgewohnheiten dieses Dauerstraftäters waren so einfach wie einseitig. Gewöhnlich nahm er wenig mehr zu sich als stark gezuckerten Kaffee mit Milch, Weißbrot, Eier, Pommes frites, Süßwaren und Bier.

In Absprache mit der Justiz erhielt der Mann eine Ernährungsberatung, die ihm die Vorteile gesunden Essens vor Augen führte. Nach Aussage des Bewährungshelfer ließ er sich in den folgenden 15 Jahren nichts mehr zuschulden kommen. Zudem schulte er um – und wurde Koch.

FÜNF REGELN

für gesundes Essen

1. Das richtige Fett wählen

Ein gutes Verhältnis von gesättigten und ungesättigten Fettsäuren bieten Fisch, Nüsse und viele Pflanzenöle, nicht jedoch Fleisch und Frittiertes.

2. Darmflora pflegen

Mikroorganismen, die Darm und Psyche positiv beeinflussen, lassen sich durch pflanzliche Nahrung und Milchprodukte fördern.

3. Auf Abwechslung achten

Um das Gehirn und den restlichen Organismus mit allen wichtigen Nährstoffen zu versorgen, sollten wir eine breite Palette von Nahrungsmitteln nutzen.

4. Mediterran speisen

Die südländische Küche gilt als Musterbeispiel einer gemütsfördernden Mischkost: viel Gemüse, frisches Obst, Getreide, Olivenöl und Fisch – Fleisch in Maßen.

5. Bewusst essen

Wer Mahlzeiten in Ruhe genießt, isst gesünder und stressärmer.

WEITERE INFORMATIONEN:

dge.de: Die Website der Deutschen Gesellschaft für Ernährung bietet eine Liste mit Ernährungsberatern deutschlandweit.
jobundfit.de: Angebot der DGE, das sich an Beschäftigte richtet und praktische Tipps für gesunde Ernährung im Job gibt.
in-form.de: Initiative der Bundesministerien für Gesundheit sowie Ernährung und Landwirtschaft zu gesundem Essen.

Die innere *Einstellung* verändern

Leiden Menschen unter starker Belastung, nehmen sie ihre Umwelt häufig etwas verzerrt wahr und fürchten sich vor der Zukunft. Wer solche Denkmuster erkennt, vermag sie mit bestimmten Techniken aus seinem Alltag zu verbannen

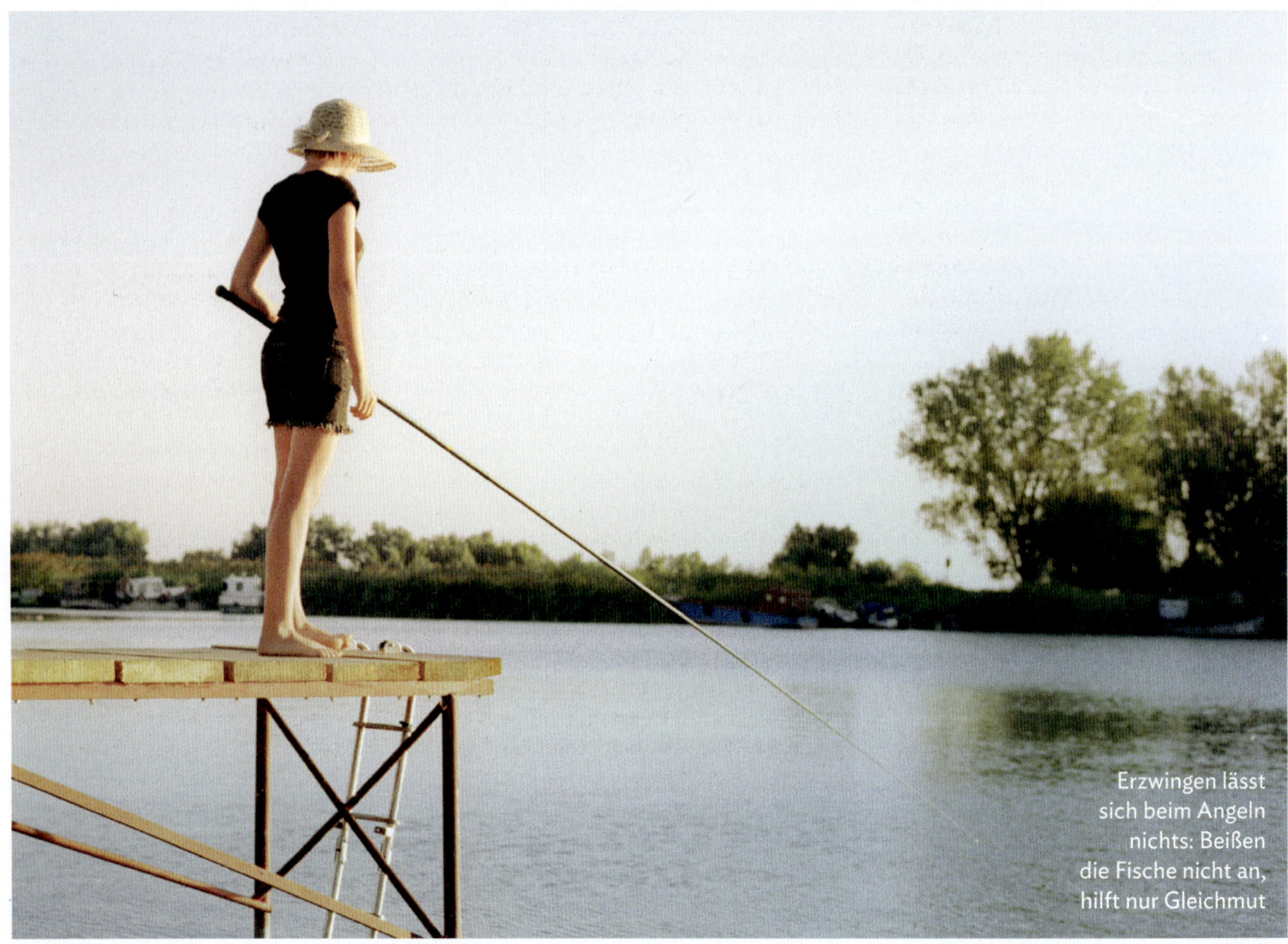

Erzwingen lässt sich beim Angeln nichts: Beißen die Fische nicht an, hilft nur Gleichmut

„Nicht die Dinge beunruhigen die Menschen, sondern die Einstellungen zu den Dingen." Gesagt hat das vor fast 2000 Jahren der griechische Philosoph Epiktet, ein einflussreicher Vertreter der Stoa – einer besonderen Denkrichtung, die den Menschen lehren wollte, mithilfe von Gelassenheit und Seelenruhe zu Weisheit und einem erfüllten Leben zu gelangen. Epiktet hat damit vorweggenommen, was Psychologen und Psychiater auch heute immer wieder feststellen: Stress entsteht im Kopf.

Ob und in welchem Maße wir unter innerer Anspannung leiden, hängt entscheidend davon ab, wie wir eine bestimmte Situation bewerten.

Wie reagiere ich auf Anfragen von Kollegen? Wie gehe ich intuitiv mit Kritik um? Mit welcher Einstellung trete ich an neue Aufgaben heran? Treibt mich eher Zuversicht oder Angst vor Versagen?

Stressanfällige Menschen ähneln einander meist darin, dass sie bestimmte Wünsche – zum Beispiel erfolgreich oder liebenswert zu sein – zu absoluten Forderungen an sich oder ihre Umwelt erheben. Etwa: „Ich muss perfekt sein“ oder „Jeder muss mich mögen“.

Je mächtiger die Ansprüche werden, desto eher sind Betroffene überzeugt, Wohlbefinden und Selbstwert hingen einzig von deren Erfüllung ab.

Dies kann sich ausweiten zu einer verzerrten Wahrnehmung von sich selbst und der Umwelt, wie sie auch für depressive Menschen typisch ist.

Sie verlieren zusehends die Wertschätzung ihrer eigenen Fertigkeiten, fokussieren immer stärker auf ihre Defizite, bewerten oft selbst konstruktive Kritik als vernichtenden Angriff auf die eigene Person.

Von Verunsicherung geprägt ist dann häufig auch der Blick in die Zukunft – Psychologen sprechen von „Katastrophisieren“. Die Betroffenen schätzen die Wahrscheinlichkeit, dass ihr Verhalten zu fürchterlichen Konsequenzen führt, viel zu hoch ein.

Angstvolle Gedanken nehmen überhand: „Ich werde die Aufgabe nicht schaffen, deswegen verliere ich meinen Job.“

Oder: „Ich werde in der nächsten Konferenz eine Panikattacke bekommen und einen Herzinfarkt erleiden!“

Um es gar nicht erst so weit kommen zu lassen und die Spirale der Erregung zu unterbrechen, können Menschen etwa in Seminaren lernen, Einstellungen zu verändern, die innere Anspannung verursachen und bisweilen zu Depression und Burnout führen. Zunächst erfahren die Teilnehmer, welche Denkmuster Stress auslösen und verschärfen – und lernen dann, stressmindernde Gedanken aufzubauen.

Der Stressforscher Gert Kaluza unterscheidet fünf Stressverstärker – und gibt Tipps, was man den negativen Einstellungen entgegensetzen kann.

I.
Der Zwang zur Perfektion

Erheben Menschen ihren Wunsch nach beruflichem Erfolg, nach Leistung und Perfektion zur absoluten Forderung, spüren sie besonders dann hohe innere Anspannung, wenn sie Aufgaben erledigen müssen, bei denen sie befürchten, Fehler zu machen. Dahinter steht die Angst vor Versagen. Übertragen Betroffene ihren perfektionistischen Leistungsanspruch von der Arbeitswelt auf ihr Privatleben, wird es besonders kritisch. Mit der Zeit überfordern sie sich mehr und mehr, klagen über zunehmende Erschöpfung.

Wer diesen Zwang zum Perfektionismus erkannt hat, kann der inneren, ewig fordernden Stimme stressmindernde Gedanken entgegenhalten.

Etwa: „Auch ich darf Fehler machen.“ Oder: „Ich gebe mein Bestes, doch ich achte auf mich.“ Oder: „Gut ist oftmals gut genug.“

Der Wunsch nach **Anerkennung** ist oft ein mächtiger Stressfaktor

II.
Das Streben nach Anerkennung

Manche Menschen empfinden eine übergroße Sehnsucht nach Zugehörigkeit und Liebe. Als Bedingung für ihr Seelenheil gilt ihnen, dass ihnen andere Menschen gewogen sind. Der mächtige Wunsch nach Anerkennung kann enormen Stress verursachen. Besonders dann, wenn Betroffene zwischenmenschlichen Konflikten ausgesetzt sind oder sie sich etwa im Arbeitsalltag behaupten müssen.

Um negative Gefühle nicht aufkommen zu lassen, versuchen sie, solchen Situationen aus dem Weg zu gehen. Weil sie es allen recht machen wollen, stellen sie eigene Bedürfnisse und Interessen zurück.

Auch hier sind es einfache Gedanken, die Betroffene für sich finden können, um sich selbst mehr Raum zu geben. Sätze wie: „Ich darf Nein sagen.“

Oder: „Ich achte auf meine Grenzen.“ Oder: „Es ist gut für mich, meine Meinung zu sagen.“

III.
Stressförderndes Autonomiestreben

Jeder gesunde Mensch strebt nach einer gewissen Unabhängigkeit, nach Selbstbestimmung. Bei manchen ist das Verlangen nach Autonomie jedoch derart stark ausgeprägt, dass sie in jeder Lebenslage unbedingte Stärke und Eigenständigkeit zeigen wollen.

Als unerträglich empfinden sie es, anderen gegenüber Schwäche zu zeigen, sie können sich anderen nicht anvertrauen, wenn es ihnen körperlich oder psychisch schlecht geht. Sie fragen nicht nach Hilfe, geraten durch ihren überzogenen Autonomieanspruch oft in Stress.

Hilfreiche Gedanken bei diesem Problembereich sind: „Schwächen sind menschlich.“ Oder: „Ich gebe anderen die Chance, mich zu unterstützen.“

IV.
Übertriebene Vorsicht

Die Angst vor Kontrollverlust kann sich bei manchen Menschen zu einem mächtigen Stressverstärker auswachsen: Um sicherzugehen, dass alles nach ihren Vorstellungen läuft, nehmen sie am liebsten sämtliche Aufgaben selbst in die Hand, delegieren immer weniger, machen sich unverhältnismäßig viele Sorgen, tun sich schwer, Entscheidungen zu treffen.

Doch sind absolute Sicherheit und Kontrolle unerreichbare Ziele, der

Gleichförmige Tätigkeiten eignen sich dafür, die Gedanken umherschweifen zu lassen und innerlich zur Ruhe zu kommen

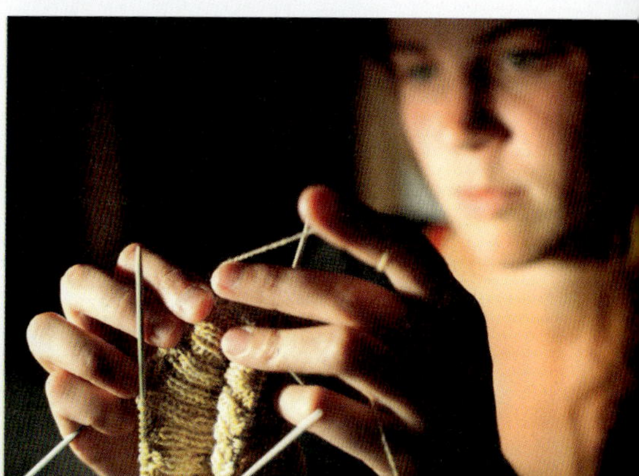

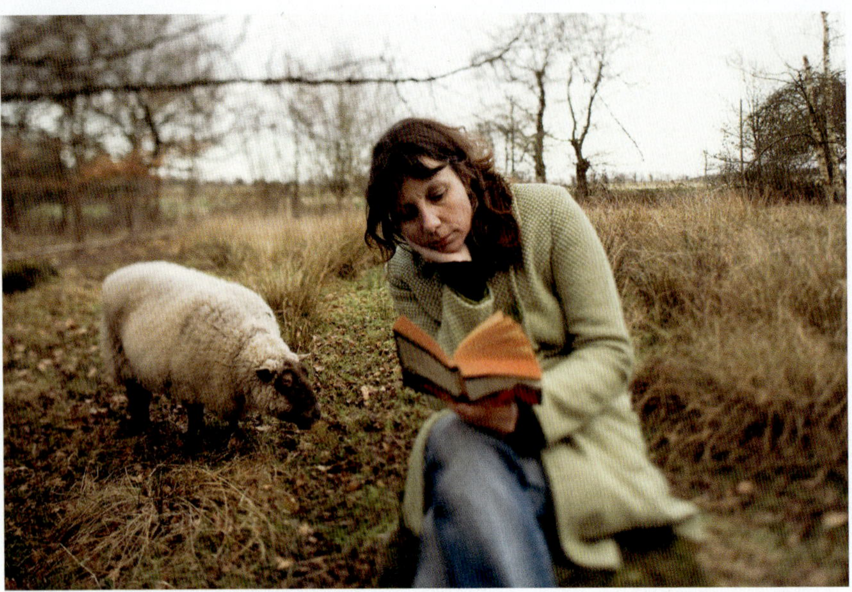

Abtauchen in andere Welten, die Umgebung für einige Zeit ganz und gar ausblenden – das gelingt besonders gut beim Lesen

Wunsch danach entkräftet Psyche wie Körper. Hier können ausgleichende Gedanken stressmindernd wirken.

Etwa: „Ich akzeptiere, was ich nicht ändern kann." Oder: „Ich bleibe gelassen, auch wenn ich nicht weiß, was kommt." Oder: „Ich kann nicht alles kontrollieren."

V.
Der Hang zur Hilflosigkeit

Auch der Wunsch nach einem bequemen Leben, nach wenig Stress, kann zur ungnädigen Forderung werden – und damit Stress fördern. Je weniger Anstrengung man sich gestattet, desto eher versucht man, unangenehmen Tätigkeiten zu entkommen, schiebt deren Erledigung vor sich her. Immer weniger vertrauen Betroffene darauf, dass sie überhaupt etwas aus eigener Kraft schaffen könnten.

In diesen Fällen hilft manchmal eine Rückbesinnung auf die eigenen Kompetenzen und frühere Erfolge, etwa: „Ich habe schon ähnliche Situationen gemeistert." Oder: „Ich schaffe es."

Vielen Menschen kommen die jeweiligen stressmindernden Gedanken völlig plausibel, ja naheliegend vor, doch sie erleben eine Diskrepanz: zwischen intellektuellem Verständnis und emotionaler Einsicht, zwischen Kopf und Bauch. Der Grund: Die problematischen Einstellungen haben sich meist über viele Jahre entwickelt und tief im Gehirn verankert – sie sind Teil der Persönlichkeit.

Eine Veränderung der inneren Haltung kann daher nicht in kurzer Zeit geschehen. Vielmehr muss das Gehirn immer wieder zu förderlichen Denkweisen angeregt werden.

Dabei hilft es beispielsweise, die jeweiligen Gedanken mehrfach am Tag laut vor sich hin zu sagen. Eine weitere Möglichkeit: Man macht sie sich jeden Abend kurz vor dem Einschlafen bewusst – also kurz bevor man in jenen Zustand fällt, in dem das Gehirn am Tage Gelerntes verinnerlicht.

Auch Epiktet rät dem Menschen, sich (und andere) nicht mit negativen Gefühlen zu belasten, die doch nur den eigenen Einstellungen entspringen. Und statt gegen Dinge anzukämpfen, die sich ohnehin nicht ändern lassen, sie hinzunehmen.

Im besten Fall mit „stoischer" Gelassenheit.

FÜNF REGELN
für konstruktives Denken

1. Fehler zulassen

Dem Drang, ständig perfekt sein zu wollen, lassen sich stressmindernde Gedanken entgegenhalten. Etwa: „Ich darf Fehler machen."

2. Nein sagen

Wir müssen es nicht immer allen recht machen. Vielmehr gilt es, die eigenen Bedürfnisse ebenso wertzuschätzen wie die der anderen.

3. Hilfe annehmen

Stark ist, wer zugeben kann, dass er etwas nicht schafft, seine Schwächen nicht verheimlicht und auch mal bei Kollegen Rat sucht.

4. Kontrolle abgeben

Wenn wir ständig alles kontrollieren wollen, verausgaben wir uns. Sinnvoller ist es, Aufgaben zu delegieren, selbst wenn sie dann nicht perfekt erledigt werden.

5. Probleme angehen

Wer Herausforderungen annimmt und sich nicht hinter anderen versteckt, entwickelt auf Dauer ein gesundes Vertrauen in die eigenen Fähigkeiten.

WEITERE INFORMATIONEN:

Gert Kaluza, »Gelassen und sicher im Stress« (Springer): Standardwerk zur persönlichen Stressbewältigung mit zahlreichen konkreten Übungen und Tipps.

Dietmar Hansch: »Burnout: Mit Achtsamkeit und Flow aus der Stressfalle« (Knaur): Der Mediziner mit viel Klinikerfahrung gibt verständliche Hilfeleistung bei Stresssymptomen.

Prioritäten im Leben *setzen*

Persönliche Werte und Ziele haben und sie auch im Alltag verfolgen, im eigenen Leben und Handeln einen Sinn erkennen: Das ist eines der stärksten Mittel, Stress leichter zu ertragen und schicksalhafte Erlebnisse zu verarbeiten

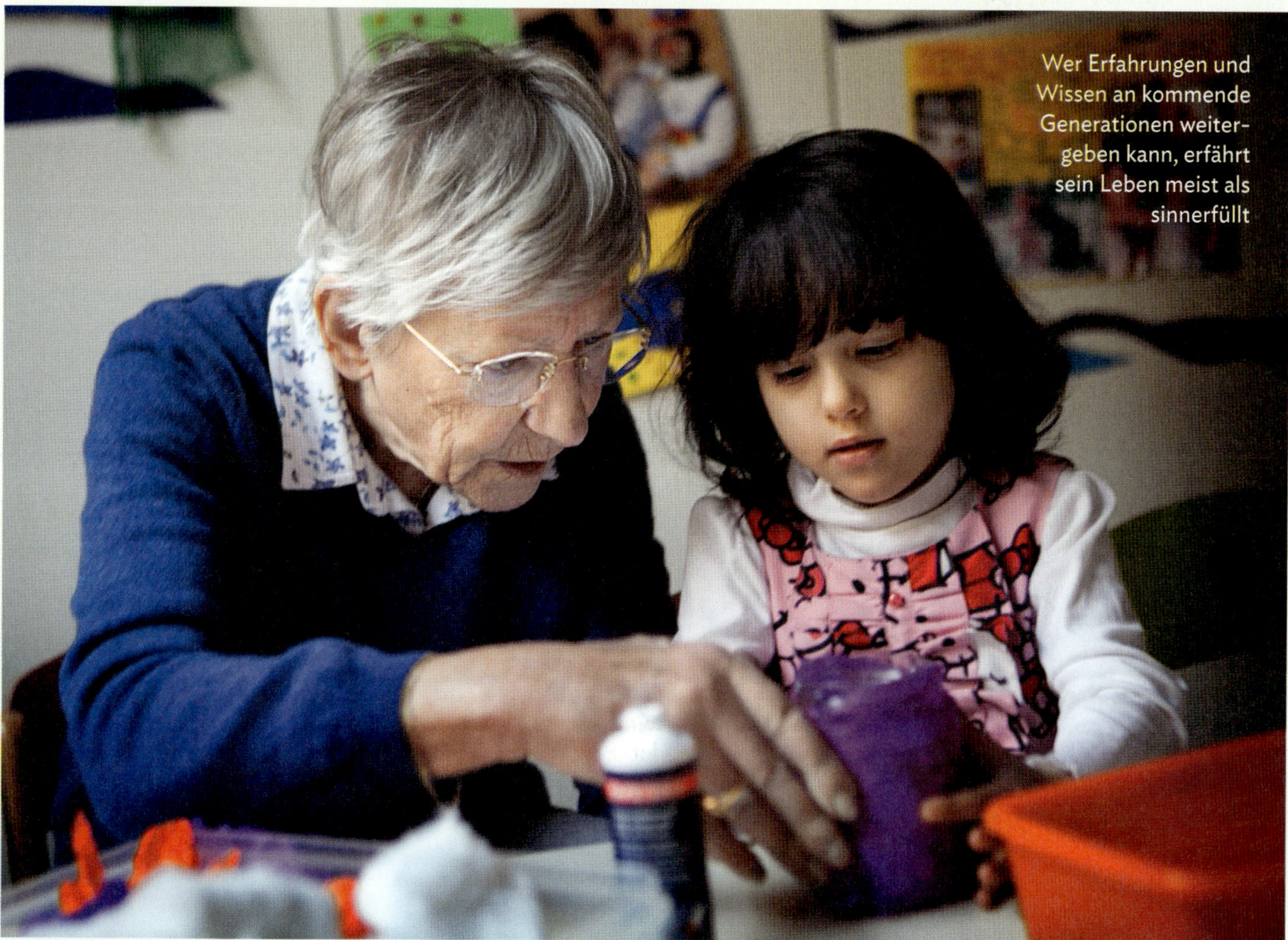

Wer Erfahrungen und Wissen an kommende Generationen weitergeben kann, erfährt sein Leben meist als sinnerfüllt

Auf der Suche nach Erklärungen dafür, was die psychische Gesundheit eines Menschen stärkt, kam der österreichische Psychiater Viktor Frankl zu der Erkenntnis, dass sie eng mit unserer Fähigkeit verknüpft sei, im Leben Sinn zu finden – und unser Handeln an Werten und Normen auszurichten, die wir als wichtig erachten. Zu einer solchen Sinnerfüllung kommt man nach Frankl auf drei Wegen:

- durch schöpferische Arbeit;
- durch emotional bedeutsame Erfahrungen mit Menschen und der Natur;
- in der Konfrontation mit großen Leiden und Schicksalsschlägen.

Forschungen des israelischen Medizinsoziologen Aaron Antonovsky bestätigten Viktor Frankls Grundgedanken: Demnach lässt die Überzeugung, dass das Leben einen Sinn hat, Menschen selbst schwierigste Zeiten gesund überstehen.

Auch Stressforscher sind zu der Überzeugung gekommen, dass Menschen, die ihr Leben als sinnvoll betrachten, die Belastungen in der heutigen Gesellschaft besser bewältigen können.

Dafür gibt es vor allem zwei Gründe: Zum einen sind Menschen mit starker Sinnorientierung bereit, sich für ihre als wertvoll erkannten Ziele einzusetzen, dafür eine innere Verpflichtung einzugehen und Energie zu investieren – eine Haltung, die nachweislich die Stresstoleranz erhöht.

Zum anderen wirkt Sinnorientierung als innerer Kompass. Im Wirrwarr der Alltagsanforderungen hilft sie, überhaupt erst jene Lebensaufgaben zu erkennen, mit denen sich das Individuum vor allem anderen auseinandersetzen will. Die übrigen Tätigkeiten und Probleme können dann auch einmal zurückstehen.

Dadurch erhält das Leben Struktur; und selbst in schwierigen Zeiten bleibt man handlungsfähig, statt die Orientierung zu verlieren und sich zu verzetteln.

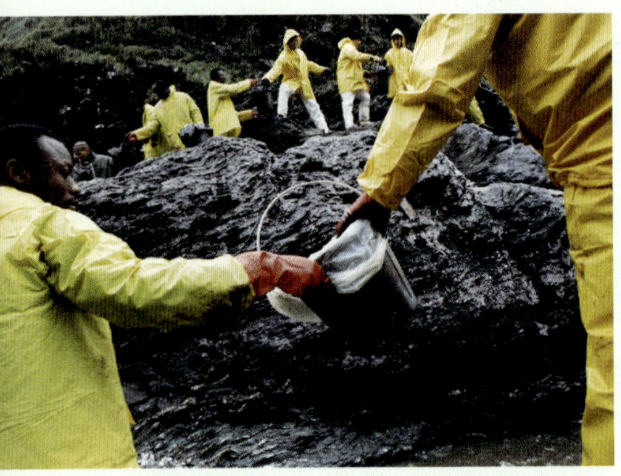

Menschen, die für ihre Ideale einstehen und sich engagieren – etwa im Umweltschutz –, zeichnen sich oft durch hohe Lebenszufriedenheit aus

Es ist jedoch nicht selbstverständlich, sich an einem Lebenssinn zu orientieren und sein Leben entsprechend steuern zu können. Dafür sei ein gewisses Maß an „Selbstmanagement" unerlässlich, wie es der Stressforscher und Psychotherapeut Gert Kaluza ausdrückt. Das bedeutet, sich mithilfe als sinnhaft empfundener persönlicher Ziele durch das Leben zu bewegen. Auf diese Weise könne man sich auch davor bewahren, in ständigen Zeitdruck zu geraten, sich überfordert zu fühlen und letztlich innerlich auszubrennen.

Um die individuelle Fähigkeit zu Sinnfindung und Lebenssteuerung zu stärken, können fünf Empfehlungen von Gerd Kaluza und anderen Forschern hilfreich sein.

I. Entscheidung für Selbstmanagement

Jeder sollte versuchen, sein Leben möglichst weitgehend selbst zu steuern – und sich dabei vergegenwärtigen, dass Selbstmanagement im Grunde nichts besonders Kompliziertes ist.

Dabei gilt es laut Kaluza zunächst zu erkennen, dass nicht allen äußeren und inneren Anforderungen entsprochen werden kann, nicht sämtliche Ziele auf einmal erreicht werden können. Dann gilt es aufmerksam in sich hineinzuspüren und intensiv der Frage nach den eigenen Werten und Zielen nachzugehen, der Frage mithin, was wirklich wichtig ist. Schon diese Beschäftigung könne Abstand zu den Alltagsbelastungen verschaffen.

Allerdings bleiben einmal gefundene Antworten meist nicht das gesamte Leben bestehen: Die eigenen Fähigkeiten und Kräfte etwa verändern sich permanent, und mit ihnen auch Prioritäten und Ziele. Zuweilen sind zudem Verlustereignisse wie Tod, Krankheit oder Trennung zu verkraften, treten Sinnkrisen auf. Daher sollte die Frage nach den wichtigsten Lebenszielen immer wieder neu gestellt werden.

II. Eine Zukunftsvision entwickeln

Um Antworten zu finden auf Fragen wie „Wo will ich hin im Leben?" oder „Wozu mache ich das, was ich mache?", empfiehlt Gerd Kaluza eine Zukunftsvision. Die sollte einem so deutlich wie möglich vor dem inneren Auge erscheinen und einen überschaubaren und inhaltlich zusammenhängenden Abschnitt des Lebens betreffen, etwa die Zeit bis zum Abschluss einer Ausbildung oder zum nächsten runden Geburtstag. Geeignet sei meist ein Zeitraum zwischen einem und fünf Jahren.

Erreichbare Ziele lösen eine innere Vorfreude aus

Alle Lebensbereiche sollten in den Überlegungen berücksichtigt werden. Dabei könne man sich inspirieren lassen von Fragen wie:

- „Was sind drei Besonderheiten, die in meinem Nachruf stehen sollten?"
- „Welche Ideale aus der Jugendzeit haben für mich heute noch Gültigkeit?"
- „Welche Taten und Erfolge erfüllen mich mit Stolz?"
- „Was würde ich mit einem Gewinn von einer Million Euro anfangen?"

Auf diese Weise könne man sich, so Kaluza, zur Selbstreflexion anregen – und finde womöglich Antworten, die einen selbst überraschen.

III. Ziele richtig formulieren

Auch wenn schon die Zukunftsvision selbst Orientierung geben kann: Sie sollte, sagt Gerd Kaluza, in konkrete Ziele übersetzt werden. Für die Formulierung gibt es von Psychologen entwickelte Regeln. Etwa: Gute Ziele sind positiv formuliert.

Statt auszudrücken, was man vermeiden möchte – „Ich lasse mich nicht länger unterbuttern" –, sollte der Vorsatz enthalten, was man erreichen will: „Ich setze mich freundlich und bestimmt durch."

Wichtig sei es auch, so Kaluza, sich Handlungsziele zu setzen. Anders als bei Wunschzielen, die einen erstrebten Zustand beschreiben, dessen Eintreten aber von vielen Faktoren abhängt, sollte die Zielformulierung das eigene Tun betonen. Besser ist also, zu sagen „Ich pflege den Kontakt zu meinen Kin-

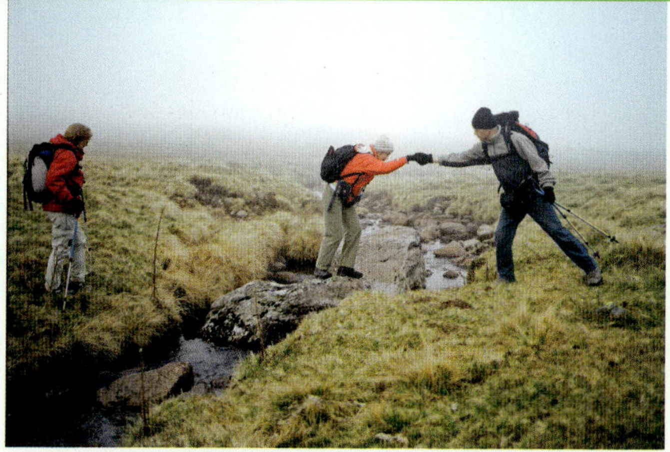

Emotional bedeutsame Erfahrungen mit Freunden können ungemein sinnstiftend wirken, so beim Pilgern auf dem Jakobsweg

dern" als „Meine Kinder haben guten Kontakt mit mir".

Grundsätzlich gilt es, Ziele eindeutig und möglichst konkret zu formulieren, sodass sich überprüfen lässt, ob sie erreicht werden.

Dabei sollte man realistisch bleiben, darf sich aber durchaus fordern: Als besonders motivierend gelten Ziele, die der Betreffende mit einer Wahrscheinlichkeit von 70 bis 80 Prozent auch wirklich zu erreichen glaubt.

IV. Die Generativität ausleben

Den Studien der Psychologin Tatjana Schnell zufolge, die zum Thema Lebenssinn forscht, ist die wichtigste Sinnquelle überhaupt die Generativität.

Dieser Begriff bedeutet, sein Wissen und Können an kommende Generationen weiterzugeben, Verantwortung zu übernehmen und sich für Dinge von bleibendem Wert einzusetzen.

Dazu zählt beispielsweise, Kinder großzuziehen, sich als Großeltern um Enkel zu kümmern, soziales Engagement, das Unterrichten oder der Einsatz für die Wissenschaften.

Entscheidend dabei ist, dass die Befriedigung eigener Bedürfnisse in den Hintergrund tritt gegenüber einem übergeordneten Ziel – und das individuelle Handeln in einen größeren Zusammenhang eingebettet ist.

Die Selbstverwirklichung des Einzelnen und das Streben nach ausgeprägter Individualität tragen dagegen laut Tatjana Schnells Beobachtungen nur wenig zur Sinnerfüllung bei.

V. Widerstand abbauen

Manche Menschen – und gerade jene, die bereits unter Stress leiden – entwickeln einen regelrechten Widerwillen gegen eine systematische Suche nach Sinn und Struktur des Lebens. Sie schrecken davor zurück, sich Ziele zu stecken, weil sie befürchten, sich dadurch zusätzlich unter Druck zu setzen. Diese Gefahr besteht tatsächlich bei schlecht formulierten, vagen und unrealistischen Zielen.

Oder sie finden Begriffe wie „Vision" abstoßend – weil sie die mit dem Sprachgebrauch in ihrem Job assoziieren, wo sie oft der fremdgesteuerten Zielsetzung dienen.

Solche Vorbehalte lassen sich jedoch überwinden, etwa wenn der Betreffende verinnerlicht, dass es bei der Lebenssteuerung um seine ureigensten persönlichen Ziele geht.

Um zu verstehen, wie wichtig eine Vorstellung von der Zukunft und die Orientierung an einem übergeordneten Sinn für den Menschen sind, mag ein Satz helfen, den der römische Philosoph Seneca im 1. Jahrhundert n. Chr. formuliert hat: „Wer nicht weiß, zu welchem Hafen er segeln will, für den ist kein Wind der richtige." ‹

FÜNF REGELN
für Lebenssteuerung

1. Nicht alles auf einmal

Nur wer akzeptiert, dass die eigenen Kräfte begrenzt sind, wird sich in stressreichen Situationen nicht verzetteln.

2. Die Sinnfrage stellen

Mithilfe schlichter Fragen wie „Wozu mache ich das alles?" lässt sich eine Zukunftsvision entwickeln; sie trennen Wichtiges von weniger Wichtigem.

3. Ziele richtig formulieren

Gute Ziele sind konkret und überprüfbar, positiv formuliert und durch eigenes Tun erreichbar.

4. Realistisch bleiben

Die persönlichen Ziele dürfen den Menschen fordern, aber sollten ihn nicht überfordern.

5. Sich engagieren

Sinnerfüllung verspürt besonders, wer seine Ressourcen für kommende Generationen und bleibende Werte einsetzt.

WEITERE INFORMATIONEN:

Tatjana Schnell, »Psychologie des Lebenssinns« (Springer): aktuelles Fachbuch zur Sinnforschung; auch für interessierte Laien.
Viktor E. Frankl, »Der Mensch vor der Frage nach dem Sinn« (Piper): Sammlung von Aufsätzen des berühmten Psychiaters.